生命不应煮

——陈为章小儿针灸及小儿推拿

陈为章 著

杜 静 郭晓让 乔 兰 陈 坤 协助

陕西新华出版传媒集团

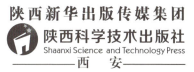

———西 安———

图书在版编目(CIP)数据

生命不应煮：陈为章小儿针灸及小儿推拿 / 陈为章著. — 西安：陕西科学技术出版社，2023.6
ISBN 978-7-5369-8665-7

Ⅰ.①生… Ⅱ.①陈… Ⅲ.①小儿疾病-针灸疗法②小儿疾病-推拿 Ⅳ.①R246.4②R244.15

中国国家版本馆 CIP 数据核字(2023)第 065363 号

生命不应煮——陈为章小儿针灸及小儿推拿
陈为章　著

| 责任编辑 | 高　曼 |
| 封面设计 | 卫晨亮 |

出 版 者	陕西科学技术出版社
	西安市曲江新区登高路 1388 号 陕西新华出版传媒产业大厦 B 座
	电话 (029)81205187　传真 (029) 81205155　邮编 710061
	http://www.snstp.com
发 行 者	陕西科学技术出版社
	电话(029)81205180　81206809
印　　刷	陕西隆昌印刷有限公司
规　　格	787mm×1092mm　16 开
印　　张	20
字　　数	370 千字
版　　次	2023 年 6 月第 1 版
	2023 年 6 月第 1 次印刷
书　　号	ISBN 978-7-5369-8665-7
定　　价	120.00 元

版权所有　　翻印必究

陳氏靶向針肺
炎造福天下蒼
童

陳為章先生治小兒肺炎取得
重大進展

燕京

陈禹章老师

免科鬼手

李峰

二〇二二年二月廿三日

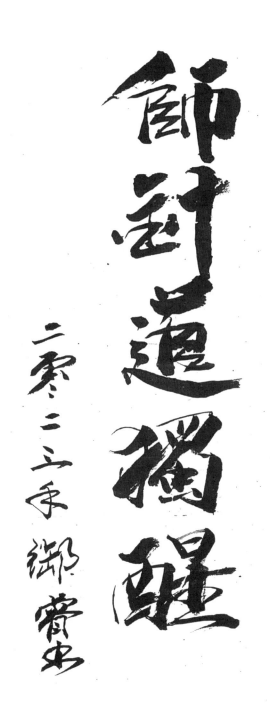

師道邅獨醒

二零二二年 鄉賓申

陈氏针灸宗系

首创人	陈怀贵
二代传承人	陈孝民
三代传承人	陈为章
四代传承人	陈坤 陈涛 陈荔彤 （均多年从事中医实践活动）

自序
PREFACE

在我国传统文化之科学技术领域,一百多年来以四大发明为代表之科学技术几乎全被西方世界所超越,而今让中国人囊中尚存者就仅余中医了。

在国内,网络上时会有灭祖宗、灭领袖、灭英雄、灭中医诸鼓噪者出现之今天;在国外,一些西方国家也开始将针灸技术纳入社会医疗保险,纳入医学研究与教学之今天;在国内外意识形态领域风云诡谲之今天,我们应该如何更好地继承、发展在人类文明史堪称医学鼻祖之中国针灸学,这已是我们针灸人迫在眉睫之事了。

迅翁曰:"哀,莫大于心死"。正存一丝不想死之心,促使笔者想写一尽量不违《内经》经旨,特别是不违能量守恒定律之针灸集册,并将这一集册之思想写进书名"生命不应煮"五个字中。其意乃为:中药无生命,需辨证论治后抓药煮服;可中医外治是刺激经络为治者,经络有生命,中医外治人何必要效中医内治中辨证论治之理论去煮有生命之经络乎。

此时,本翁《生命不应煮——陈为章小儿针灸及小儿推拿》历经七年多业余写作,近日终可付梓成印。书中字里行间,处处隐有着我们陈氏家族四代人对中医文化之热爱与敬畏。希望此书能对我国中医针灸文化之长足发展添砖加瓦。

本书是一本仅涉小儿疾病之中医外治书,内含三篇:第一篇《小儿推拿》是写给宝妈们阅读之小儿推拿普及文章;第二篇《小儿针灸》与第三篇《中医外治质疑录》则是写给中医医者之专业文章。由于这三篇文章是面向不同群体之读者,所以对本书所涉及之中医外治理论就避免不了前后文章中会重复提及。当然,在对一些相同理论之陈述中,对宝妈们则浅尝辄止,对针灸医者言则尽可能予以深究。

还是因一丝不想死之心,促笔者欲继写《生命不应煮》此集中其余几本集册,鉴于在本册书中已写就之《谈针灸学对新型冠状病毒性肺炎之治疗应该是显效者》《谈用〈内经〉原理去分析新冠病毒之变异》等三篇文章内已形成之理论雏形,所以在本册书成印后,本翁会先从关于中国针灸学治疗时疫之理论探讨书籍写起……可作为终年要忙于诊务只能业余执笔每至午夜之古稀人者,我能将这种人生使命完成到何种程度,本翁实又不敢奢想,唯可叩天延我时日矣。

陈为章

2023 年 6 月 2 日于青岛

目录

第一篇　小儿推拿

第一章　宝妈学小儿推拿 ············· 1
　　第一节　中医分两种智慧 ············· 3
　　第二节　生命不应煮 ············· 8

第二章　直面中国老奶奶文化 ············· 15
　　第一节　老奶奶们小儿推拿中不会辨证，但能够治好寒热诸疾 ············· 15
　　第二节　老奶奶们无经络知识，却不妨碍以通为治 ············· 20
　　第三节　老奶奶推拿是对号入座，却合古训 ············· 24
　　第四节　老奶奶们没有补虚，治疗确属智慧 ············· 26
　　第五节　老奶奶们不治疑难杂症，这是实事求是 ············· 30
　　第六节　老奶奶文化对当今我国中医外治瓶颈之启示 ············· 33

第三章　小儿推拿常见病各论 ············· 37
　　小儿厌食的治疗方法 ············· 37

小儿疳积的治疗方法 ·· 39

小儿腹泻的治疗方法 ·· 41

小儿新咳的治疗方法 ·· 42

小儿发热的治疗方法 ·· 44

第二篇　小儿针灸

第一章　针灸学病机 ·· 49

第一节　中医外治学病机理论之怪现状 ·· 49

第二节　从逻辑推理分析针灸学病机理论怪现状 ·· 56

第三节　针刺病机是"血气不和" ·· 66

第四节　《素问·通评虚实论篇》之"血气不和"中虚实病机 ·· 71

第五节　《灵枢·九针十二原》之"血气不和"中虚实病机 ·· 85

第六节　中医内治学"虚实"与中医外治"虚实"病机乃同形、同音而非同义 ·· 92

第二章　针灸学治疗 ·· 93

第一节　不同医学有不同时空之治疗观 ·· 93

第二节　中医内治学"补泻"与中医针灸学"补泻"乃同形、同音而非同义 ·· 102

第三节　毫针施术之机理、方法与关要 ·· 109

第四节　谨守形气、病气病机为治 ·· 117

第五节　"泻即开窗，有风自凉，可清诸热" ·· 123

第六节　"补乃关门，无风自温，唯祛新寒" ·· 132

第七节　各种小儿针刺手法与意法 ·· 136

第八节 小儿常见病各论 ………………………………………… 140
一、急性咳嗽 ……………………………………………… 140
二、发热 …………………………………………………… 147
三、各类肺炎喘嗽 ………………………………………… 153
四、厌食 …………………………………………………… 171
五、泄泻 …………………………………………………… 175
六、便秘 …………………………………………………… 179
七、痄积 …………………………………………………… 181
八、腹痛 …………………………………………………… 185
九、矮小症 ………………………………………………… 188
十、慢性喉痹 ……………………………………………… 193
十一、久咳 ………………………………………………… 198
十二、口疮 ………………………………………………… 204
十三、龋齿 ………………………………………………… 208
十四、痄腮 ………………………………………………… 211
十五、脓耳 ………………………………………………… 215
十六、暴发火眼 …………………………………………… 217
十七、情感交叉擦腿综合征 ……………………………… 220
十八、淋证 ………………………………………………… 223
十九、湿疹 ………………………………………………… 226
二十、客忤 ………………………………………………… 231
二十一、自闭、癫、狂 …………………………………… 233
二十一、抽动症 …………………………………………… 246
二十三、斜视 ……………………………………………… 251

第三篇　中医外治质疑录

一、谈针灸学对新型冠状病毒性肺炎之治疗应该是显效者 …………… 257

二、谈新冠病毒肺炎之"谨守病机"为治 ………………………………… 267

三、谈用《内经》原理去分析病毒之变异 ………………………………… 268

四、谈对中医当弃"嘻嘻"而效牛顿 ……………………………………… 270

五、谈小儿患疾应该提倡放血疗法 ………………………………………… 271

六、谈针刺之单向调节与双向调节 ………………………………………… 272

七、谈"经络者,所以决生死,处百病,调虚实,不可不通" ………… 287

八、谈在中医外治中小儿肺常有余 ………………………………………… 288

九、谈悬灸之治疗机理 ……………………………………………………… 289

十、谈小儿敷贴治疗机理不同于中医内治 ………………………………… 291

十一、谈"小儿忌灸三里"是伪命题 ……………………………………… 293

十二、谈睛明一穴疗眼疾 …………………………………………………… 295

十三、谈手太阴肺经中"横出腋下" ……………………………………… 298

十四、谈针之补虚与捻灯芯 ………………………………………………… 301

十五、谈"病热少愈,食肉则复,多食则遗,此其禁也" ……………… 301

十六、谈气志穴治疗慢性腰痛 ……………………………………………… 302

十七、谈允许养家糊口之人去拼命学中医、干中医,中医之春天到矣
……………………………………………………………………………… 304

第一篇

小儿推拿

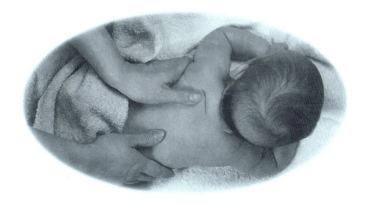

第一章

宝妈学小儿推拿

第一节　中医分两种智慧

第一段　"览观杂学,及于比类,通合道理"

不能当白菜价卖

我有个学生,在广州开小儿推拿店有两年时间了。总体来说经营得比较成功。至今我仍忘不了两年前她通过电话咨询要学习小儿推拿之经过。

"陈老师,您这次将要举办的学习班,我能在仅有的十日内学会小儿推拿的辨证论治吗?我可是一个做育婴师的中医小白啊!……"她一口气用她直白的广东普通话,显出自己要学习小儿推拿的急切。

中医之两大特点就是辨证论治和整体观。不用说十天,就是十年,对许多人而言也不一定敢说将辨证论治学会、学好。如果我真要是急功近利地回答用十天的时间就能教会她辨证论治,那么无疑我是将国粹喊成白菜价了。可能吗?

这些年,无论是通过电话还是网上来咨询学习小儿推拿或小儿针灸者,几乎都会提出通过几天的学习,是否能将辨证论治学会?对如此之问,每次回答都使我如鲠在喉。

一些咨询要学习小儿针灸者中会有一些中医针灸大夫，他们学习的起点定会更高一些，虽说他们对小儿针灸并不太专业。在回答这些人提出的关于小儿针灸中辨证论治问题时，我会说："你们回去查查在中医发展的历史长河中留下的《标幽赋》《百症赋》《金针赋》《胜玉歌》《马丹阳天星十二穴治杂病歌》《四总歌》《席弘赋》，古人治什么不是对症？哪曾有过要辨证论治？"他们在听了我的回答后大多不再会纠问下去。

可是当问我的人是像这一个做育婴师的中医小白者，我真是没有办法与她说清。

我必须采用一种合适的方法向众多对此问题尚糊涂者说明。

于是我当求佛。

"不乘筏无以渡河，不舍筏无以登岸"

《佛经》曰："不乘筏无以渡河，不舍筏无以登岸。"其意乃为：要想到达彼岸就要乘船，可总乘船而不下船也是到达不了彼岸的。所以乘船者该上船时就上船，该下船时就下船。

这就像我们在长江三峡乘船旅游般，当船开到了某一景点，我们就要下船，因为我们不下船就登不了岸去亲览岸上景观。当饱览了风景以后，我们也只有再上船以等到下一个景点时，再下船上岸……

我在回答某些学员的疑问时，免不了要解释很多微言大义、皇天后土类古老医学道理。如果我直接按照中医的语言去解释，很难让宝妈们在短时间明白。甚至就像"十几天能不能学会辨证论治"此类啼笑皆非的问题，在电话里越解释她们就越不信。

她们只想听到"能够学会"这四个字。

遇到这些对中医几乎是一窍不通的宝妈们时，我就会用"援物比类"这只船来渡她们，并且在一次又一次的渡船中，让宝妈们一次又一次地在中医的海洋里汲取知识。

"览观杂学，及于比类，通合道理"

《素问·示从容篇》中有曰："览观杂学，及于比类，通合道理。"其意乃为：学习中医要博览群书，用"援物比类"的方法去融会贯通医学道理。

对"援物比类"这句话直白的解释,就是不要摒弃通过打比方的方法去学习和理解中医。人们在日常生活中无论是对自然界的观察与应对,还是在社会中的待人接物、行事处事,都会有着许多日行而不觉的哲理,这里面蕴含着很多科学道理。

几千年里,包括中医学在内的中国传统文化都离不开用这种"援物比类",即当今逻辑学推理中的类比推理的方式在民间将其薪火代代传承着。

中医的医在医外与西医的医在医内

在我国传统诗词文化中,其创作有种说法叫诗在诗外。因在中国历史中曾有之任何一个伟大诗人,他肯定是览观杂学者,他的写作肯定离不开对客观世界"及于比类,通合道理"者。

作为有几千年传统之中医文化也与中国诗词文化同样是属医在医外者。这就是说一个优秀中医人,也要览观中医以外百科杂学,也要比类中医以外人间烟火乃至浩瀚星辰。只有传统中医这种治学才能于华夏历史中涌现出不为良相便为良医之众多贤达。

而相对于医在医外之中医来说,西医则纯粹就是医在医内。西医学就是读西医书,西医着眼处离不开人之肌体。所以按照西医这种治学是可以培养出一个伟大医学家,但是西医学知识本身是永远教育不出一个治国良相。

所以在现阶段要让属于"览观杂学,及于比类,通合道理"之中医研究与教育去与当今世界医学接轨,这不应当属于历史唯物主义者之认识与主张。

在这里,笔者或可说,由于中医理论有跨越历史之天人相应观,其理论可与当代先进哲学思想相接轨。

从医学之肇始区域言之,因为我国传统医学是我们华夏之医学,所以称作了中医。若从医学之肇始理论言之,中医学是洞穿时空之哲医。

第二段　方式与规则

使用什么样的方式就要遵守什么样的规则

为了使宝妈们明白同样是中医,在不同的医者中,他们使用哪种治疗方法就要遵守其相应的治疗规则之道理,我喊大家现在就跟我上船。

假设有不同的人要从上海去北京,那么他们可以根据自己的情况去选择不同的交通方式。有的人愿意坐飞机,有的人愿意乘高铁,有的人愿意乘那种老式火车,有的人愿意乘长途汽车,还有的人愿意自驾车。而对一些自由行者,更是愿意于风餐露宿的苦行中骑单车或徒步到达北京。甚至还有人愿意像当年的库尔班大叔一样骑着毛驴进北京。

无论你采取哪种方式去北京,只要你置身于公共场所就要遵守相关之管理规则。前一段时间媒体报道了一男在高铁上装病霸座,报道了一女在高铁上霸门,这些行为都是违反了交通管理的规则。

无论是航空、铁路还是公路,这些运输部门在管理中都会有不容许乘客霸座的规则。同时这些运输部门都会根据各自行业的特点而颁布与其他交通运输部门所不同的规定,以保证正常的运输秩序。就像那高铁霸门现象,在飞机上就不必担心会出现。而在飞机降落前每个乘客都要收起小桌板、拉开窗帘的规定,在乘坐其他交通工具时也是不会被要求。在乘坐飞机与长途汽车时必须系好安全带,可在铁路部门的管理规则中却没有这一条。

如果因为有一个共同的目的地,人们就可以混淆了不同运输部门的不同管理规则,这显然是极为可笑的,即便你这样做也能够从上海到达北京。

你使用什么样的治疗方式你就要遵守什么样的治疗规则

人们要去一个共同的目的地,每个人就要根据所采用的不同的运输工具,来决定自己必须遵守某一相关运输部门的管理规则。这是不能乱来的。

医者虽说都是为了达到一个共同的治愈疾病的目的,可是在治疗时就要根据医者所采用的不同治疗方式而决定治疗中必须遵守仅属于该方式的治疗规则。这也是不能乱来的。

你若采取西医的治疗方式,那么西医的医者就会按照西医的规则来进行治疗。你若采取中医的治疗方式,那么中医的医者就会按照中医的规则来进行治疗。即便你是中医、西医两种方法一起使用,你在临床中也要遵守两种不同的规则来进行治疗。看来宝妈们在这个道理上还是不会糊涂。

你若是想采取中医的治疗方式,那么靠内服中药来治病的中医内治法的理论和规则也是不应该和中医外治法中的针灸、推拿等的理论和规则相混淆。这在中医千百年的发展史中有着泾渭分明之区别。以上道理,多数宝妈也应该很容易理解。

你若选择中医外治的方式为治,在外治法中则有借助于针、艾、火罐、贴剂、电仪等医疗器具,或者干脆只是徒手推拿来进行治疗。如此就决定了它们之间也会有着各不相同的规则。说到这里,宝妈们也是应该会理解的。

如果将外治法中的针刺治病再做更进一步的分类,其还有传统针灸、耳针、眼针、平衡针、董氏奇穴、头针、腹针、八卦针、电针等之别。这些作为现代中医常用的针刺疗法,它们都有其各自详备的理论与治疗的规则,这些都是不能越俎代庖的。

宝妈们在小儿推拿与中医内治关系中犯了糊涂

就小儿推拿而言,它与其他借助于针具、贴剂、艾草等来治疗疾病的方式都属于中医外治方法,这些不同的外治法之间的术式乃至理论尚有各自的特点且不能越俎代庖。可为什么许多宝妈在学习小儿推拿过程中,非要与尚不属于中医外治法而是属于用中药内治的辨证论治理论生出了一种锲而不舍的追求呢?

在这个问题上,绝大多数要想学习小儿推拿的宝妈们一开始着实地犯了糊涂,并且会越学越糊涂。

宝妈们的糊涂是与大环境有关

为什么社会上众多宝妈们普遍在这个问题上会着实地犯了糊涂呢?我想这是与目前我国中医教育中存在的用中医内治之辨证论治,特别是八纲辨证理论来作为中医外治教学的理论这种主导现象有关。

正因为有这样一个大环境的存在,造成了包括小儿推拿、针灸等中医外治理论与临床长期的脱节。

第三段　中医的智慧存在两种差异

宝妈们混淆了两种差异的智慧

一个中医医者在一般人的心目中应当是一个有智慧的人。可是作为一个中医医者都应该知道,这种智慧可分为广义的智慧和狭义的智慧。

从广义上来说,中医内治和中医外治它们的智慧是相同的,就是指医者的文化底蕴、中医理论的学养以及对中医四诊的驾驭、中医临床治疗经验的长期积累等的厚度。

从狭义上来说,对中医内治法和中医外治法的不同医者而言,其智慧却又是俨然不同的。因为中医内治与中医外治全然是两种不同的治疗理论。

对一个从事中医内治的医者而言,其智慧是体现在通过辨证论治来选择各有寒凉、温热偏性的中药,于以偏纠偏中平衡肌体中阴阳之偏差这一治疗理论的应用上。

对一个从事中医外治的医者而言,其智慧体现在离不开辨识是哪条经络的不通,及这条经络不通中属寒还是热之别,以采取以通为治这一治疗理论的应用上。

之所以有许多宝妈会反复提出她自己需要几天才能学会小儿推拿的辨证论治的问题,这是因为她们尚不知道中医内治医者与中医外治医者其医术中的智慧也有着不同。

因为中医内治与中医外治是有着两种不同的治疗理论。中药的以偏纠偏之内治理论是不应该代替、也代替不了小儿推拿、针灸等的以通为治的理论。

众多宝妈们是在糊涂地认为只要是掌握了辨证论治的智慧,她就可以与开中药方一样地去开小儿推拿的方子了。

所以,她们是在糊里糊涂地学中医的辨证论治。

第二节　生命不应煮

第一段　很多解经人没有"生命"的概念

在这里引用一个概念"生命"

为了让宝妈们走出糊涂,在这里要引用一个概念,这就是"生命"。

我们人类面对的世界是由物质组成的,对物质的分类方法有很多标准。如果将整个世界以"生命"作为分类标准的话,那么整个世界就可分为有生命的物质和无生命的物质。各种科学体系如果有必要将二者给予区分时,却忘记了区分,那么这时就难免会出现谬误。

今天,包括小儿推拿在内的中医外治是不是就出现了此般谬误了呢?

人类在对客观世界中无生命的物质探索和改造中,多次实现着跨越性的革命。比如我们的祖先用结绳计数,后使用算盘来计算,直到今天我们迎来了5G时代,云计算、大数据、人工智能等前沿科技的突飞猛进地发展之局面,这些成绩都是人类对无生命的客观物质世界进行的一次又一次的突破,其是对生产力的发展起着巨大的推动作用。

可是人类对于有生命物种的研究工作中却不能违背它自然进化的历程。宇宙中任何生命物种的生存,它都不能违背亘古不变的进化理论。比如说任何动物肌体中的微小进化都需要经过几千年、几万年甚至更长时间的漫长过程。

人类技术的革命是改变不了、也不应该去改变任何植物的生长化收藏、动物的生长壮老已的规律。否则这种革命往往会因为违背了自然规则而滑向误区。如人们对转基因农作物的担心。再如培育微型脑或脑"类器官"已经成为现代神经学最热门的领域之一。位于美国加州圣迭戈的绿色神经学实验室的主任埃兰·奥哈永却警告说:"如果存在类器官有知觉的可能性,我们就可能越界。"

汽车不是那时的汽车,驴还是那时的驴

就拿无生命的汽车和有生命的驴拉的车来说,就牵扯到了以上涉及的生命问题。

汽车的运动靠的是将发动机的动力输出经离合器、变速箱、传动轴……差速器、半轴等机械传动力到驱动车轮上。这些钢铁质的离合器和变速箱等是没有生命的。人们对汽车中无生命的物质进行了长期的革新,于是才有了今天各种智能汽车的出现。特别是近半个世纪以来对汽车的心脏发动机的研发,今天已经有了节能、绿色、高效的智能汽车。

可是再看驴车呢?再过一万年人也改变不了有生命的驴要吃草拉车的事实,人更不可能造出智能的驴来。

经过近一个世纪的发展,汽车已经不再是那时的汽车,可是驴还是七十年前库尔班大叔骑着上北京的那种驴。

《内经》是分别讲如何用无生命的中药和有生命的经络来治病的

中医内治中所涉及的中药和外治之针灸、推拿等所涉及的经络,二者也存在着类似于以上汽车和驴车之关系。

《黄帝内经》是一本很神秘的医学巨著,自古以来它是中医人的必读理论书籍。笔者发现当今有一些阐述《黄帝内经》者,若孤立地去看他们对这本书的逐段逐句的解释,确可谓妙笔生花、字字珠玑、行云流水。可从整体来看,有些解经人偏

偏就混淆了这本经典著作通篇文章中存在着类似于汽车与驴车这种差异问题。

所以,有部分《内经》的解经人脑子里却因忘了"生命"这一分水岭,混淆了"生命"的概念。便将如何使用无生命的中药饮片来治病的理论,张冠李戴地扣在了使用有生命的经络来治病的理论上。

宝妈们的心痛

宝妈们,在中医的学习中你的头脑里是否曾有一个"生命"的概念呢?

我想多数宝妈们读到这里,你一定会产生一种心中的痛,这种痛就是在你以前长时间学习辨证论治的小儿推拿的过程中,自己从来没听说过还存在一个"生命"问题。

假设宝妈你本身学的就是机械制造专业,或者说你真就是一个汽车的研发人员,你不认为将"汽车的心脏"和"驴的心脏"相提并论是一种笑话吗?

"治病必求于本"中一者靠中药、一者靠经络

作为中国传统文化重要组成部分之中医学,其理论的创建与完善,始终根基于我们祖先主张的阴阳对立统一学说。

老子曰:"万物负阴而抱阳,冲气以为和。"阴阳二气的平衡、和谐即是宇宙万物赖以生存的冲和之气。

中医认为人的肌体无论长什么病,总的来说,这都是肌体阴阳的"和合"遭到了破坏。阴阳失去了它应有的平和便是任何疾病之根本病机。既然阴阳之失和是疾病病机之根本,那么医者通过治疗就是为了恢复阴阳之平衡,使肌体重新回到"阴平阳秘,精神乃治"的状态。这个过程在《素问·阴阳应象大论篇》中叫做"治病必求于本"。

"治病必求于本",以恢复肌体阴阳之和谐,这是治疗疾病的目的。而要达到这个目的,千百年来中医主要是通过两种方法来实施治疗的。

一种是靠中药,中药是无生命的。

一种是靠经络,经络是有生命的。

具体内容,下面文章要分析到。

第二段　中药饮片是无生命的

中医内治靠中药以偏纠偏去调节阴阳的平衡

中医内治医者的智慧,简单地说是体现在医者是如何更好地去选择各有寒、热、温、凉之属性的中药,从而对具有或寒或热不同属性的虚实病机进行"寒者温之,热者寒之。虚则实之,实则泻之"以偏纠偏之治。所以,无生命的中药是中医内治医者在"治病必求于本"中调节患者肌体阴阳的平衡器。

对无生命之中药的炮制就是为了更精准的抵消

中药都是人们从大自然中获取的动植物等,并经晾晒、切割后而备患者使用之物。

鉴于中药饮片俱是无生命物质,医者可以根据自己治疗的需要来对其进行不同方式的炮制。从而来改变或调整这些中药所治疗疾病的范围或程度,以便更好地适用于医者的辨证论治,也就是为了更加精准地进行"寒者温之、热者寒之、虚则实之、实则泻之"之纠偏之治。或者说对无生命中药的炮制是为了更加精准地进行抵消之治,如干姜的温中作用是生姜所没有的,而生姜散外寒的作用又是干姜所没有的;再如生甘草解毒力略强而多用于清热解毒,炙甘草补脾和胃之力略强且能益气而复脉。

第三段　经络是有生命的

经络是有生命之客观存在

肌体中的经络是一种生命体之客观存在,也可以说经络是人体生命中不可或缺的一个重要组成部分。它是生于人的生命形成之初,所以《内经》曰:"人之生,先成精,脉道通,血气行"。并且正是因为经络有生命,所以经脉的存在也是遵循着任何生命所具有的生长壮老已的生命规律。故《灵枢·上古天真论》有曰:"女子二七而天癸至,任脉通,太冲脉盛……五七阳明脉衰……六七三阳脉衰于上……七七任脉虚,太冲脉衰少。"其意乃为:女子十四岁时,体内促进生殖机能之物质——天癸产生了,这时不仅任脉通畅,太冲脉之气血也旺盛……三十五岁时,阳明经脉之气血逐渐衰弱……四十二岁时,太阳、少阳、阳明这三条起始于面部经脉之气血都出现衰弱……四十九岁时,任脉和太冲脉之气血逐渐衰弱……

人类的肌体有一种自我干预、调节的本能

任何动物在其进化过程中都会形成某种程度上对疾病进行自觉调节的功能,这是它们与生俱来的自我保护之本能。

比如当它们皮肤溃破了,会慢慢长出新的皮肤来;当骨头跌断了,会慢慢长在一起;当胃部切除了五分之四,过一阶段又会趋于恢复原来的胃之功能;当处在炎热的环境里,体表会流出大量汗水,以调节肌体温度;当严寒的冬季到来,体表的毛细血管又会很快地闭合,也是为了以稳定肌体的温度。

人类是地球上最高级的生命形态,在生命的进化中,人类与一切动物之间有着或近或远的亲缘关系。人类在一代又一代漫长的繁衍、生存中,为适应大自然的环境,逐渐产生并完善了一种自我保健、自我免疫、自我修复之机能。

当肌体在受到内外诸因素之影响,而使肌体中的阴阳失去某种程度的平衡时,人类的自体会本能地进行自我良性再调控与再平衡。

小儿更是如此,因其正气旺盛,潜能充沛,生命充满了勃勃生机。

经络是人体最重要的调控器与平衡器

在肌体这种自我干预、调控的本能中,经络系统是人体生命中最重要的调控器与平衡器。

我们可以借用古人"流水不腐,户枢不蠹"这句话来说明人的肌体内经络之运动对人之生命的重要意义。在这句话里,"流水"与"户枢"均寓有运动之意,在人类漫长的生命中,肌体内始终在一瞬不息地运动。

经络中经气每时每刻在"不得不通"的运动中,自行调节脏腑气血的活力,修复肌体的创伤,自觉地对肌体的整体阴阳失衡去进行主动干预与良性调节,以保障健康。

可是当疾病发展到一定程度,超出了经络的自行调节能力时,对这其中一些疾病,人们可采用中医外治疗法,通过对经络施以外力刺激来激发经络潜能中之活力,以使肌体恢复阴阳之平衡,使肌体重新回到"阴平阳秘,精神乃治"的状态。

经络不通则病,通则不病

肌体中之五脏六腑、皮脉筋骨等在受到各种内外之因素的影响而形成寒热虚

实不同属性之病机变化时,必然会同时出现"内属于脏腑,外络于肢节"的经络由"不得不通"变成了"不通"或某种程度的"不通"之病机变化。既然"不通"这是一种病机的存在,那么此种病机的存在就为中医外治医者提供了对一些疾病(并非所有疾病)通过经络的以通为治而可愈疾的契机。

对以上这个"经络不通"的病机与以通为治的契机,二者的关系,在已故中医针灸大师周楣声的认识中简言为"不通则病,通则不病"。(见《灸绳》)

中医外治医者的智慧体现在医者是如何更好地去选择相关的经络并给以相应刺激,以达到以通为治的目的。古人将这个过程称作是"经络所过,主治所及"。所以"不得不通"的经络是中医外治对一些疾病"治病必求于本"中调节患者肌体阴阳失和的平衡器。

医者可改变中药属性,但改变不了经络的生命

在中医内治中有辨证论治就丝毫离不开中药之炮制,医者必须要根据辨证论治的需要用炮制技术来改变无生命之中药中的客观属性。但在小儿推拿中你再如何去辨证论治也不能如改变无生命之中药般去改变有生命之经络。

医者可唤起或激发经络的生命活力

医者是可以通过小儿推拿去更好地唤起或激发起经络"不得不通"的生命活力。

第四段　生命不应煮

不添加抵消的物质,就不会有抵消的结果

当今,且仅限于当今。也就是以前未曾有,并且以后也应该不再有之当今。西医理论在宏观上要比中医理论更为严肃。西医中有很多不足,甚至有天大的不足,但西医却不会犯一种用西药内服的理论去指导他们外科金属手术刀之使用的这种幼稚的错误。

可是再看中医呢?近几十年来在一些书里总是在将中医内治法以偏纠偏之治的辨证论治,特别是将八纲辨证理论普遍地作为了中医外治中之主导理论,用以偏纠偏的抵消原理来完整地作为中医外治治疗的主导理论。

笔者认为,即便在小儿推拿、针灸之治疗中嫁接了中医内治纠偏的抵消原理后也能够治愈一些疾病,但这种嫁接也是谬误。

为什么说这种嫁接也是谬误呢?这是以下文章要探讨的内容。

中医外治的辨证论治就如在高铁上收起小桌板,拉开窗帘

我想有许多宝妈,甚至是常年从事小儿推拿或针灸的专业人士在将本书读到此处时,多会有如此之念:多年来我们就是用学到的辨证论治的理论来给孩子通过推拿、小儿针灸治好了病,难道这不是实践对真理的检验吗?

我认为这种实践与真理是没有必然联系的。就如抗生素的滥用与病愈是没有必然联系一样。

就这种实践是检验真理的唯一标准问题,我又要喊你们上船了。

在这里,我们不妨找一个小儿常见病中的疳积,对这个问题来进行初步的讨论。

在多种版本的小儿推拿书中,对疳积都是照抄了《中医儿科学》这本内治书中所罗列辨证论治的类型。其中包括疳积之"常证"中的疳气、疳积、干疳,又包括了疳积之"变证"中眼疳、口疳、疳肿胀等的分类。不管分哪个类型,它的基础治法都是清板门穴或胃穴,清补脾穴。

无论你有各种不同的辨证类型,都是离不开这几个固定的基础穴位。因为这几个穴位都在肺手太阴脉上,肺手太阴脉的循行就是"起于中焦,下络大肠,还出胃口……"清板门穴或胃穴,清补脾穴的治疗机理本身就是"经络所过,主治所及"的过程,是医者通过外治激发有生命的经络本身所具有的以通为治的潜能,这也是人的肌体中展现出的生命的智慧。

所以小儿推拿中对疳积的辨证论治的过程,就如高铁快要进站时的乘客,他们无论将在飞机落地前要收起小桌板、拉开窗帘的过程执行得多么精准、多么熟练、多么兰花指,这都不会影响高铁的运行。因高铁有高铁的智慧,高铁总是要到达目的地。

生命不应煮

本《生命不应煮》一书用书名形式告知宝妈们:经络是有生命之物,经络在其"不得不通"中本身就有使肌体"流水不腐,户枢不蠹"的潜能。外治医者实不应再将它当成需患者煮着内服的无生命的中药那样徒劳地辨证论治了。

第二章

直面中国老奶奶文化

第一节　老奶奶们小儿推拿中不会辨证，但能够治好寒热诸疾

中国各地有这么一批令人尊敬的老奶奶

在中国应是在几代人的记忆中，于全国各地，特别是偏僻乡村总是有这么一批令人尊敬的老奶奶。不论是春夏秋冬，也不管是白天黑夜，每当孩子的家长抱着患儿来敲门，她们都会认真地给孩子瞧病。

孩子有个小病小灾，只要抱过去找她们掐一掐、推一推，在孩子手上画个圈，孩子的病一般几天内多可告愈。

这种老奶奶现象又多是以母女、婆媳世代传承的方式造福一方。

可你若问她们怎么八纲辨证的，推的是寒证还是热证？是虚证还是实证？老奶奶们对于这类问题一定会是一脸茫然。因为这个八纲辨证是中医内治的理论。这就如去问一位开中药的中医内治大夫吃了中药后是怎么"得气"的，中医内治大夫一定也会是一脸茫然。因为"得气"是中医针灸中的理论。

老奶奶的确没有辨证论治的知识，就如开中药的中医内治大夫可以不懂针灸

的"得气"般。

但她们却有口碑。

在中国许久之历史上,在中国许多地方,这些不会中医辨证论治的老奶奶在实践中不断地证明着自己的疗效。

她第一天就被误认成了小儿推拿高手

现在我回过头来再讲一讲,在两年前电话里问我仅十天能否学会小儿推拿辨证论治的那位做育婴师的中医小白的故事。

宝妈们在听到这个故事后对你学习小儿推拿一定会有所启发。

当时那位广东的女学生在给我打完电话后,就如期来到了青岛跟我学习小儿推拿了。

那天早晨上班时,我在自己的诊所见到了早就在等候的她。寒暄之后她又如在电话里那样和我说起来,"陈老师,我对中医是一点知识都没有,是一个彻底的小白,我在家政公司干育婴的,我跟你学习,需要多久才能学会小儿推拿的辨证论治?"

面对她疑惑的目光,我把她领进了一间推拿室里认真地对她说:"现在不是回答你这些问题的时候,现在马上就有要推拿的孩子进门了,今天有几个孩子不爱吃饭,要求推拿,你到推拿室去给他们推,我相信明天孩子就开始吃饭了。"

当时那个女学生把眼睛睁大后有些恐慌地对我急声说:"陈老师,我真是不懂中医,我真是从来没给孩子治过病,我真是从来没干过小儿推拿,咱可不能开玩笑。"

我放低了声音但却是很严肃地和她说:"我们在治病当中向来不开玩笑,再说我诊所给孩子推拿是需要收费的,敢开玩笑吗?"说完后,我一面用拇指在她的一只手的鱼际上来回地推,一面告诉她:"这叫板门穴,用你的拇指在孩子的这里来回推。只推这一个穴,不用几次孩子就一定吃饭了。"

她还是恐慌地问我:"老师,我真不会,到底用多大的力度来推啊?"我一边继续推着,一面小声地告诉她:"就这么个力度就可以了。就好像你去抚摸你自己孩子的面颊一样,轻点重点不要紧。"我说完这句话后,看到她那疑惑的目光,我不得不再嘱咐她:"现在说话千万不要大声,别让才进门的患儿家长听见你是新手,我实话告诉你,这次让你推,一定会推好孩子的病,以前来我这里学习小儿推拿的人都是这么学会的。再说我会随时盯着你如何推的。"

她听了我的话后心开始平静了些。她又放低了声调问："老师，推拿时怎么掌握频率呢？""就用现在我给你推的频率，快点慢点不要紧，差不多一分钟200下左右。"我一边推，一边和她说。

她还是问："老师，推孩子哪只手，是不是男左女右？""将孩子的两只手随时倒换地推，左手右手不要紧。"我一边推，一边和她说。

她仍问："那要推多久？""共推二十分钟左右的时间，多点少点不要紧。"我一边推，一边和她说。

"老师……"这时我没再让她继续问下去，因室外已传来了喊大夫的声音。于是我抓紧时间让她在我的手上试推了几下后，又叮嘱她"关键是你在推拿时一定要将两眼始终放在大鱼际穴位上，这里叫板门穴，专门让孩子增加食欲的。"

为了让她避免在第一次推拿时会遇到患儿家长提问的尴尬，我才让她在推拿时将两眼始终放在穴位上，以自己的聚精会神来防止孩子家长与她交流。

说完最后这句话，我便硬生生地将她推到了另一间小儿推拿室里的患儿面前。

那一天，无一点中医基础的这个育婴师连续推了五个患有厌食或腹泻疾病的患儿。

第二天，这五个家长反馈的消息就和我的预料一样，她们都很满意。竟然有三个宝妈要求找她这个小儿推拿的行家里手继续为自己的孩子推拿，成了她的回头客。

若当时患儿的家长真要问一问这个小儿推拿的高手"你是怎么辨证论治的"，这"高手"非傻了眼不可。

"辨证论敲"

在第二天快下班时育婴师怀着好奇的心情问我，她为什么用一个穴真就把孩子的病治好了，还真是不用辨证论治。

我说："治好了孩子们的病功不在你，而在孩子身体内的经络。因经络是有生命的，有一种康复肌体的潜能，你推的就是经络，合适地刺激就能够激发它生命的潜能。"

这时她轻轻点了一下头，可是迟疑的目光却并没有散去。

我问她："什么叫潜能？"

她摇头不语。

我又问她："你们广州有乌鸦吗？"

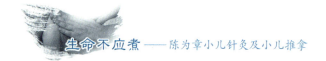

她于不语中使劲地点着头。

这时在我的援物比类中硬生生地将她拉上了船。

我向她问:"一群乌鸦栖息于树上是何等的安静,可是有人非要去握着一块石头突然去敲打树干取乐,其结果会怎样呢?"

她不假思索地回答说:"乌鸦会飞。"

为启发她的思悟,我继续问:"如果有人要在白天去敲打树干,就可以敲打树干的北侧,因为北侧属阴,阳病取阴,《内经》这么说的。相反有人在夜晚去敲打树干就可以敲打树干的南侧,因为南侧属阳,阴病取阳,《难经》也这么说。在经过了阴者取阳、阳者取阴的'辨证论敲'后又会怎样呢?"

她答:"乌鸦还是一个样地飞。"

这时她两眼闪亮了。

我又问:"如果老师告诉你,有的人用从下往上敲,这叫补敲。有的人从上往下敲,这叫泻敲。在经过了补敲与泻敲的'辨证论敲'后乌鸦又会怎样呢?"

她答:"乌鸦还是飞。"

这时她两眼更亮了。

我想这个育婴师她心中一定开始有了顿悟。无论你再怎么敲,乌鸦们都会飞起来的。因为只要震动波传到乌鸦身上,乌鸦们就会惊飞,是一种本能的惊飞。这就是乌鸦生命的本能,也叫潜能。

敲,就能够激起乌鸦生命的本能,而乌鸦根本就不在乎敲树人心里是在想辨证地敲,还是想不辨证地敲。

可是敲树人自己可有了成就感。因他会感激他老师幸亏教会了自己"辨证论敲"。

在小儿推拿中你敲打了相关的腧穴,就能激发与这腧穴相连的经络系统的潜能而让相应的脏腑"飞",因为经络是"内属于脏腑,外络于肢节"的。中国的老奶奶们在孩子的手上推拿,这就好比在不知辨证论敲,照样让乌鸦飞。

陈年老酒与鸡尾酒

我在全国各地讲小儿推拿课时,的确发现了一种有趣的现象。在听课的学生中,越是像老奶奶那样文化水平一般或干脆没有文化的人,她们学得就越快,回去开展小儿推拿的工作也是相对更好一些。这些人的大脑就如一口空空的缸,我可以从无到有地为这口缸倒进满满的一缸水。就如这个来自广州的女学员在听了我借喻乌鸦来讲生命的本能这一道理后，从此便对小儿推拿有了大彻大悟。

相反那些有硕士甚至博士学历的宝妈们，在来学习之前，她们脑子里面已经装了一些还分不太清是属中医内治还是属中医外治的中医治疗理论。我在教她们与辨证论治毫无干系的那种老奶奶们的小儿推拿方法时，由于她们先入为主地学习了一些就如"应该从南敲为泻、从北敲为补，应该从上敲到下为泻、从下敲到上为补"的辨证论治的小儿推拿，又感到神秘，总想来我这里非要把为什么要这样敲而不那样敲的道理学明白不可。这时若将她们充斥着辨证论治的脑袋也比作一口缸的话，这就像是先盛了半缸水一样，那么这口缸怎么会比那口空空的缸倒进去的水多呢？

特别应说明的一点是，这两类人所得到的知识，绝对不仅仅是量的差别，最重要的是有质的不同。

那些没有太高的学历却在谦虚地学习的宝妈们，我在给她们讲了一两天课以后，不仅要让她们理解"不需要辨证而敲，只要敲，乌鸦就会飞"的小儿推拿道理，我还要让她们知道老奶奶们推拿中的疗效不仅出自她们气定神闲、从容淡然地施术，更有她们悯童的心。这是一种心手合一的境界。

我曾要求那位从广州来的育婴师要将两眼始终放在穴位上，以自己的聚精会神来防止宝妈与她交流。

难道说我当时的用意仅是如此吗？绝不是。既然育婴师已经成为我的学生，那么我就有责任培养她逐渐成为中国老奶奶般手随心施的高级小儿推拿师。

我相信今天她已经参悟到了老师当时的用心。

道不远人，老奶奶这种心手合一的境界正是《内经》中倡导的视病人"如待所贵"的人本内涵，它会时时飘逸着一种如陈年老酒般的历久弥香。

可那些有着较高学历也曾看过一些中医书，包括一些权威版小儿推拿书的宝妈们，她们在听了我的下里巴人后，她们总是难以舍弃唯有辨证论治才是中医学的阳春白雪这一固识。她们很难舍弃辨证论治，又想来学有如百年陈酿般老奶奶的无辨证论治的推拿医术，这样她们脑里装的小儿推拿就成了搭不了界的鸡尾酒了。

在读了《生命不应煮》以上的文章后，宝妈们就不应该再去相信，在你学习小儿推拿的道路上还会横亘着一座所谓的辨证论治那座大山了。原来那仅是你们在学习小儿推拿路上自己心中虚拟的障碍。

第二节 老奶奶们无经络知识，却不妨碍以通为治

老奶奶们的匪夷所思

在读了我以上的文章后，宝妈们应该知道在人的肌体内经络确实是客观存在的，并且是实实在在地在小儿推拿中起着治疗作用的。

我在给宝妈们讲述小儿推拿时，对这个虽然是实实在在地存在却又让你看不见、摸不着的经络，若仅是照本宣科般地去讲，这是很难让一些宝妈们学明白的。

再说古人在经络循行路线的记载中不仅使用了许多中国古汉语的修辞方法，特别是还使用了一些"属""络""循""上""下"等唯独适用于中医经络知识的专用术语。不用说要求学习小儿推拿的宝妈们了，就对那些常年干中医的大夫来说，这也未必是好啃的知识，更不用说要背过那一段段古奥艰涩的经文了。

看来对看不见、摸不着又纵横迂回的经络知识的掌握，着实要成了宝妈们学习小儿推拿路上很难逾越的一座实实在在的大山了。

可是怪了，中国的老奶奶们在这个实实在在的大山面前却好像是匪夷所思了。虽说她们都是用推拿经络来治好了孩子的疾病，可是她们多数人心中却未必知道这些经络循行的路线，真要是让她们讲一讲自己治病是刺激的哪条经络时，她们又可能会很茫然地反问："啥叫经络？"

看来宝妈们若弄明白了老奶奶们这种为什么在对经络的不觉中却能通过经络来治病的奥秘后，宝妈们就也能够轻易地绕开在学习小儿推拿路上遇到的经络这座大山了。

肌体中有网络的交织

既然学习中又遇到新问题了，宝妈们跟我上船吧。

无论是在自然界中还是人的肌体中，都有着很多称作网络的东西存在。譬如说，大到江河湖海形成的水的网络，宇宙间存在的无线电形态的网络，小到我们家里内设的各种电路形成的网络等。

我们人类就是置身于各种网络的包围之中而生存着。

人类肌体也如自然空间那样，具有无线电网络和有线电网络二者交织存在的状况。在这里说的肌体的网络交织是指类似于无线电形态的中医经络系统和类似于有线电形态的西医神经系统、血液系统、淋巴系统等。

只要有生命存在,它们就永远地存在并交织在一起。

中医认为的经络系统由人体的十二经脉,奇经八脉以及附属于十二经脉的十二经别、十二经筋、十二皮部及内连的脏腑等组成。这一网络系统在周身起到联络脏腑、沟通内外、运行气血、调节阴阳、濡养周身、传导感应、防治疾病的作用。

古人云:"不知十二经络,开口举手便错。"可见经络及其循行规律在中医的治疗中,特别是中医外治法的治疗中的作用是非常重要的。

近病远治　敲树惊鸦

中医外治在对经络调节之疗法中多取"近病远治"的方法。如针灸中的"上病取下、下病取上、右病取左、左病取右"。而传统的小儿推拿中这种"近病远治"的选穴方法就是脏腑病均是从远端的手和臂中来取穴为治。

中医外治中的小儿推拿、针灸中通用的"近病远治"的循经选穴规律均存敲树惊鸦之意。

小儿推拿治病就如按遥控开关

如果将人类的肌体比作一套我们居住的寓舍,并将这套寓舍预设的线路传输系统来比作人类肌体中复杂的感应、传输系统,这样就能够解释为什么中国的老奶奶们会在虽然不知晓经络存在的情况下,却能用它治好孩子病的奥妙了。

当你晚上回家,如果你按了室内电灯遥控器开关,你室内就有了光。并且你无论欲使哪间房屋光亮,都可以通过控制遥控开关来实现。虽然你的视觉、触觉不可能觉到遥控器与光亮二者间是有何种形式的联系。

当你回家后休息时,你按开了电视机遥控器的开关,电视机就开始播放。虽然你的视觉、触觉也是不可能觉到遥控器与电视播放二者间是有何种形式的联系。

宝妈们可以向中国老奶奶们一样将平肝肺穴、脾穴、大肠穴、板门穴等当做小儿肌体中肺脏、肝脏、脾脏、大肠腑、胃腑等的遥控器开关。

只要记住板门穴是通知胃的遥控器开关,按准了板门穴这个开关后,板门穴自然通过经络之通道以恢复胃的正常受纳功能。

至于板门穴和胃的联系,实际上是与肌体中手太阴肺经的循行有关。因为这条经络一头连着鱼际肌,一头连着胃。这种具体的经络循行路线的掌握,对今天一些准备考研究生的人似乎更有用,而对老奶奶们来说确实是没有必要去记住,甚至没有必要去知道这种经络循行路线之存在。

当老奶奶治疗孩子腹泻时,只要记住大肠穴是通知肠腑的开关,只要按准了大肠穴这个开关后,大肠穴自然通过经络的以通为治可以恢复大肠的正常传导功能。

至于大肠穴和大肠的联系,实际上它循行的是肌体中大肠手阳明脉的循行路线而"属大肠",这条大肠手阳明脉也是一头连着食指上的大肠穴,一头连着大肠实体。当然这个经络具体循行的路线对只知按遥控开关为治的老奶奶们来说也是可知可不知的了。

当我们治疗孩子咳喘时,只要记住尺泽、经渠、太渊、鱼际、少商这五个穴是通知肺的开关,只要按准了这些遥控开关后,这些穴位自然通过经络以通为治恢复肺的正常宣肃功能。这种治疗咳嗽的疗效也不会因为你不了解肺手太阴脉的循行而受影响。

或许会有人问小儿推拿的肝穴是怎么回事。若按照"经络所过,主治所及"的道理来理解,足厥阴肝经显然是在足,手上就没有肝经的循行路线,为什么要把小儿推拿的肝穴放在食指的掌面上?

这是不是可以说明有可能在小儿的肌体还会有一种独立于经络体系以外的另一种生理系统呢?

小儿推拿的肝穴之所以设在食指掌面上,因食指的桡侧是大肠手阳明经脉的起始处,大肠手阳明经脉这条经的循行似乎与足厥阴肝经也没什么必然的联系。

可是从中医的五行理论来分析,大肠属金,其本身就有金克木之治疗机理。另外我们还可以从脏腑别通理论中找到二者联系的机理。明朝李梴的《医学入门》最早记载了不同于阴阳表里关系的关联方式的另一种叫做"脏腑别通理论",拓展了脏与腑之间的关系,丰富了藏象学说的内容,尤其是为经络腧穴提供了一种新的理论依据。

按照这个脏腑别通理论,肝和大肠是相别通的。

小儿肝常有余,治当宜降。大肠亦是以通、以下降为顺。将小儿推拿中的肝穴设在临近手阳明大肠经的食指上,除了易于操作的原因之外,它也是符合传统中医外治学脏腑别通理论的。

对这种中医外治中的别通理论,老奶奶们也不会知晓。当然这种不知晓也是不会影响她们推拿肝穴时的疗效。

小儿的经络应该是弥散的带状

全国各地的老奶奶们推拿的过程中,还有一个好像让人难以理解的地方。这就是每个老奶奶她们对一个同名穴位的推拿中,对其部位的认定都存在不同程度的随意性。

如她们在给孩子治疗厌食时,对板门穴的推拿部位是不尽相同的,有的将推拿的着力点放在了第一掌骨上,有的将推拿的着力点更靠近第二掌骨,但她们对穴位定位的各自的随意性却几乎又未出解剖学中鱼际肌的范围,并且疗效都很好。

又如推拿大肠穴时,教科书讲此穴是在食指桡侧的赤白肉际处,可老奶奶的定位并不一定在赤白肉际处,有的根本就推到了食指的掌侧,有的就推到了食指的背侧,有的就在赤白肉际处。即便有这般差异,疗效也都一样的好。

笔者本人除了在小儿推拿中不过分强调小儿推拿的穴位定位,在小儿针灸中也都是穴无定穴,全从心出。我常跟我的带教学生们说:"你们去看看我下针的中脘穴,有可能是在你们认为的上脘,也有可能是在你们认为的下脘,实际上我针刺的中脘穴绝大多数既不在中脘,也不在上脘,也不在下脘,甚至我针刺的这个穴,是不是在任脉上我都不去追求。只要疗效好,没有必要要求对孩子的取穴像成人那样去定位。因为孩子的经络是弥散性的带状结构。"

为什么各地的老奶奶们对小儿腧穴的定位有不同的随意性,并且这种随意性不影响疗效呢?对这个问题,笔者尚未见论及者。

从古人表述的小儿推拿腧穴多属于片状结构的记载,再结合笔者多年临床实践体悟,《生命不应煮》认为小儿的经络不应当是如成年人经络的一个线状形态结构,而应该是一个弥散性的带状的形态结构。根据孩子们形气渐充的生理过程,到七八岁时,这一带状经络会接近形成线状的形态结构。

正是因为小儿的经络这种弥散的带状形态的存在,才有全国各地的老奶奶们选穴定位时,在某种程度上的随意性却不影响疗效的这一现象。

中国小儿推拿几百年来之所以能够门派林立,我想这也与穴位定位的随意性而不影响小儿推拿的疗效这一现象有一定的关系。比方说,小儿推拿的腧穴真要是和成人针灸的腧穴那样,自古有一种标准化的定位和治疗范围,那么小儿推拿的派系林立现象或许就会少很多的。

由于小儿经络是一种弥散形态的带状结构,从而形成了小儿在接受推拿治疗时,受力面积大,刺激就大,其疗效就会更加好。

宝妈们,你读到这里时,你们已经不可能还会被"不知十二经络,开口举手便错"这句话中之经络大山所吓倒,因为老奶奶们也是在既不知经络如何循行,又不知经络是有个弥散性带状的形态结构等经络知识的前提下,一样是可以通过推拿某腧穴这个遥控器的按钮来调治胃、肺等处的疾病。

第三节　老奶奶推拿是对号入座，却合古训

老奶奶们拨打手机不必懂网络，只需对号入座

我们应该知道与自己家里使用的遥控器有关系的只有两种人。这两种人与这一遥控器之间的关系是不同的，其中一种人是有权使用这个遥控器的人，而另一种人是凭自己的技术来安装和维修这个遥控器的人。

作为有权使用这个遥控器的人，她实没有必要像安装和维修这个遥控器的人那样，要对这张网络有很高的专业技术要求，而是仅需知道哪个遥控器按钮能够开启哪个房间的某个电器就行了。毕竟任何一个私宅，它的房间不会太多。

可在网络的使用中，作为网络公司的工作人员，他们对网络系统的使用是熟练的、系统的，需要全面了解网络产生及其运行的规律，否则他们没法从事网络工作。

我们也知道在网络的使用人群中，有一个更大的群体就是用手机打电话的用户。这些人在使用网络系统用手机打电话时，没有必要去过多地掌握网络的产生及运行规律，因为他们平时拨打手机的时候，只要记住了几个常用联系人的电话号码就行了。毕竟任何一个人其常联系的人也不会太多。

老奶奶们若使用手机的话，估计也就是打个电话。这时她对网络的使用可用四个字来概括，即"对号入座"。因为能够与老奶奶们常联系的人或许不会超过五个人。只要记住专人专号就行了，而专业网络的知识似乎与她并无干系。

老奶奶的小儿推拿也是"对号入座"

老奶奶们在小儿推拿中也是如同在拨打手机时般使用锁定处方。因为老奶奶们能够使用的治疗处方有的或许四五个，或许也就两三个，甚至她们有的就是只有一套基本的处方来统治小儿的常见病。她们对小儿疾病治疗中的"对号入座"，实际上是与辨证论治毫无干系的"辨穴论治"罢了。

老奶奶们就是"谨守病机"之治

廖品东教授在《小儿常见病症病机解析》里面提到了谨守病机的诊疗主张，这正是对中国老奶奶们仅凭几个不多的处方就可以进行小儿推拿治疗的最好诠释。

比方说，小儿推拿常见的消化道疾病中，有厌食、呕吐、腹胀、疳积、腹泻五个病。如果从"谨守病机"思路来分析，那么这几个不同的疾病都有一个脾气不运的

共同病机。这几个病的"谨守病机"之治就谨守在一个脾气不运而给予清补脾穴就行了。并且疗效也是很为理想。

在小儿呼吸道常见病中的咳与喘,在《中医儿科学》中就是两个不同的疾病。可站在"谨守病机"治疗理论上来分析,这两个不同病的病机又是共有一个肺气不降。所以在小儿推拿中,对这两种疾病在治疗上老奶奶们也是会同样对待的。

在小儿各种热性病的病变中,西医的分类是详备的。中医内治也是于虚热、实热诸症候中可分有内外之差异。可是若站在谨守病机理论来分析小儿肌体发热的病变,它们的病机都是有"诸逆冲上皆属火"的必然。作为外感发热,其中虽有风寒发热、风热发热、风湿发热、风燥发热等区别,可临床中却又不离"小儿外淫易从火化"这一病变过程中的必然。对于一切发热的患儿,老奶奶的"谨守病机"之治中也是总离不开清天河水、退六腑一类的推法。

老奶奶推拿的技术更符合小儿推拿的规律

也许有些人会认为:中国老奶奶们日常能够使用的处方不超过四五个,或不超过三四个,甚至会更少。这是老奶奶们的小儿推拿技不如人,是老奶奶群体没文化之使然。

休矣。于老奶奶这种对小儿常见病、多发病中的处方套路,我们不能就此认为这是老奶奶们没有文化的无可奈何。更不能就此认为这是老奶奶们不懂中医辨证论治使然。她们可能没有文化,但在她们家族几代人的探索与实践中使其小儿推拿的技术更符合了小儿推拿的规律。

正是符合了小儿推拿的规律,就应该符合于有悠久历史的小儿推拿的古训。

自古至今,在小儿推拿的发展史中它的主流就是与辨证施治毫无干系的穴简效宏。

《推拿三字经》主张"独穴治,久推良"。

《幼科推拿妙诀》曰:"凡男女有恙,俱由于阴寒阳热之失调,故医之即当首先分阴阳,次即为推三关六腑。"

《小儿推拿广意》认为"一推虎口三关,二推五指尖,三捻五指尖,四运掌心八卦,五分阴阳"为"手部不易之推法也"。

不仅古人认为小儿推拿应该有不变的套路,今天作为中医药大学教育教材的《小儿推拿学》也认为:"儿科医生应根据各地具体情况,研究开发适合当地儿童普遍状态的针对疾病共性的推拿方法。"

第四节　老奶奶们没有补虚，治疗确属智慧

对古书不应该用拿来主义

中国老奶奶们在其采取对号入座的治疗中多是厌食、泄泻、咳喘、发热的常见病、多发病。小儿的这些病变多是实证，即便是体弱的小儿得了急发症也是属于虚中夹实者。在中医外治中的虚中夹实者也是以泻实为治（在本书《小儿针灸》篇中对这个问题还要提到）。

全国各地的老奶奶们就治个急发症，她们都不约而同地治不了、也不去治那些属于虚证的慢性病。这是她们长期实践中普遍遵循的规则。

古人的"虚则实之"造成了今天之学术混乱

从明清至今，小儿推拿学的理论发展并未形成如中医内治以偏纠偏和中医针灸以通为治那样系统且健全的理论体系。一些古人的书籍中确实刊载了很多小儿推拿的方法需要我们挖掘和继承。可是我们祖先留下的书中也有很多神秘的地方让后人去多费猜忌，有些甚至就是一些属于唯心主义的糟粕。特别是在一些古书里面反复记载的小儿推拿手法中能够"虚者补之"的一些违背科学常识的内容，长久地对我国小儿推拿的发展起到了阻碍作用。

如出自康熙三十四年（公元1695年），夏鼎（字禹铸）所写就之《幼科铁镜·推拿歌诀》中主张"寒热温平药之四性，推拿掐揉性与药同，用推即是用药，不明何以乱推"。笔者认为这个出自康熙年代的小儿推拿歌诀对一个欲学小儿推拿的人来说，肯定会有一个相见恨晚的感觉。

如果真相信了这些，并且还拿着《幼科铁镜·推拿歌诀》中"退下六腑，替来滑石羚。水底捞月便是黄连犀角。天河饮水同芩柏连翘，……"等词语去作广告以招徕顾客，这种广告都要根据我国现行《广告法》受到严厉惩罚。因为这是毫无科学道理且不可能实现的虚假宣传。特别是夏鼎所言"涌泉……一推一揉右转，参术无差、小指补肾，焉差杜仲地黄"，更是如水能够代替燃油发动汽车一样的荒唐。

正是由于有了以上这些错误的空谈，这些年就会有很多人认为既然在服中药的中医内治法与小儿推拿都有"虚者补之、实者泻之"，那么中药有寒热温凉之四种属性的差别，小儿推拿的专用穴也就必有寒热温凉之差别。中药的五味可以入五脏，所以小儿推拿的专用穴也可以入五脏。凡是中药能治的病，小儿推拿都

能治。

正是这种"寒热温平药之四性,推拿掐揉性与药同,用推即是用药"类错误的空谈,自然会出现了凡是《中医儿科学》能够依八纲辨证去阐述的病种,很多小儿推拿书都敢也去依照八纲辨证去给以阐述。特别是对在《中医儿学》刊载的许多只是适宜于中医内治却不适宜小儿推拿为治的病种也搬进了自己写的小儿推拿书中去给以八纲辨证。

正是循着这种"凡是"的思路,使"补虚泻实"理论泛滥在了当今许多新出的小儿推拿书中。

在已形成的这种主流学识中,很多宝妈一方面没有太多的中医知识,更没有临床实践,再加上她们一种对传统文化的崇仰,对古人的文章盲目的随流,所以她们对补肾穴可以补先天、补脾穴而补后天等一些小儿推拿的补虚手法便产生一种盲从与寄托。

当自己通过长久地补肾、补脾、补阴、补阳等手法而什么也补不上时,她们不是去对小儿推拿的补虚功能产生怀疑,而是怀疑自己理论没学好,是自己的手法不到位。所以她们便会再找老师学,再找书看,再去翻找前朝古人留下的故纸堆。

我们应当重新审视

我们应当有责任对历史上出现的小儿推拿中的明显谬误给予重新审视。

我们也应当有胆识对历史上出现的小儿推拿理论的欠账予以探索与创建。

针对以上情形,笔者认为小儿推拿是不会有如许多古今书上所说的那样,推一些小儿推拿的穴位会有给体质弱的孩子补虚的功能。

为了说清这里面的道理,我又要喊你们上船了。

电能与光

我们还是先用家庭用电来打比喻说明小儿推拿与补虚的关系。

假设你晚上回家按开了电源开关,电能就应当顺着电线而恢复了灯泡照明的功能。

若按了开关以后灯还没有亮,这时你去查了保险闸中的保险丝也没有熔断,查了灯泡也没有坏。这时你打电话到供电公司去查询才知道本月你忘交电费了。由于你欠了人家的钱,所以供电公司给你断电了。这时你家里没有外来的电能,所以你家里电灯就不亮了。

你或许还会侥幸,幸亏家里事先备用了一块蓄电池以备应急。可当接通了这个蓄电池的电源后,家里的灯虽然亮了,但昏暗的灯光与先前的灯光相比,还是无法恢复正常的照明功能。这时你才知道家里备用的这块蓄电池,由于日久不用,电能已经"虚"了。它已经没有那么多的能量来恢复房间的正常照明了。

此时面对家里的能源一个"无"、一个"虚"的现状,你或者花钱将欠的电费补上,供电公司就会给你接通电源。这就是把你家的电能从"无"补到"有"。你或者去重新买块蓄电池,也可以使你家的电能从"虚"补到"实"。

也只有这般,你家电灯才会恢复它的照明功能,这是电能转化成光能的过程。

补虚就是补能量

同样的道理,当孩子身体虚了的时候,应该设法让孩子多吃些食物与补药,以提供其正常学习和运动的能量。因补虚的过程就是补充能量的过程。

试想,当你进家门后按了灯的开关,发现灯不亮了。无奈中你又接通了备用电池,这时灯虽然亮了,但还是昏暗。对于这般电能的无和虚的情形,你若不去花钱,而是相信你家的电路是有人体经络那种"虚者补之,实者泻之"的功能,于是你就想在电源开关与电灯之间连接的线路上做文章,这种折腾是徒劳。

既然这种瞎折腾没有用,可是在孩子身体的气血能量无和虚的情况下,为什么你不去进行药补和食补,而是在"内属脏腑、外络肢节"的经络上,用你那精诚所至、金石为开的虔诚去一会儿补肾穴、一会儿补脾穴地瞎折腾呢?

当孩子确实体虚了需要中医内治的辨证论治时,有些人相信了几本古今书上写的小儿推拿向上推或向下推、往左揉或往右揉来补肾、补脾来增加患儿肾精、脾精等血气物质的不足。这种现象已经不应该是医学不同门派间仁者见仁、智者见智的学术之己见问题,而是已属对人类科学常识的无知了。

宝妈们,当你将《生命不应煮》这本书读到这里时,你对一些违背了自然科学常识的东西还不应该立即摒弃吗?

谈彭妈妈治小儿五迟

我重庆的一个朋友,我们小儿推拿的同道人都称她为彭妈妈。彭妈妈在为我审稿时,她无不担忧地给我发来了两段视频,是一个患五迟五软的三四岁小男孩儿经她治疗前和治疗后的两段视频。

前一段是孩子在未经她推拿前几乎不能走路的视频,后一段是经她治疗后走路有明显改善的视频。正因为这两段视频中孩子的不同情况,所以彭妈妈认为我书中常说的"中医外治不能补虚,只有泻实"这句话过于偏激。建议我在写书的时候缓一缓这种说法。

她的言外之意正是以她小儿推拿虚则补之的手法,才使孩子长筋生骨,治疗了孩子的五迟五软,并且效果比较显著。

我要坚持我的学术。我相信不管是小儿推拿还是针灸,如果能为人的肌体这间寓所补上虚的话,那么我们居住的家这个寓所也是可以既不用交电费,也不用买蓄电池,就可以设法让它永远是灯火辉煌了。

你想,这有可能吗?

我当时曾问彭妈妈说:"你给这孩子治病以前,这孩子是不是不思食,通过你的推拿以后,这孩子就爱吃饭了?"

彭妈妈回答:"是的。我推拿一段时间后,孩子吃饭明显改善了。"

我又问:"这孩子不能吃饭,是不是因为胃气不降?"

她答:"是的。凡是不吃饭都是胃气不降。"

我问:"胃气不降是虚证还是实证?"

这时,她迟疑了许久。

"应该……按理来说应该是有实证吧。"最后她终于有了回答。

我继续问:"如果胃气不降是实证,你通过推拿让他吃饭了,并且孩子吃了饭后,虚证得到某种程度的恢复。难道降胃手法是补法吗?"

良久,她又无语。

最后才迟疑出"降胃当然不是补法"这句话

……

我一直主张无论是小儿推拿还是针灸,这些中医外治法不适宜于治疗血气不足者,只适宜于泻实。这种泻实之治,既包括我们平时见到的各种急性病变的实证,又包括了许多慢性、虚弱性病变中的虚中夹实者。

彭妈妈的这一案例中,孩子是为脾肾不足、血虚骨弱的虚证,此不应有疑。可是其患儿存在的因胃气不降而不以化食却又为实证。所以其综合病机乃虚中夹实。

小儿推拿只治实证,此案之治如彭妈妈所为,在通过调消化道"推拿一段时间后,孩子吃饭明显改善了"的降胃之治,属于泻法。

既然能吃饭了,孩子的妈妈从这时起必然舍得花钱去买相应的食物给孩子吃,这个过程就是能量转化的过程。这时的食疗是属中医内治的补法。

中医内治中这个补法与我上文所述寓所的灯不亮了时,去花钱买电能转化为光能是一样的道理。

当明白了我说的意思后,彭妈妈又问:"如果这个患有五迟五软的孩子平时没有厌食的症候,恐怕谁也治不了。"

我说:"对。"

当然了,小儿之瘫痪不只会仅出现在五软之软瘫中,也有些会出现在五硬之硬瘫中。对这类属于硬瘫的患儿给以疏通血气、松解肌肉的推拿为治是有必要且也应该是有疗效的。可这些治疗也是属以通为治之泻治,与补肾精、补脾血的推拿术式无任何的关系。

以上论述的是关于中医传统小儿推拿的治疗机理与方法,其与现代的小儿康复是有不同之处的。本书于现代小儿康复的治疗不涉。

宝妈们,你读到这里时,你们应当知道老奶奶们的小儿推拿没有补虚,这是符合了小儿推拿规律者。

第五节　老奶奶们不治疑难杂症,这是实事求是

医学的逻辑思维不同于文学的形象思维

很多宝妈会提出这样的疑问,有一些书上写着小儿推拿能治疗肺炎、癫痫、小儿自闭、小儿五迟五软等多种疑难杂症,如此也给一些患有疑难杂症的患儿家庭带来了一种希望,而你为什么说仅治这几个常见病、多发病呢?

阴阳、五行学说是中医泛海的罗盘,可使医者到达为患者愈疾的彼岸。

阴阳、五行学说也是武打书作者创作中离不开的概念,作者可以借此天马行空地创作,给读者以美的享受。

因为阴阳、五行在中医人与武打书作者那里会产生不同的社会功能,所以从这个角度来说中医人与武打书的作者的思维都是科学的。只不过二者是完全不同且不能互容的思维模式。

中医学的科学思维只有逻辑思维。

文学创作的科学思维包括形象思维。

这两种不同的思维模式其根本的区别点在于医学的逻辑思维必须受临床实践的制约与检验。而文学创作的形象思维可以钻天遁地任作者大胆地想象,可以允

许作者去违背自然科学规律而泼墨任书。

作为一个中医外治人,你在阴阳、五行的思维中若混淆了两种不同的思维模式而使用了文人创作中的形象思维,那就可以天马行空地对任何疑难杂症不费力地开出小儿推拿的处方来。并且这个治疗疑难杂症的处方还可以在网上向一些有病乱投医的宝妈们高价出售。但这种处方是治不了那些疑难杂症的,因为开方者开方时运用了文学创作的形象思维,脱离了中医科学应有的实事求是的医学精神。

小儿肝癌的处方

小儿肝癌还不好治吗?平肝肺、补肾、清补脾,推八卦、四横纹……

肝病先平肝,平肝须降肺,因寓金克木之意。《黄帝内经》上说的。

肝病当补肾,滋水涵木。也是《黄帝内经》上说的。

清补脾,因为"见肝之病,知肝传脾,当先实脾"。张仲景说的。

"还应当推八卦、四横纹化痰,因为癌症就要化痰散结。"俺老师说的。

小儿肥胖症的处方

小儿肥胖症还不好治吗?平肝肺、补肾、清补脾,推八卦、四横纹……

脾主肌肉,脾病先平肝,因为吃得太多是脾土太旺,平肝木来克脾土。古人说的。

补肾既治肝又治脾胃,因为滋肾水可涵肝木,因为肾为胃关。《黄帝内经》上说的。

肥胖必有痰,推八卦、四横纹可以化痰消脂。也是《黄帝内经》上说的。

小儿贫血的处方

小儿贫血还不好治吗?平肝肺、补肾、清补脾,推八卦、四横纹……

补肾,因为肾生精,精生骨,骨生髓,髓生血。《黄帝内经》上说的。

平肝,肝藏血,并且抑肝木即为扶脾土。俺老师说的。

清补脾者,乃脾为后天之本。古人说的。

八卦、四横纹、运中焦之脾胃以续后天之化源而生血。古人说的。

……

这应当是我们深思之事

小儿五迟五软还不好治吗?

小儿癫痫还不好治吗?

小儿自闭症还不好治吗?

……

《生命不应煮》认为:对凡属当今医学公认的小儿疑难杂症来说,在世界医学界至今乃至未来很长一段时期是很难解决的医学难题,传统的小儿推拿也是不可能给予治效,更不可能给予治愈。像以上所罗列的疑难杂症确实已不应属于小儿推拿所能够治疗的病种。

从事小儿推拿的中国老奶奶群体她们只治常见病、多发病。绝不会去涉足于当今一些小儿推拿书中所罗列的那些疑难杂症之治疗。这不是她们医术上的技不如人,而是一种实事求是的科学精神。

宝妈们应该去好好读葛湄菲的小儿推拿书

小儿推拿书确实难写。其难的理由有很多,其中有一条理由就是小儿推拿所涉仅是几个常见病,老老实实地去写是很难成册的。比如说作为山东省省级非物质文化遗产"三字经流派小儿推拿"传承人,青岛中医院小儿科主任葛湄菲教授在2008年写的《汉英对照三字经流派小儿推拿》一书中仅写了111页字,如果去了英文内容,那么连图带文也就是只有56页。该书所涉病种共10个常见病。若不以病种而以"谨守病机"来算,少的更是很多。

孔子曰:"知之为知之,不知为不知,是知也。"可以说改革开放以来我国小儿推拿书出版的已是很多,却很少有葛湄菲教授这本"知之为知之"的小儿推拿书。

是的,小儿推拿学当今是需要葛湄菲教授这样于厚积薄发中只敢写"知之",不敢写"不知"的老实人。

所以宝妈们应该读一下葛湄菲教授写的《汉英对照三字经流派小儿推拿》这本书。

小儿推拿大有作为

可是不要认为小儿推拿治不了疑难杂症而否认了小儿推拿的存在价值,这种疗法在社会上是大有作为的。从小儿推拿所适应治疗的患儿言,它应该占了一般医院儿科日常门诊量的一半以上。所以,小儿推拿工作者在社会上是大有可为的。这种绿色的疗法与其他种类的治疗方法相比,在治疗小儿常见病、多发病中有绝对的优越性。

宝妈们,你读到这里时,你们还会相信凡是被《中医儿科》一书所涉及的病种就都适用于小儿推拿去治疗吗?

第六节　老奶奶文化对当今我国中医外治瓶颈之启示

长期以来有两种诡语于世

长期来在中医外治存在的诸多争议中,多会见有此两种诡语于世。

一种,为几代中国人所能够见证,且存在于全国各地老奶奶之公序良俗现象被指责没有或欠缺文化,包括没有或欠缺中医知识。充其量她们也就治疗几个常见的小病而已。如此便使中国老奶奶群体长期被边缘化,或会在不久的将来因不适应于法治社会的要求而将这些民间的老奶奶们淘汰。

一种,今天专业之中医外治之主流学识出现了问题,模糊了属于自己的发展方向。

几代人形成的中国老奶奶现象就应该如孕育了中国文化的母亲河——黄河源。而以教授专家为主形成的当今中医外治教学与研究机构应该成为黄河中的中流砥柱。

可二者都遇到了以上的各自问题,在今天。

廖品东的忧心忡忡

就稽留了半个多世纪之久的包括小儿推拿与针灸在内的中医外治学中存在的辨证论治是否合理的问题,已经引起许多中医人的争议与思考。廖品东教授将此提升到了已是中医外治中学术发展的瓶颈问题。

他在关于小儿推拿的《小儿常见病症病机解析》一书中说:"这不是一个人在思考和探索,不是一个年代的思考和探索,也不仅仅是发生于某一个地域的思考和探索。凡是中医存在之处,大江南北,长城内外,人们都在思考中医,都在探索中医,大家在为中医今天的大好形势叫好的同时,却为中医自身学术发展的瓶颈问题而忧心忡忡。"

当今天许多人在为作为国粹的中医学的朗天日丽而欢呼时,先生一句"忧心忡忡"之仰天长啸,足可让今天乃至将来的国人对他肃然起敬。

读《生命不应煮》者,此刻或会也"忧心忡忡"了。因为我们与廖品东教授一样,也是无比挚爱着中医这一有悠久历史的中国文化之瑰宝。

为了解决这一瓶颈问题，《小儿常见病症病机解析》一书提出了"谨守病机"的治疗主张。"谨守"不就是不需要再去辨证论治，而是要"谨守"住经络不通的这一疾病共性病机和治疗中的以通为治吗？

下面的文章是笔者通过一段逻辑上的二难推理来证明小儿推拿不离八纲辨证此说之荒谬。并且通过这个推理来证明中医外治不离八纲辨证正是这瓶颈形成的原因。

二难推理

如果你承认小儿推拿中通过徒手推揉不能够生出肾精、补出脾血，那么以八纲辨证为主的辨证论治理论在小儿推拿中已经失去存在的价值。因为本以"表里、寒热、虚实、阴阳"这八个字凑成的八纲辨证，如果失去了"虚"纲就成了滑稽的七纲辨证。这时你有什么资格去谈严谨的辨证论治。

如果你承认小儿推拿中徒手补虚是能够补出肾精脾血，如此就与《内经》"谷盛气盛，谷虚气虚"（见《素问·刺志论篇》）此肌体中能量转化理论相悖，这时你已经违背了《内经》的经义，所以你还是没有资格去谈严谨的八纲辨证。

所以，无论你承认小儿推拿有徒手补虚的功能，还是不承认小儿推拿有徒手补虚的功能，均证明你的小儿推拿工作中是没有资格去谈八纲辨证和以八纲辨证为基础的中医辨证论治。

辨穴论治　辨经论治　辨证论治

本书写给宝妈的这篇文章已到结尾了。在《生命不应煮》中要向宝妈们说明的问题，可用以下三句话做一总结。

这也是笔者对当今中医外治遇到的瓶颈问题的思考。

一者：小儿推拿治疗使用的是辨穴论治

在以通为治的小儿推拿中，其治疗范围应仅限为几个常见病。所以在其"谨守病机"之治中，只要像中国老奶奶们那样对仅有的几个病给予对号入座即可，就是记住哪个穴或哪几个穴能治哪个病，这就如板门穴治疗一切与胃相关的病即可。所以，小儿推拿治疗使用的是辨穴论治。

一者：针灸的治疗是需要辨经论治

在以通为治的针灸中，其虽然没有补虚之用，但治疗的范围相对来说要比小儿推拿宽泛得多。针灸除了能够治疗常见病、多发病外，还能够治疗更多的属于实证或虚中夹实病机的疑难杂症。一个搞针灸的中医外治医者在临床中不去学好经络知识,那真是要"不懂经络,开口举手便错"了。所以针灸的治疗是需要辨经论治。

当然,这里说的辨经论治除了要辨识哪条经络有病外,同时还要辨识这条经络之病变是属实热还是属虚寒之不同属性。

一者:中医内治法就是离不开辨证论治

中医的内治法除了要涉及一些常见病、多发病,还要涉及更多的有虚实差异之疑难杂症,所以中医内治所涉病种会更多。特别是因为中医内治法是要驾驭中药之四气五味以施以偏纠偏的抵消为治,这样医者就要对具体患者病机中的寒热、虚实之差异性做出全面、详细的诊断后才能够施治。如此中医内治法就是离不开辨证论治。

用历史唯物主义观点去直面老奶奶文化

前几年在我国出现抗生素滥用的时候,全国各地还会有一些老奶奶在家里不事声张地用心为孩子治病。

在我国大力提倡普及中医的今日,我们是不是应该从历史唯物主义的观点出发,去直面老奶奶们这种中国文化现象。这种文化是经几代人的努力才能够有着一种根植于华夏沃土上的历史厚重。"全国各地还会有一些老奶奶在家里不事声张地用心为孩子治病"的现象与当今化学药物之普遍使用相比,这些老奶奶之存在是对华夏根基久有之润养与呵护。

这对民族文化的直面是种实事求是。

这实事求是更是对民族文化的贡献。

"只有民族的,才是世界的。"

中国民间乡里中这种老奶奶现象,毕竟是我们几代人曾经见证着的事实。

"礼失求诸野"

"凡是中医存在之处,大江南北,长城内外,人们都在……为中医自身学术发展的瓶颈问题而忧心忡忡。"

这不应该只是"大江南北,长城内外"中医专业群体之事,这也应该包括同样是"大江南北,长城内外"的非专业群体之事。也许从几代中国老奶奶们体现的中医原生态的现象中,能为我们破解当今中医外治发展中之瓶颈问题找到思路。

老奶奶群体在小儿推拿中不会辨证,为什么能够治好寒热诸疾?

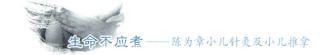

老奶奶群体在小儿推拿是对号入座,为什么却合古训?

老奶奶群体没有补虚,为什么确属智慧?

老奶奶群体不治疑难杂症,为什么这是实事求是?

相传孔夫子有言"礼失求诸野"(见《汉书·艺文志》),就是说对传统礼节、文化之遗失可再寻回于乡野民间。"求"就是对"诸野"的态度要有谦卑。不是去歧视甚予其他不适处之。

我们若欲解决当今大江南北,长城内外存在的中医外治所面临的忧心忡忡这瓶颈问题,也许走孔子"礼失求诸野"之路能给解决。

第三章

小儿推拿常见病各论

小儿厌食的治疗方法

【病机】胃气不降。

【治则】降胃消食。

【取穴与施术】清补板门穴,每次推 15~30 分钟。

以滑石粉为介质,于板门穴处来回推,亦可离心推,力度如轻抚孩子面颊。(若向心方向推,可致呕吐。)

板门穴,位于小儿手掌大鱼际处。可调整脾胃功能。

注:一般来说按以上推法 3~5 天,孩子食量有增。

推 10 天左右一般患儿厌食会有明显改善。

【病案】

(1)张海路,男,3 岁半。

孩子不欲食半年余,寐欠佳,形体消瘦,舌淡苔白。

【病机】胃气不降。

【治则】降胃消食。

【取穴与施术】清补板门穴,每次 15 分钟。

经治 5 次后,患儿食欲有所增加。再治 10 次,食欲如常童,寐也始佳。

(2)泉泉,男,6 岁。

不思饮食,腹胀,口有异味,苔腻脉滑。

【病机】胃气不降。

【治则】降胃消食。

【取穴与施术】清补板门穴,推 20 分钟。

经治 5 次后,舌苔已消,口味已除。再治 10 次,食欲增,胀消,愈。

(3)李宁,男,4 岁。

孩子不欲食 1 年余,近 2 个月来又经常腹胀,寐欠佳,形体消瘦,舌淡苔白。

【病机】胃气不降。

【治则】降胃消食。

【取穴与施术】清补板门穴,推 15 分钟。

经治 5 次后腹胀减轻。继推半月后,舌苔明显已淡,食已如常。

(4)孙石,男,5 岁。

不欲食,食则吐,已 5 日,舌腻,脉滑。

【病机】胃气不降。

【治则】降胃消食止呕。

【取穴与施术】清补板门穴,推 15 分钟。

经治 3 次,呕逆已止。清补板门穴继推 7 次,患儿食欲增加,形神俱佳。

(5)张海,男,7 岁。

患儿 2 个月来厌食。食后常见呕吐,呕吐物多有异味。形体消瘦,舌红苔黄,脉滑数。

【病机】胃气不降。

【治则】降胃消食止呕。

【取穴与施术】清补板门穴,每次推 30 分钟。

经治 10 次,呕吐疾病已消失。教给家长回家隔日给患儿推拿 1 次,每次 30 分钟。

半年后复见患儿,已体润神丰。

(6)辰辰,女,6岁。

腹痛喜按,四肢不温,平素吃饭欠佳,形体消瘦,舌淡苔薄白,脉弱。

【病机】胃阳不振。

【治则】温胃降逆。

【取穴与施术】

①清补板门穴,推15分钟。

②悬灸中脘、气海、天枢,共灸10分钟。

经治2次,饮食有加。效不更方,继治15次后诸症均除。

【按语】

凡小儿厌食者,于辨穴论治中均以板门穴独穴为治,以恢复胃以降为顺的受纳功能。消化道有关的诸如腹痛、呕吐、呃逆等常见病,亦可采用清补板门穴独穴降胃为治,其效均佳。

其他诸小儿推拿书对厌食诸消化道疾病治疗,其选穴有清补脾、平肝,推八卦、四横纹等,此治是有理,但仅取板门穴,更可因"独穴治,久推良"而穴简效宏。

小儿疳积的治疗方法

【病机】脾不运而虚,胃不降而积。

【治则】运脾降胃。

【取穴与施术】清补脾、清补板门,共推15~20分钟。

以滑石粉为介质,于脾穴、板门穴处来回推,力度如轻抚孩子面颊。

板门穴,位于小儿手掌大鱼际处。清补板门为上下来回推,可调整脾胃功能。

脾穴,位于拇指桡侧指关节横纹至指尖。清补脾为上下来回推,可调节一切消化道不适。

【病案】

(1)张峰,3岁,女。

患儿1年前曾得肺炎后不思食,食后即便,便时溏,腹胀,形体消瘦,毛发耸立,夜卧不安。

【病机】脾不运而虚,胃不降而积。

【治则】运脾降胃。

【取穴与施术】清补脾、清补板门、清天河水,共推20分钟。

经治10次,患儿饮食有加,夜已得卧。效不更方,再取隔日推10余次,患儿吃饭已属正常,体胖神佳。

注:天河水穴有安神的作用。

(2)田妞,5岁,女。

患儿常年不欲食,形体羸瘦而显骨感,时有便溏,毛发灰黄如穗。

【病机】脾不运而虚,胃肠不调。

【治则】运脾消疳,降胃厚肠。

【取穴与施术】清补脾、清补板门、清补大肠。隔日推拿,每次推20分钟。

经治20余次,饮食如常,大便成形。后继续隔日推10次,3个月后再见此女,形体渐丰,其神亦佳。

(3)孙超,2岁,女。

患儿出生后即无母乳,主以牛乳辅加他食,形体消瘦,喜卧而懒立,饮食甚少,大便时溏,舌红苔腻。

【病机】脾失其运,胃肠失降。

【治则】运脾消疳,降胃实肠。

【取穴与施术】

①清补脾、清补板门、清补大肠,共推20分钟。

②捏脊2分钟。

经治1个月饮食有加。后教其母推拿方法,回家坚持隔日施小儿推拿。

半年后复见患儿,体胖肤润,不让常童。

【按语】

小儿疳积纠其病机属虚中夹实。小儿推拿取清补脾、清补板门乃属通经以顺气逆。只要胃肠已顺,饮食自加,其虚可复。

小儿疳积亦可加捏脊的方法,如病案(3)孙超案。可两手沿患儿脊柱两旁,由下而上连续地赶捏肌肤,边捏边向前推进,自尾骶部开始,一直捏到项枕部为止。

(亦可捏到大椎穴,也可延至风府穴。)在捏脊的过程中,用力拎起肌肤,称为"提法"。每捏三次提一下,称"捏三提一法";每捏五次提一下,称"捏五提一法";也可以单捏不提。

其他一些小儿推拿书对疳积治疗,其选穴多会有平肝肺、八卦、四横纹等穴,此治难言不可,但仅取清补脾、清补板门穴,其疗效更为穴简效宏。

还有一些小儿推拿书中其治是于清补脾、清补板门中复取补肾穴、揉二马穴以补肾中阴阳之虚以续先天。笔者认为推此二穴与补肾之治实则没有关系,也与使患儿增加食欲无关系。

其他小儿常见消化道疾病(除了便秘)均可以此疳积方为推,效俱佳。

小儿腹泻的治疗方法

【病机】湿盛,大肠失于传导。

【治则】固肠涩便。

【取穴与施术】于大肠穴处向心推为补大肠,离心推为清大肠,来回推为清补大肠。治时于以上三种推拿方法中任择一种,力度如轻抚孩子面颊。每次推 20 分钟,顽固性腹泻一次可推至 60 分钟。

大肠穴,位于食指桡侧。治疗腹泻。

【病案】

(1)陈越年,女,3 岁。

腹泻半月余,中西医罔效。也曾经小儿推拿治疗,无效。

【病机】湿盛,大肠失于传导。

【治则】固肠涩便。

【取穴与施术】补大肠,共 60 分钟。

"独穴治,久推良"。1 次效半,3 次病除。

(2)刘榴,女,5 岁。

便稀软已 1 年,时好时坏。腹软喜按,四肢欠温。

【病机】阳虚湿盛。

【治则】固肠涩便。

【取穴与施术】

①清补大肠,30 分钟。

②半个石榴皮煮水喝(石榴皮涩肠固便)。

经治 15 次,愈。后体已温。

(3)石头,男,2 岁半。

泻已 2 日,兼有呕吐不食。

【病机】脾运失调。

【治则】固肠降胃。

【取穴与施术】清补大肠,清补板门各 10 分钟。

经治 2 次,愈。

【按语】

小儿腹泻纠其病机当责脾土清气不升,"湿盛则飧泻"。小儿推拿取固肠为治,可祛湿止泻。对久泻无火小儿,如病案(2)刘榴,小儿推拿亦是先予止泻,止泻后肌体虚阳自可"外门已闭,中气乃实"。(见《灵枢·九针十二原》)。

小儿新咳的治疗方法

【病机】肺胃气机不降致肺失宣肃。

【治则】通经肃肺。

【取穴与施术】尺泽、经渠、太渊、鱼际、少商。

以上肺经五输穴。从左右任何一侧尺泽到少商穴依次施术,再从对侧尺泽到少商穴依次施术。

医者一手大拇指指尖对准小儿腧穴并在抖动中使穴位应力。左右臂一共施术 5 分钟(后称调臂五穴法)。

尺泽:在肘横纹中,肱二头肌腱桡侧凹陷处。

经渠:在前臂掌面桡侧,桡骨茎突与桡动脉之间凹陷处,腕横纹上 1 寸。

太渊:在腕掌侧横纹桡侧,桡动脉搏动处。

鱼际:在手拇指本节后凹陷处,约当第 1 掌骨中点桡侧,赤白肉际处。

少商:在拇指末节桡侧,距指甲角 0.1 寸。

注:于臂五穴施推拿术,其疗效明显逊于臂五输穴毫针之挑针术、扫针术与藏针术(见本书《小儿常见病各论》中《急性咳嗽》)。

宝妈们可用毫针断针挑针术或点穴术为治,其效尤佳:选择1寸毫针,将针尖用剪刀剪去一半,使此毫针不再具有针尖(其实此时已经不再是金属针,是金属棒),于常规消毒后用此断针于臂五穴如蜻蜓点水般挑针几下,整个过程施力以患儿尚不觉有针痛为度。如果穴位找不太准可酌以扩大穴位处之施术范围。毫针断针挑针或点穴术对小儿其他疾病也会有理想之疗效。

如果没有毫针家长可取缝衣针、牙签等消毒后代之,不必入皮只是在肌肤表层施术,虽仅需一二分钟,治咳却每有佳效。此疗法因不用药,故对身体不会添害。

【病案】

(1)王奕,男,6岁。

咳嗽半月余,余无他症。

【病机】肺失肃降。

【治则】通经肃肺。

【取穴与施术】徒手调臂五穴法。

经治2次效,7次咳止。

(2)钱鑫,女,5岁。

患有哮喘宿疾,本次犯病3日。

【病机】肺失肃降。

【治则】通经肃肺。

【取穴与施术】牙签针扫臂五穴法。

经治2次,症已减半,又治5次,症已不显。

(3)小素,女,4岁半。

中秋节后患咳,已10日余,始终在别处做小儿推拿,效果不明显。手足温热,舌干咽燥,鼻有结痂,近月来便秘。

【病机】肺失肃降,肠腑不通。

【治则】通经肃肺,通腑降逆。

【取穴与施术】

①牙签点臂五穴法。

②揉腹通便。

经治3次后便通,咳缓。继治10余次,病愈。

(4)小文,女,2岁5个月。

咳喘2日,时有白痰,四肢欠温,舌淡苔白,脉浮紧。

【病机】经受寒侵,肺失宣降。

【治则】温肺止咳。

【取穴与施术】

①徒手调臂五穴法。

②大面积来回搓背,令其肤热。

医嘱适当增加室温。

经治3次,愈。

(5)张果,3岁,女。

咳10日,晨犹剧,手心热,唇朱鼻干。

【病机】经热,肺逆。

【治则】清热降肺。

【取穴与施术】

于臂五穴用缝衣针施调针术。

经治2次,其咳有缓,再治3次病告愈。

【按语】

小儿新咳多由外感导致肺失宣肃。取调臂五穴法治疗小儿新咳,其针对的是每个患儿必然存在之肺气当降不降,失肃而逆上之病机,以肃肺降逆为治。故不必辨证论治,仅对寒热明显者做适当调整,如病案(4)小文,咳而见四肢欠温者大面积来回搓背,令其肤热,并要适当增加室温。小儿遭外淫之邪干均易热化,如病案(5)张果,用臂五穴挑针术对热咳者效佳。

有些小儿咳是因为咽炎引起咽喉干痒而咳,此调臂五穴法不治。

小儿发热的治疗方法

【病机】

小儿发热之疾无论受外淫何种邪气所侵,除了久虚小儿外其肌体必趋热化,故有"小儿外淫皆从火化"之谓。小儿伤食、惊吓诸因亦会导致发热。

中医内治对外邪致感冒者,其是当辨风寒、风热、风暑等病邪属性,而中医外治则实以"小儿外淫皆从火化"及《内经》"体热如炭,汗出而散"为治疗原则。不必再效中医内治般辨证论治。

【治则】发汗祛热。

【取穴与施术】揉一窝风3分钟。捏二扇门10下左右。推六腑、天河水穴,离心推10~30分钟。力度要稍重于抚摸孩子面颊。

一窝风:手腕背部,腕横纹中央之凹陷中。

二扇门:在掌背食指与中指和无名指与中指之间。

退六腑:前臂尺侧,自肘横纹头至腕横纹头成一条直线。

天河水:前臂掌侧正中从腕横纹推向肘横纹。

【方义】一窝风、二扇门,发汗散热。清天河水、退六腑,退热。

清天河水、退六腑,清热。

【病案】

(1)张机,男,5岁。

发热1日,体温39℃,不食,无汗,舌淡苔白,脉浮紧。

【病机】风寒束表。

【治则】发汗祛热。

【取穴与施术】揉一窝风、捏二扇门、清天河水、退六腑,共20分钟。

经治,每次施术俱可见手心、头额有微汗出。治疗2次后愈。

(2)李利敏,女,6岁。

发热2日,体温39.2℃,额有微汗,舌红苔薄黄,脉浮数。

【病机】风热侵卫。

【治则】发汗祛热。

【取穴与施术】揉一窝风、捏二扇门、清天河水、退六腑,共20分钟。

医嘱患儿家长:若晚上再发热时温度超过38.5℃,可吃小儿退热药。

经治2次后热退,见有不欲食。再治,清补板门穴10分钟,以增食欲。

(3)小爱国,男,8岁。

发热3日,体温38.2℃,汗出,夜不寐,舌红苔薄黄,脉浮数。

【病机】邪热扰神。

【治则】发汗祛热。

【取穴与施术】揉一窝风、捏二扇门、清天河水、退六腑,共治20分钟。

经治2次,热已退,但汗出较甚。

再治取"独穴治",今掐左肾顶7下,明掐右肾顶7下。又治2次,症除。

肾顶穴,小指指端。止汗固表。

(4)初学,男,10岁。

发热2日,体温39.1℃,3日未大便。

【病机】热滞肠腑。

【治则】发汗祛热,通腑降逆。

【取穴与施术】

①揉一窝风、捏二扇门、清天河水、退六腑,共治20分钟。

②开塞露法。

经治1次,排燥屎数枚。次日晨热退。

(5)刚刚,男,4岁。

发热2日,体温39℃。经查扁桃体双侧二度肿大,哭声犬吠。

【病机】邪热侵喉。

乳蛾之疾,不宜采用小儿推拿治疗,建议西医治疗或采用针刺方法治疗。

【按语】

小儿推拿自古派系争鸣,然而对小儿发热的争议却没有太大。再说小儿感冒之发热大多数本身就是属于自限性疾病,一般2~3日多可病愈。

有些小儿推拿书中提到:无汗而发热者为风寒感冒,小儿推拿治须发汗解表;有汗而发热者为风热感冒,小儿推拿中应该不再重以发汗为治,以防耗阴。其实这种思维是将中医内治中的过汗伤阴之害,错误地用在了小儿推拿之治中了。在中医内治中不当使用辛温解表之药确可能导致汗出太过而生他变,而小儿推拿无论你怎么推也达不到汗出太多以耗阴的程度。故小儿推拿不必让内服中药的无汗发汗、有汗清热的理论所羁。

(以上《小儿推拿篇》由学生杜静执笔)

第二篇

小儿针灸

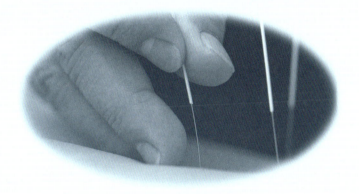

第一章

针灸学病机

第一节　中医外治学病机理论之怪现状

第一段　针灸病机之怪现状

高树中曾经让我们心中一震

　　下面是一段高树中教授在其作《一针疗法》一书中对中国针灸现状慨叹之文章："学过中医之人都知道，中医是讲辨证论治之，中医之辨证方法有很多，如八纲辨证、脏腑辨证、六经辨证、卫气营血辨证、三焦辨证、气血津液（一说气血精津）辨证、经络辨证等，在开中药方时，这些辨证方法都可能要用得上，所以《中医诊断学》和《中医内科学》等对其都有详细论述。受其影响，许多针灸书籍和针灸教材，也常常把这些辨证方法搬入，如前几版《针灸治疗学》教材的总论中，就用了较多的篇幅硬是把这些辨证方法和针灸治疗结合起来。写是写上了，但到头来往往是老师一讲起来头就痛，学生一听起来头就大，费了好多功夫，最后还是理不出个头绪来。还有的教师知难而退，索性不讲了。为什么会出现这种情况呢？针灸治病是否和开中药方一样照搬照抄这些辨证方法呢？如果不是，针灸临床应该用何种辨证方法？如何运用呢？"

2005年《一针疗法》一书刚出版,笔者与一些同道在讨论到这段文章结尾连用之几个反问句时,确曾为中医针灸理论将要出现之匡正有过心中一震。

白了少年头,空悲切

如在《针灸学》之"咳嗽"这一篇中将该病之病机分为两大类。

一类是属于实性病变之"外邪束肺,肺气不宣,肺失肃降而致咳嗽",在这类外感病机中,该篇文章又详细分成了风寒、风热、燥热之不同。

一类是"内伤咳嗽,多由脏腑功能失调所致",在这类内伤病机中该篇文章又详细分成了痰湿蕴肺、痰热郁肝、肝火犯肺、肺阴亏耗之不同。

我们再拿中医药大学教材《中医内科学》一书之"咳嗽篇"对照一下,原来《针灸学》里面对咳嗽之病机分型与《中医内科学》中病机分型几乎就毫无二致。

其他各个病种之论述亦无不如此。

在本应时时会洋溢着中国传统文化之美,时时彰显着逻辑思维之美这中医之针灸课程,有些教师们竟会出现"费了好多功夫,最后还是理不出个头绪来。还有的教师知难而退,索性不讲了"。他们一定是感到了教科书里针灸之病机理论与他们针灸临床发生了严重脱节。

从这"索性不讲了"之怠教中,我们看出了全国各大中医药院校中有些老师们,因不能在中医教育事业中去尽兴地授业、解惑,不能尽情地去践行并传递这一堪称中国传统文化、传统技术瑰宝之中医针灸学知识而生出了万般心痛与无奈。

早在2004年7月份,笔者就在青岛听过高树中教授"一针疗法之临床应用"之讲座,当时他就质疑过针灸与八纲辨证关系之问题。从时间上说,高树中教授那时讲座至今已经过去近二十年了。《一针疗法》面世也快十九年了,今天当我再读到"一讲起来头就痛,学生一听起来头就大,费了好多功夫,最后还是理不出个头绪来。还有的教师知难而退,索性不讲了"此段文章时,心中悲忧,无以言表。

白了少年头,空悲切。

能否再去躺平二十年

何缘曾"空悲切"?中国针灸学之悲切是安于躺平已经不是一个二十年矣。

何缘更"空悲切?"作为中国传统文化重要组成部分之中国针灸学能否再去平躺二十年?

……

凭栏处,潇潇雨歇。抬望眼,仰天长啸……

第二段　小儿推拿病机之怪现状

配角们多是说自己是辨证论治者

笔者经常接待全国各地一些从事小儿推拿工作之年轻同道者来访。在书香绕着茶香之飘逸中,我书房经常会成为操着各种口音之来客探讨小儿推拿之话剧舞台。

一年四季配角演员随时在变,当然这里面不乏一些有正规中医药大学本科甚至是有小儿推拿专业之研究生学历者。

我永远是主角。

在这些从事小儿推拿工作者之来访中,他们几乎全是认为小儿推拿是离不开辨证论治,更具体一点说就是离不开辨证论治中之八纲辨证者。

配角们愕然了、集体失语了

对这些常年来自全国各地之诸多同道如此之自信,我是不好直接评价正确与否,也不能将自己中医外治不需辨证之主张很直白地道出。因为我真要是如此,这也很难起到一个老者施教之效果。

我知道来我处造访者中时常会藏有某省、市小儿推拿学会或协会之主席,或哪本小儿推拿书写作之编委,或某派儿推学派传承人一类当今小儿推拿界三山五岳之人物,甚至还来过一个小儿推拿博士生。

这时我都会藏起诡笑向他们问道:"凡是从事了两年以上工作者请回答我一个问题。在你们从事之小儿推拿中,用穴数量是越来越多,还是越来越少呢?"

对我之问,尚不明就里之来客往往都会不假思索地回答,他们在小儿推拿中用穴是会越来越少。

我相信这是他们的心里话。因这多年来还真未有遇到过会有一人说其选穴是越来越多者。所以来访者们总会很认真地按照我预设中剧本进入角色。

可以说,不熟谙中医内治之遣方用药者就没有资格谈八纲辨证。而造访我宅从事小儿推拿者根本就没有这等高人,可这些对中药四气五味、归经、升降浮沉理论一窍不通之小儿推拿者却处处敢讲八纲辨证。

于是，我会继续问："你们若治疗小儿腹泻、厌食、咳嗽、发烧这些常见病、多发病，你们每天常用小儿推拿穴加起来大约能有多少个？"

这时我会先解释我所指穴位仅限传统小儿推拿专用穴位，也就是肘以下诸穴。不包括针灸书中体穴和现在有些小儿推拿者主张之足部反射区中各穴。

对于这一提问，只要是从事小儿推拿工作足两年者，他们中绝大多数回答是不超过二十个穴位，甚至有人很有信心地回答是不会超过十个穴位。

每当听完这些刚才还坚信自己是辨证论治者这般回答后，我总会瞬间袭问："假设你们当地有个名老中医，其药橱里只有像你们所说十味、二十味中药，那么这个老中医何以去辨证论治乎？"

访客们继失语，会是良久之失语。

这些天南地北主张辨证论治之配角演员们，只要我不续言，每一次演出他们都会保持集体之失语。

是无可奈何地失语。

……

对小儿推拿失于认识者，是不会"头就痛""头就大"

从他们的失语中，我也读懂他们从现在开始已经没有了与我开始交谈时之自信了。他们心里不同程度上已经生出了对自己小儿推拿离不开辨证论治这一主张之醒悟。

言间我会环视一下他们在动摇中那种等待之目光，继续用启发之语气向他们解释道："如果一个穴位就是一味中药，一个老中医，他仅靠十几味药是无法去为不同病人进行辨证论治的。可是你们却能够用十来个穴位长年累月在小儿推拿中辨证论治，特别是还坚持使用八纲辨证来辨表里之别、定寒热之差、分虚实不同。这样就算你辨证确属高明，可是你仅有十几个穴位，这种治疗是不是会将自己置于巧妇难为无米之炊中呢？"

这时，我多会暂停台词，在空气静默中不无戏谑地再去环视他们每人尴尬之目光。在他们这时呆滞且无语中我会又继续说："为什么这么快就尴尬了？这是因为你们早就对小儿推拿中坚持辨证论治失去了底气。你们当中凡是用二十几个、十几个穴位常年来给孩子们推拿治病，还竟然到处交流你们是如何辨证论治，你们这样还真够不上尴尬，而应是对自己从业之小儿推拿工作之无知。"

一个对小儿推拿学失于认识者,在工作、讲课中是不可能会感到"头就痛""头就大"。

这些主张小儿推拿需要辨证论治诸配角们,在听了我这戏中老者另一句抬高了语调之台词后,他们更是从呆滞且尴尬中彻底地丢盔卸甲了。这句台词是:"天底下没有一位中医内治人仅凭着他药橱里之十几味药就能够辨证论治。也不会有一位中医外治人仅凭着他十几个穴位就能够辨证论治。自古至今、国内国外。"

此时,天南地北之访客只有继续失语。

他们也只能失语。

在造访者沉默中,我一个从事小儿推拿工作之老者会无声地去为他们添上香茶,来延长这些青年客人们开始思悟之心绪。

为了进一步解释这些客人们对小儿推拿认知之无知,这几年在每一次演出中,我最后总会还要搬出《小儿推拿学》作者廖品东教授之文章来结束在我书房中之话剧演出。

中国找不到一个辨证论治小儿推拿者

如今小儿推拿在中国,当然也包括港澳台地区,可以说是已遍地开花。在全国各地小儿推拿者中,肯定也多是如造访我家那些配角们一样认为自己是辨证论治者。可是从廖品东教授之专业中医小儿推拿观点来说,实质上在中国找不到一个属于辨证论治小儿推拿者。

这种在中国找不到一个能够属于辨证论治小儿推拿者里面包括两种情况。

其中一种情况就是承认自己从事之小儿推拿是不需要辨证论治者,他们自然不属于小儿推拿中主张辨证论治者。

另一种情况就是始终在那儿坚持相信自己是辨证论治者,其实他们都不能够是小儿推拿辨证论治者。他们实则属一种"凡是见寒上三关,凡是见热退六腑"之见证论治者而已。

如果你对笔者所言"在中国找不到一个能够辨证论治小儿推拿者"这句话持有不满情绪,那么请你读一读、品一品廖品东教授如何评价中国几十年小儿推拿怪现状之文章。

在读后,你会继续无语、无地自容也。

廖品东直言不讳

廖品东教授在他新作《小儿常见病症病机解析》一书的"前言"中直言不讳地说:"十年前,在广东广州,邵英老师写小儿推拿临床综述。在查阅了公开发表的几乎所有小儿推拿文献后,她意外地发现常见的二十多个儿科病种,虽然治疗处方辨证为不同证型,但治疗处方中的穴位却高度统一。治疗为什么统一?一定是某一病症具有共性!"

以下将这段文章作一反正两个方面之分析。

"不同证型"与"高度统一"二者就是南辕北辙

在《小儿常见病症病机解析》一书以上这段文章中,小儿推拿治疗过程里辨证论治之辨证是有了,若不辨证就不会出现"不同证型"。可是接下来看不到了辨证论治中论治之影子。因为你只要论治了,就不应该出现处方中穴位"高度统一"。

反过来说,《小儿常见病症病机解析》中这段话里既然后面出现了"处方中的穴位高度统一"中之"统一",那么前面就不应该会有"辨证为不同证型"之"不同"。

笔者在这里请读者要注意处是"不同"与"统一"此两个概念,恰是一对矛盾关系,所以"不同"与"统一"在这里它们不可能出现在一起。这就如太阳出来了,一定不是晚间;是晚间,太阳一定出不来一样。

几乎都在"辨证统治"

为了更加清晰地厘清"治疗处方辨证为'不同'证型,但治疗处方中的穴位却高度'统一'"这句话中"不同"与"统一"生搬硬套地组合在一起之问题,我们不妨将这句话进行一番语言文字提炼。如此"治疗处方辨证为不同证型,但治疗处方中的穴位却高度统一"这句话便可归纳为十四个字,即"辨证病机虽不同,治疗处方却统一"。如果将这十四个字再继续归纳提炼,那么只剩下四个字了,这样也就更容易看清楚其鸡头鸭尾般之荒谬,这四个字即"辨证统治"。就是说几十年来"几乎所有小儿推拿文献……常见的二十多个儿科病种"都在不伦不类地"辨证统治"。

治疗时穴位高度统一中再颠三倒四地换一下次序

从辨证论治中对每个患者之具体病机来分析,病机往往是复杂、动态、多变甚至是速变者。

如表里之辨中又会有由表渐以入里、由里渐以出表、半表半里等。

如寒热之辨中又会有真寒假热、真热假寒、寒热夹杂等。

如虚实之辨中又会有虚中夹实、实中夹虚、虚实夹杂等。

更何况这种表里、寒热、虚实诸病机演化中其三对矛盾又不可能单独出现,而是互相交织。辨证就是去为每个患者辨识出仅属于他自己之独一证型。

针对这般复杂病机变化,在本该辨证论治之论治阶段,却使用了"治疗处方中的穴位却高度统一"为治。

就如在肺脏病变中,其病机是有着寒、热、虚、实之复杂差异性。尽管病机会各不相同,但施治则均是以平肝肺、八卦、四横纹、天河水这几个专用穴为主治,只不过是颠三倒四地换一下。

就如在脾胃之病变中,其病机也是有寒、热、虚、实诸复杂差异性。尽管病机是多不同,但是统治中均是以脾穴、板门穴、八卦、四横纹这几个专用穴为主治,只不过是颠三倒四地换一下。

……

以上这些病无外乎再加上个"见寒上三关,见热天河水、推六腑"。

就如小儿各种急性热病,其病机虽有感受风、寒、暑、湿、燥、火等外邪所致之差异,又有伤食、惊吓诸病因之不同。而在对其复杂之辨证后,其统治中又均不离一窝风、二扇门、天河水、退六腑这几个专用穴,只不过是颠三倒四地换一下。

以上这已经不是中医学上之辨证论治了,实则就是一种辨证统治。

这种辨证统治已使本应很严肃之中医小儿推拿学失去它之严肃性,反而产生了一种中医学术上之滑稽,是坚持了几十年之滑稽。

是辨穴论治　不应该是辨证论治

在这些对肺病与脾系消化道疾病都是在使用基本相同之推拿处方中,再加基本相同之"见寒上三关,见热天河水、推六腑"。以上实则不叫"辨证统治",更不可能去叫"辨证论治",应该叫"辨穴论治"。

《生命不应煮》主张:鉴于小儿推拿仅治疗几个有限小儿常见病、多发病,所以对此仅有之几个病之治疗施以"辨穴论治"即可。这可理解成"什么病套什么方,什么方套什么穴"。

第二节　从逻辑推理分析针灸学病机理论怪现状

第一段　针灸学中病机理论要经得起推理规则之检验

如果经不起逻辑推理检验就要重新思考

　　逻辑是人们获得间接知识或探求新知识时不可或缺之工具,有助于人们进行正确思维,去更好地认识客观世界。例如,欧几里得几何学就是从少数几条公理出发,通过逻辑推理而推导出了人类尚未知之诸多几何定理。又如,门捷列夫提出"化学元素周期表"以后,人们根据元素之原子量和原子价中比例关系,又推算出许多当时尚未发现之新元素。这些都表明形式逻辑可以有效地帮助人们从已有知识推出未知新知识。

　　同时,形式逻辑也可以对已有中知识之真理性做出检验。

　　科学中之谬误有各种各样者,其中不少谬误是和逻辑直接、间接有关,是违反形式逻辑中之规则而产生。

　　如果以针灸为主之中医外治病机理论也是要与中医内治般离不开表里、寒热、虚实、阴阳。那么这样之针灸病机理论也应当与其他不同门类学科理论一样,在经得起实践检验的同时,也必须经得起逻辑推理之检验。

　　反过来说,如果经不起逻辑推理检验,那么当今针灸学主流学识中主张辨证论治中之表里、寒热、虚实、阴阳差异性病机理论就应该给予重新审视。

中医内治与中医针灸都必须遵守各自思维规则

　　形式逻辑学中之逻辑推理就是"从一个或几个已知的命题出发,推出另一个新命题的思维形式"(见《形式逻辑学》)。

　　按照当代逻辑学规定,可以按照不同之标准对推理进行分门别类。其中以推理之思维进程方向为标准之分类中,可将推理分为演绎推理、归纳推理和类比推理这三种类型之推理形式。

　　本文讨论中仅涉及演绎推理和归纳推理此两种思维形式。

　　此两种推理思维形式之思维进程方向是相反。

　　《生命不应煮》认为:中医内治病机分析之思维形式与针灸外治病机分析之思

维形式二者不可能同一。

同一便存荒谬。

所以,演绎推理只是适用于中医内治病机分析之思维规则,挪用于针灸便是荒谬。

所以,归纳推理只是适用于针灸疗疾中病机分析之思维规则,挪用于内治便是荒谬。

推理规则

按照形式逻辑学要求,在推理过程中,任何正确之思维必须遵守:

A. 思维形式之规则;

B. 思维内容之真实性。

这两个条件,缺一不可。

第二段 演绎推理是适用于中医内治病机分析之思维规则,挪用于针灸便是荒谬

演绎推理之定义

演绎推理之定义是"从一般性知识的前提推出特殊性知识的结论之推理"。[见《形式逻辑》(第五版)]

比如说:

一切战争都是因为物质利益之冲突。

抗美援朝是战争,

所以,抗美援朝是因为物质利益之冲突。

在以上这个演绎推理中,它之前提是关于一切战争之某种一般性知识命题(因为物质利益之冲突)为真,并且前提与结论间之联系是合乎逻辑规则,所以结论抗美援朝这一特殊之命题(是因为物质利益之冲突)必真。

从演绎推理来分析"咳嗽之内治病机有表里、寒热、虚实、阴阳之某种差异,需要辨证论治"为真

任何一个疾病之内治病机都有表里、寒热、虚实、阴阳之某种差异,需辨证论治。

咳嗽是疾病，

所以，咳嗽之内治病机有表里、寒热、虚实、阴阳之某种差异，需辨证论治。

从遵守 A 条件之思维形式规则来说

在以上这个演绎推理中，它之前提中一般性知识命题"任何一个疾病之内治病机都有表里、寒热、虚实、阴阳之某种差异，需辨证论治"为真。并且前提与结论间之联系是合乎逻辑规则，所以结论是"咳嗽之内治病机有表里、寒热、虚实、阴阳之某种差异，需辨证论治"这一特殊疾病之命题为真。

这段演绎推理中前提与结论间之联系是符合思维形式之规则 A 条件。

从遵守 B 条件之思维内容真实性来说

本条推理中前提"任何一个疾病之内治病机都有表里、寒热、虚实、阴阳之某种差异，需辨证论治"之存在，也正是因为有此一般性知识命题存在，所以临床中便可施以中医内治之辨证论治。

辨证论治是医者将四诊所收集之症候资料进行分析、判断，以确定肌体中表里、寒热、虚实、阴阳等某种病机之差异属性，从而确定相应以偏纠偏之治疗方法。

按照思维规则中对 B 思维内容"任何一个疾病之内治病机都有表里、寒热、虚实、阴阳之某种差异，需辨证论治"此学术上之真实性之求证问题，这已经不是形式逻辑之任务，而是各类具体学科之任务。

从以下对载于现行普通高等教育中医药类规划教材《中药学》内半夏、川贝、人参这三味中药之分析中，我们可以看出：作为中药以偏纠偏为治就是为了应对任何一个疾病"内治病机都有表里、寒热、虚实、阴阳之某种差异，需辨证论治"此一般性知识命题。

半夏

性味：辛，温。

归经：归脾、胃、肺经。

功效：燥湿化痰，降逆止呕，消痞散结。

用量用法：5～10 克。外用生品适量，研磨用酒调敷。

使用注意：反乌头。因其性温燥，对阴亏燥咳、血证、热痰等证，当忌用或慎用。

川贝

性味：川贝母苦、甘，微寒。

归经:归肺、心经。

功效:化痰止咳,清热散结。

用量用法:3~10克;研细粉冲服,每次1~1.5克。

使用注意:反乌头。

人参

性味:甘、微苦、微温。

归经:归脾、肺经。

功效:大补元气,补脾益肺,生津止渴,安神增智。

用量用法:5~10克,宜文火另煎,将参汁兑入其他药汤内饮服。研磨吞服,每次1~2克,日服2~3次。如挽救虚脱,当用大量(15~30克)煎汁分数次灌服。

使用注意:实证、热证而正气不虚者忌服。反藜芦,畏五灵脂,恶皂荚,均忌同用。服人参不宜喝茶和吃萝卜,以免影响药力。

在《中药学》中所列之300多味中药,其讲述每味药之排列格式和上面三味药均一样,就是都由性味、归经、功效、用量用法、使用注意等所组成。

具体来说每味中药都包括四气、五味、升、降、浮、沉、归经、配伍等不同内容,正是这些差异决定了各味中药于以偏纠偏中之不同作用。其中最主要之疗疾作用是体现在中药四气和五味中。

所谓之四气亦谓药性,分为寒、热、温、凉四种不同。一般来说,寒性、凉性之药物大多具有清热泻火、解毒定惊之作用;热性、温性之药物,大多具有散寒祛风、温中助阳之作用。

在治疗中,既然说如桂枝、附子、干姜这些热、温性药物能够治疗偏寒凉性之疾病,石膏、黄连、黄柏这些寒、凉性药物能够治疗偏温热性之疾病,那么你必须先通过辨证来探求病人之疾病是属于寒凉还是温热。若不然,医者以偏纠偏之治就无从下手。

所谓五味,即是药物之五种味道之归属,即是辛、甘、酸、苦、咸五种不同之味道。它们在治疗作用上各有其不同。如辛味有发汗解表、理气开窍诸作用。甘味有补益、和中、调和药性、缓急止痛诸作用。酸味有收敛止涩、生津止渴诸作用。苦味有泻火、燥湿、通泄诸作用。咸味有润燥、软坚、散结诸作用。此外还有一种淡味,具有分清渗利之作用。但因这些药物淡而无味,所以习惯上仍称为五味。

除五味治疗作用各不同以外,还有一种理论是根据五脏疾病不同选择不同五味之药物。从这一点来说五味归经之理论与中医外治中"经络所过,主治所及"理论有相通之处。

当然,中药根据其四气五味之异来对肌体中之疾病进行以偏纠偏之调整是一个相当复杂之过程。本段文章并不是为了说明在中医内治时中药于辨证论治中之何以应用,目的只是为了从逻辑推理中分析辨证论治只是适用于中医内治而不适用于针灸之疗疾,故于此点到即止。

从以上对中药四气五味之分析中,我们可以知道,中药中之四气五味之差异在中医之辨证论治中对或表或里之病变能够起到热则寒之、寒则热之、实则虚之、虚则实之诸治。正是这种治疗机理之存在证明了本段推理之"咳嗽之内治病机有表里、寒热、虚实、阴阳之差异,需辨证论治"这一特殊性知识结论符合了逻辑推理规则 B 之条件,即思维内容是具有真实性条件。

本条推理符合了 A 之条件,也符合 B 之条件

在本条推理过程中,既符合了推理规则 A 之条件,又符合了思维内容之真实性这规则 B 之条件。所以在本条演绎推理关于"咳嗽之内治病机有表里、寒热、虚实、阴阳之某种差异,需辨证论治"之特殊性知识结论为真。

从演绎推理来分析"咳嗽之针灸疗疾病机有表里、寒热、虚实、阴阳之某种差异,需辨证论治"为假

任何一个疾病之针灸病机都有表里、寒热、虚实、阴阳之某种差异,需辨证论治。

咳嗽是疾病,

所以,咳嗽之针灸病机有表里、寒热、虚实、阴阳之某种差异,需辨证论治。

从遵守 A 条件之思维形式规则来说

在以上这个演绎推理中,它之前提中一般性知识命题"任何一个疾病之针灸病机都有表里、寒热、虚实、阴阳之某种差异,需辨证论治"为真。并且前提与结论间之联系是合乎逻辑规则,所以结论是"咳嗽之针灸病机有表里、寒热、虚实、阴阳之某种差异,需辨证论治"这一特殊疾病之命题为真。

这段演绎推理中前提与结论间之联系是符合思维形式之规则 A 条件。

从遵守 B 条件之思维内容真实性来说

本条推理中前提"任何一个疾病之针灸病机都有表里、寒热、虚实、阴阳之某种差异,需辨证论治"之存在,也正是因为有此一般性知识命题存在,便可施以中医针

灸之辨证论治。

辨证论治是医者将四诊所收集之症候资料进行分析、判断,以确定肌体中表里、寒热、虚实、阴阳等某种病机之属性,从而确定相应之以偏纠偏治疗方法。

按照思维规则中对B思维内容"任何一个疾病之针灸病机都有表里、寒热、虚实、阴阳之某种差异,需辨证论治"此学术上之真实性求证问题,这已经不是形式逻辑之任务,而是各类具体科学之任务。

(一)以下选择现行普通高等教育中医药类规划教材之《针灸学》中鱼际、尺泽、肺俞三个腧穴之文章来进行分析,腧穴到底能不能够适用于辨证论治中之以偏纠偏为治。

鱼际

[定位] 在手拇指本节(第1掌指关节)后凹陷处,约当第1掌骨中点桡侧,赤白肉际。

[解剖] ①针刺层次:皮肤、皮下组织、拇短展肌、拇对掌肌、拇短屈肌。
②穴区神经、血管:浅层有正中神经皮支和前臂外侧皮神经分布;深层有正中神经肌支、尺神经肌支和拇主要动脉分布。

[主治] 咳嗽、咯血、发热、咽喉肿痛、失音、乳痈、掌中热。

[操作] 直刺0.5~1寸;可灸。

尺泽

[定位] 在肘区,肘横纹上肱二头肌腱桡侧缘凹陷中。

[解剖] 在肘关节,当肘二头肌腱之外方,肱桡肌起始部;有桡侧返动、静脉分支及头静脉;布有前臂外侧皮神经,直下为桡神经。

[主治] 咳嗽,气喘,咯血,潮热,胸部胀满,咽喉肿痛,小儿惊风,吐泻,肘臂挛痛。

[操作] 直刺0.8~1.2寸;或点刺出血。

肺俞

[定位] 第3胸椎棘突下,旁开1.5寸。

[解剖] 有斜方肌、菱形肌,深层为最长肌;有第3肋间动、静脉后支;布有第3或第4胸神经后支的皮支,深层为第3胸神经后支外侧支。

[主治]①咳嗽、气喘、咯血等肺疾;②骨蒸潮热,盗汗。

[操作]斜刺0.5~0.8寸。

在《针灸学》中所列之300多个腧穴,其讲述每个腧穴之排列格式都和上面三个腧穴一样,都由定位、解剖、主治、操作组成。

如果刺激经络对肌体真能够起到一个与中药相同之以偏纠偏治疗作用,那么在中医学发展之几千年历史中,为什么不去也将人肌体上之三百多个腧穴如中药那样给规定出四气五味之差异乎?

无论是当今之《针灸学》,还是明朝之《针灸大成》,甚至晋代《针灸甲乙经》,乃至我们中医开山之作《黄帝内经》,诸书对经络和腧穴并没像中药般给其各属寒热、凉温,或补或泻之定性。

既然如此,在以通为治之针灸治疗中,又怎能够如当今针界主张般,将腧穴视同于中药去应用于辨证论治乎?

(二)以下选择《内经》中关于针无补用之文章来进行分析,腧穴到底能不能够适用于辨证论治中之以偏纠偏为治。

《灵枢·邪气藏府病形》曰:"诸小者,阴阳形气俱不足,勿取以针,而调以甘药"。经文直告:五脏之脉均小而无力,肌体内气血均已不足时要"勿取以针",当"调以甘药"。

当咳喘之疾出现脉小时,自必亦是当"勿取以针,而调以甘药"也。若以经论,针灸学既不应该有补血气之穴位,也更不应该有补血气之功能。如此针灸中之辨证论治岂不已是八纲减去了虚纲而只余七纲者乎?

从以上两条分析中我们可知,腧穴本身是没有四气五味之差异性、针刺又是无补虚之用。故针灸本身根本不可能应对"任何一个疾病之针灸病机都有表里、寒热、虚实、阴阳之某种差异,需辨证论治"此推理前提,因此本推理前提为假。正因为如此,所以本段演绎推理"咳嗽之针灸病机有表里、寒热、虚实、阴阳之差异,需辨证论治"这一特殊性知识结论也是为假。

本推理不符合逻辑推理规则B之条件,即不符合思维内容是要具有真实性之条件。

本条推理符合了A之条件,却不符合B之条件

在本条推理之过程中符合了推理规则A之条件,却不符合思维内容之真实性这规则B之条件,所以在本条演绎推理关于"咳嗽之针灸病机有表里、寒热、虚实、阴阳之某种差异,需辨证论治"之特殊性知识结论为假。

总结

从以上两段各涉中医内治病机与中医针灸病机为前提之演绎推理,其不同结论使我们知道了:演绎推理只是适用于中医内治病机之推理形式,若用于中医针灸病机之推理就只能推出荒谬。

第三段　归纳推理是适用于针灸疗疾中病机分析之思维规则,挪用于内治便是荒谬

归纳推理之定义

归纳推理之定义是"从特殊性知识之前提推出一般性知识之结论之推理。"[见《形式逻辑》(第五版)]

比如说:

人参有气味;

麻黄有气味;

甘草有气味;

当归有气味;

麦冬有气味;

生姜有气味;

(而人参、麻黄、甘草、当归、麦冬、生姜都是中药。)

所以,凡中药都是有气味者。

在以上这个归纳推理中,它之前提"人参、麻黄、甘草、当归、麦冬、生姜"之特殊性知识前提为真,并且前提与结论间之联系是合乎逻辑规则的,所以"凡金属都是能够导电"之一般性知识命题为真。

从归纳推理来分析"凡是脏腑有疾之针灸病机是'血气不和'"为真

肺有疾之针灸病机是"血气不和";

心有疾之针灸病机是"血气不和";

脾有疾之针灸病机是"血气不和";

肝有疾之针灸病机是"血气不和";

肾有疾之针灸病机是"血气不和";

大肠有疾之针灸病机是"血气不和";

胃有疾之针灸病机是"血气不和";

小肠有疾之针灸病机是"血气不和";

膀胱有疾之针灸病机是"血气不和";

三焦有疾之针灸病机是"血气不和";

胆有疾之针灸病机是"血气不和";

（而肺、心、脾、肝、肾、大肠、胃、小肠、膀胱、三焦、胆，已涵盖了脏腑。）

所以，凡是脏腑有疾之针灸病机都是"血气不和"。

从遵守 A 条件之思维形式规则来说

在以上这个归纳推理中，它之前提"肺、心、脾、肝、肾、胃、大肠、胃、小肠、膀胱、三焦、胆、膀胱有疾是'血气不和'"之特殊性知识前提为真，并且前提与结论间之联系是合乎逻辑规则的，所以"凡是脏腑有疾针灸病机都是'血气不和'"之一般性知识命题必真。

从遵守 B 条件之思维内容真实性来说

按照思维规则中对 B 思维内容之真实性之求证，这种学术上之真实性问题，这已经不是形式逻辑之任务，而是各类具体科学之任务。

由于肌体中脏腑连于经络，所以肌体罹患没有不影响到经络而导致其运行紊乱者，故《素问·调经论篇》对针刺病机之定义是："血气不和，百病乃变化而生。"正因为如此，才有针刺之"微针通其经脉、调其血气"（见《灵枢·九针十二原》）乃是应对百病此共同病机之治疗总体原则。

从以上分析可以证明此条推理即符合了逻辑推理规则 B 之条件，即思维内容具有真实性之条件。

本条推理符合了 A 之条件，也符合 B 之条件

因为在本条推理过程中，既符合了推理规则 A 之条件，又符合了思维内容之真实性这规则 B 之条件，所以在本条归纳推理关于"凡是脏腑有疾之针灸病机都是'血气不和'"之一般性知识结论为真。

从归纳推理来分析"凡是脏腑有疾之中医内治病机都是血气不和"为假

肺有疾之中医内治病机是"血气不和";

心有疾之中医内治病机是"血气不和";

脾有疾之中医内治病机是"血气不和";

肝有疾之中医内治病机是"血气不和";

肾有疾之中医内治病机是"血气不和";

大肠有疾之中医内治病机是"血气不和";

胃有疾之针灸病机是"血气不和";

小肠有疾之中医内治病机是"血气不和";

膀胱有疾之针灸病机是"血气不和";

三焦有疾之中医内治病机是"血气不和";

胆有疾之中医内治病机是"血气不和";

(而肺、心、脾、肝、肾、大肠、胃、小肠、膀胱、三焦、胆已涵盖了脏腑。)

所以,凡是脏腑有疾之中医内治病机都是"血气不和"。

从遵守 A 条件之思维形式规则来说

在以上这个归纳推理中,它之前提"肺、心、脾、肝、肾、大肠、胃、小肠、膀胱、三焦、胆中之中医内治病机是'血气不和'"之特殊性知识前提为真,并且前提与结论间之联系是合乎逻辑规则者,所以"凡是脏腑有疾中医内治病机是'血气不和'"之一般性知识命题必真。

从遵守 B 条件之思维内容真实性来说

按照思维规则中对 B 思维内容之真实性之求证,这种学术上之真实性问题,这已经不是形式逻辑之任务,而是各类具体科学之任务。

中医针灸病机是着眼在"血气不和,百病乃变化而生"之共有病机,故其治才有这"微针通其经脉、调其血气"之以通为治来应对百病此共同病机之治疗总体原则。而中医内治则是着眼在疾病本身存在之表里、寒热、虚实、阴阳诸差异性病机为治,故不可能失去辨证论治而仅可概之以通为治。所以,本条推理不符合逻辑推理规则 B 之条件,即不符合思维内容真实性之条件。

本条推理符合了 A 之条件,却不符合 B 之条件

因为在本条推理过程中,符合了推理规则 A 之条件,却不符合思维内容真实性这规则 B 之条件,所以在本条归纳推理关于"凡是脏腑有疾之中医内治病机都是'血气不和'"之一般性知识结论为假。

总结

从以上两段各涉中医针灸病机与中医内治病机为前提之归纳推理,其不同结论使我们知道了:归纳推理只是适用于中医针灸病机之推理形式,若用于中医内治病机之推理就只能推出荒谬。

第三节　针刺病机是"血气不和"

第一段　疾病中原因与结果

有原因必有结果

任何事情之发生都必先有原因后有结果。

疾病之发生也是先有疾病之原因,然后再产生疾病结果。

关于病因

病因就是引起疾病发生之原因。

《中医基础理论》对病因之分类

①外感病因——外淫、疠气(戾气、疫气)。

②内伤病因——七情(喜怒忧思悲恐惊)、饮食失宜(不节、不洁、偏嗜)、劳逸失度(过劳、过逸)。

③病理产物——痰饮、淤血、结石。

④其他病因——外伤、诸虫、药邪、医过及先天因素。

关于病果

宇宙中任何事物之运动、变化和发展都是具有因果联系之规律。病因既然是疾病之因果关系中之原因,那么病因之出现及演化就会产生病果。

《生命不应煮》认为:病机就是由病因产生之病果。

《中医基础理论》中对病机这一概念之定义是:"病机,即疾病发生、发展与变化之机理。亦即病因作用于人体,致使肌体某一部位或层次之生理状态遭到破坏,产生或形态、或功能、或代谢等方面之某种失调、障碍或损害,且自身又不能一时自行康复之病理变化。"

若对这段文章作以精述,是可将以上《中医基础理论》中这段文章读为"病机,即疾病之机理。亦即病因作用于人体,致使肌体……之病理变化"。通过以上这种语言文字提炼,就更容易理解《中医基础理论》中阐述之病机与病因二者间关系了。病机即病因作用于人体,致使肌体……之病理变化之结果。

病机是病因作用于人体,致使肌体……之病理变化之结果

《生命不应煮》认为:病机就是病因作用于人体,致使肌体……之病理变化之结果,这个因果关系中之结果存在是有必然性、普遍性、永恒性之特点。

必然性是指病机之形成与发展是不以人之意志为转移之客观存在。如温邪上受有"首先犯肺"之必然规律性;在咳疾之病机变化中有"此皆聚于胃、关于肺"之必然规律性;在肌体之虚证中有着阴虚生内热与阳虚生外寒之必然趋势;小儿生理、病理之变化中是有阴常不足、阳常有余之必然规律性等。

普遍性是指疾病病机之形成与发展不是体现在单一之个体、单一之群体之存在,而是概之为凡患相同病者其病机皆当如此。如《内经》所言:"诸风掉眩皆属肝";如《儒门事亲》所言:"目为火户,目不因火不病";如小儿俱有外淫皆从火化等这些普遍病机之存在。

永恒性是指病机存在之必然性、普遍性规律是永恒不变者。如伤寒病变中六经传变之规律;如温病中卫气营血病机传变之机理和三焦传变之规律,这些均是从古至今,永恒不变者。

《中医基础理论》对病机之分类

在《中医基础理论》中对几千年来之病机学结构和主要内容分类如下:
①基本病机。
②系统病机。
③症状发生病机。

这种分类方法应该是适用于中医基础教学,使学生们既系统又层次分明地掌握病机知识。

《中医基础理论》对病机之分类不适用于中医外治

如果用《中医基础理论》中对病机之分类方法来指导针灸、小儿推拿临床工作,会因《中医基础理论》中之基本病机、系统病机和症状发生病机三者中交叉关系和复杂之包涵与包涵于等关系,反倒容易混淆了中医外治人"谨守病机"之疗疾思路。

"血气不和"是中医针灸中必然性、普遍性、永恒性之病机

以"凡刺之要,气调而止"之针刺疗法,通过微针对"五脏之道,皆处于经隧,以行血气"(见《素问·调经论篇》)中之"经隧"给以直接刺激以达血气以通为顺。并且通过经络之血气以通来促使升降出入之气机之血气以通为顺。

"血气不和,百病乃变化而生"(见《素问·调经论篇》)。"百病"指凡是适用针刺为治之一切病。经意乃为:在以调气为治之针灸疗疾适用症中,"血气不和"是一切病中必然性、普遍性、永恒性之病机存在。

总之,《生命不应煮》认为:凡是适用针刺为治之一切疾病,"血气不和"应当包括升降出入气机运行之不和与经络运行之不和这两种形式。

"血气不和"是针刺疗疾中百病之病机表

"血气不和,百病乃变化而生"	
升降出入气机运行中不和 (所涉内容详见本章第四节《素问·通评虚实论篇》之"血气不和"中虚实病机)	经络运行中不和 (所涉内容详见第五节《灵枢·九针十二原》之"血气不和"中虚实病机)

第二段　当今针灸人应畏圣贤之言

东圣让我向东,我偏要向西

《灵枢》首篇《九针十二原》开门见山中,首先阐明《灵枢》写作之宗旨。黄帝以"令"与"法"之形式曰:"余欲勿使被毒药,无用砭石,欲以微针通其经脉、调其血气,营其顺逆出入之会,'令'可传于后世,必明为之'法'。令终而不灭,久而不绝。"

黄帝在"传令"与"明法"中昭告于天下、明示于千古:微针疗疾"欲勿使被毒药"。"勿使被毒药"就是微针疗疾不是要谨守中医内治病机、不需再使用如同中药疗疾之治疗理论,而要分道扬镳。

在《灵枢·九针十二原》中黄帝创建了"欲以微针通其经脉、调其血气,营其顺逆出入之会"这一中医针灸学以通为治之治疗理论以及与这种治疗理论相谨守之病机理论。

"欲以微针通其经脉、调其血气、营其顺逆出入之会"中之"通""调""营"俱寓何义？

"通"：乃于经脉不通畅之病机存在中复其"通"为治。

"调"：乃于血气不调和之病机存在中复其"调"为治。

"营"：乃于升降出入气机顺逆不营之病机存在中恢复其"营"为治。

黄帝"令""法"中之"欲勿使被毒药"此明令禁止性规定，就是要求中医针灸与中医内治二者当"谨守病机、各司其属"，不能够互相代替。针灸疗疾唯可谨守"血气不和，百病乃变化而生"之此病机存在也。

黄帝于《灵枢》经中公布天下欲行"微针"之"令""法"是留给中华万世子孙"令终而不灭，久而不绝"之活命法典。

可我们在当代针灸主流学识之理论中又是否做到了遵令行法？

今天不仅是没有做到，今人反是偏欺圣人不可。圣人让我向东，我偏要向西。

黄帝"勿使被毒药"之理论，这自然也是包括针灸疗疾"勿使被"表里、寒热、虚实、阴阳之八纲辨证之内治理论所辖制。可半个多世纪以来，在多个版本之《针灸学》为代表之系列教材中，治疗篇中各个病种之病机分类及治疗原则与《中医内科学》中的辨证论治几无差异。今日所见之针灸、小儿推拿诸书籍几乎也俱是：若不谈八纲论治中之"虚则补之、实则泻之"便不成册矣。

读几千年前黄帝颁布之"令终而不灭，久而不绝"此"令""法"，再看看中国当今半个多世纪来针灸教学中"硬是把这些辨证方法和针灸治疗结合起来。写是写上了，但到头来往往是老师一讲起来头就痛，学生一听起来头就大"之怪现状；再看看中国近20年来小儿推拿中"治疗处方辨证为不同证型，但治疗处方中之穴位却高度统一"之怪现状。今人实应难不拭泪，难抑唏嘘矣。

西贤让我打狗，我偏要赶鸡

西贤者，英国物理学家焦耳于一百多年前发现了能量守恒定律。其在研究热之本质时，发现了热量与机械功之间存在着恒定比例关系。也就是说，热量按热功当量之比例转化成机械能量。

汽车即是如此。汽车有了定量之燃油，经过燃烧产生热能，再转换成机械能使之行驶定量之路程。所以汽车当燃油"虚"了时，你只有去买油以"补"之。

欲要马儿跑得快，又要马儿不吃草，是违背能量守恒定律的。

同样道理,当一个人体"虚"时,这人应该也如马儿般从摄入之食补、药补中之能量来转化成肌体活力,否则就会如《内经》所言:"谷不入,半日则气少,一日则气衰矣。"(见《灵枢·五味》)

可当今有多少持针人在临床施术中总是臆想着靠《针灸学》中"拇食指捻转时,补法需大拇指向前,食指向后,左转为主"(见《针灸学·针灸法各论》)之此类之"补",就可以在以通为治中,某种程度上也会生出有人参、熟地黄等中药之补用;靠轻揉为补施于小儿小指处之肾穴、二马穴就可以生出肾精、命火……

这就如会有一个蹩脚之汽车修理工,这人也是满脑子相信自己以通为治,不仅可以疏通各种油路之阻塞,还能够通过疏通油路来对汽车蓄油箱内油量已不足给予"虚则补之"。

这就如会有一匹弱马之无知主人,此人也是满脑子相信只要找到一个好兽医,让此兽医给马儿补几针或灸几壮,便可于以通为治中让此弱马复实。

世间如这蹩脚之汽车修理工和无知之马主人般脱离实际之思维人,天下也许会有,可绝对是罕有。

经年地圣贤让我打狗,我偏要赶鸡。半个多世纪以来总是一脉相承且乐此不疲地去靠一根金属针去补出血气物质能量者,在中国针灸人中绝对是不罕有。

天下无论是什么专业之科学门类,只要其理论颠覆了能量守恒定律,就是犯了一种低级错误,这种理论之生命力肯定会瞬间倾塌。

君子当畏圣贤之言

此何故焉?其因多焉。以下仅限于从治学中之学风述及:

子曰:"君子有三畏:畏天命、畏大人、畏圣人言"。其意乃为:君子必须遵循世间客观规律,顺从国家行政人员管理,敬畏圣贤诸所言。

当代中医针灸学错误之主导思想之所以会有如此顽强之生命力,若仅从学风言这是因为:中医针灸人在久悖圣人之"令""法"中,今天仍在麻木中漠视着"圣人言"也。

正是这种麻木,使中医学界还在将中医针灸学、中医小儿推拿学讲成有《天龙八部》中段王爷空手道给黄蓉儿添精血般神话。且还要乐此不疲地延续去传授。

……

当今国人应去拾回"畏圣人言"之学风也。

第四节 《素问·通评虚实论篇》之"血气不和"中虚实病机

第一段 对"邪气盛则实、精气夺则虚"修辞之分析

"邪气盛则实、精气夺则虚"不能直接将其归为中医外治之病机理论

《素问·通评虚实论篇》是讨论肌体病机虚实问题之专篇。它开宗明义地提出"邪气盛则实、精气夺则虚"。此句经文乃告后人：人之肌体邪正双方力量盛衰对比，决定着患者疾病发生、发展中出现或实、或虚、或虚实夹杂诸不同病机之走向。

在中医治疗中无论是中医内治还是中医外治之治则俱是要"谨守病机，各司其属"。

中医内治法经年探讨并形成之辨证论治，主要就是为了谨守住"邪气盛则实、精气夺则虚"此疾病之基本病机，以便在施以中药为治中实现对"邪气盛"之泻、"精气夺"之补。

可是若想靠一根针、一撮艾而能够使"精气夺"者得补，这已经不是出自实事求是之科学态度。

由上论，《生命不应煮》认为：

"邪气盛则实、精气夺则虚"是中医内治之病机理论。

"邪气盛则实、精气夺则虚"不能直接将其归为中医外治之病机理论。

君臣问对

在《素问·通评虚实论篇》中有以下之君臣问对：

黄帝问曰："何谓虚实？"

岐伯对曰："邪气盛则实、精气夺则虚。"

帝曰："虚实如何？"

岐伯曰："气虚者，肺虚也。气逆者，足寒也。"

……

余脏皆如此。

以上文章是黄帝与岐伯君臣以肺脏为例之问对,语译成现代汉语,这应是:

黄帝问:"什么是虚实?"

岐伯回答:"邪气盛则实、精气夺则虚。"

黄帝问:"'邪气盛则实、精气夺则虚'各会如何发展?"

岐伯回答:"精气夺则虚则会气虚,出现肺虚;邪气盛则实则会气逆,出现足寒。"

……

余脏皆如此。

中医外治人对"邪气盛则实、精气夺则虚"原典不应断章取义

从事中医外治人者,在理解"邪气盛则实、精气夺则虚"时,从治学态度上言,就算你不予去读这段经文出处之《素问·通评虚实论篇》整篇文章,你最少也应去看看本篇文章上载之《素问·通评虚实论篇》君臣问对中这一整段经文。

如果你主张"邪气盛则实、精气夺则虚"就应该是外治疗疾中当谨守之病机理论,并且在治疗中以此来指导临床中之"虚则补之、盛则泻之",那么经文中继"邪气盛则实、精气夺则虚"后黄帝复有"虚实如何"之四字此问,你是否给予了注意?

如果你主张"邪气盛则实、精气夺则虚"就是中医外治病机理论,且治时当谨守此病机而取"虚则补之、盛则泻之",那么你对经文中岐伯对黄帝之答语"气虚者,肺虚也。气逆者,足寒也"此十二个字,你又如何解释?

如果你将君臣问对中这一段完整内容之文章留头去尾,这样必然会导致对此"邪气盛则实、精气夺则虚"中所含有之病机内涵难窥全豹。更不用说如何谨守《素问·通评虚实论篇》中虚实之病机理论去指导中医外治之治疗了。

从古汉语修辞谈"邪气盛则实、实则实逆"

从古汉语修辞来说,经文中"邪气盛则实"后应该对仗"气逆者,足寒也"。

在古汉语表述中"邪气盛则实"之"盛"一字应对"气逆者,足寒也"中"气逆者"之"逆"这一字。也就是由于肺脏中有了邪气之"盛",所以就要有实性之气逆。简言之即:"邪气盛则实、实则实逆"。

从古汉语修辞谈"精气夺则虚、虚则虚逆"

从古汉语修辞来说，经文中"精气夺则虚"后应该对仗"气虚者，肺虚也"。

如前所述，在"邪气盛则实"中"盛"一字应对"气逆者，足寒也"中"气逆者"之"逆"这一字，如此在"精气夺则虚"中之"夺"一字就应该应对"气虚者，肺虚也"中"气虚者"之"虚"这一字。也就是由于肺脏中有了精气之"夺"，所以就要有虚性之气逆。简言之即："精气夺则虚、虚则虚逆"。

对"气虚者"与"气逆者"之修辞分析

以下文章再对"气虚者，肺虚也"这六个字进行语法分析。

如果将"气虚者，肺虚也"中前句"虚"字与后句"虚"字应对，那么在这段以肺之为例之君臣问对中这六个字似乎就成了这句"气虚，就是肺气虚"。很明显，这句话里似乎就出现了同语反复，如此是有悖于《内经》行文之严谨，甚则可以说这是古人行文中留下一病句？

当然此应不可能者。

既然如此，又如何来理解"气虚者，肺虚也"此六字之意呢？

在古汉语中有一种对仗之修辞方法，这种修辞方法在一定语境中表述前后文中存在着某种有对称意义且又相互关联之关系。

《经》曰：

"岐伯对曰：'邪气盛则实、精气夺则虚。'

帝曰：'虚实如何？'

岐伯曰：'气虚者，肺虚也。气逆者，足寒也。'

……"

本段经文中"邪气盛则实、精气夺则虚"之十个字即是采取了对仗之修辞方法来说明"邪气盛"与"精气夺"之间存在着有对称意义之关系。

岐伯在回答"邪气盛则实、精气夺则虚"之"虚实如何"时，也同样使用了十二个字来对仗，即以"气虚者，肺虚也"对仗"气逆者，足寒也"。

若仅从"气虚者，肺虚也。气逆者，足寒也"这十二个字之语法分析中还可以看出，在"气虚者，肺虚也"中"气虚者"三字与"气逆者，足寒也"中"气逆者"三字又是字字相对。

既然"气虚者"之"虚"它应该是与"气逆者"之"逆"是具有对称且相反意义之

用词,如果说"逆"是"实逆"动词,那么"虚"就应该是与"实逆"有对称意义"虚逆"之动词。

在古汉语表述中"精气夺则虚"之"夺"此字又是应对着"气虚者,肺虚也"此句经文中"气虚者"之"虚"这字。也就是由于肺脏中有了精气之"夺",所以就要有"虚逆"。

在古汉语中还有一种互文之修辞方法。这种修辞方法是在一定语境中,于上下文中特意各隐去某几个字,读时需要将前后文给以比照才能理解其意之表述方法。《内经》常用这种修辞方法来表述前后文中存在着某种有对称意义且又相互关联之关系。

在"气虚者,肺虚也"中"气虚者"三字与"气逆者,足寒也"中"气逆者"三字即是于对仗中藏了互文。

古人在"气虚者"中隐去了"逆"字,在"气逆者"中隐去了"实"字,如果我们将经文中隐字也能够读出来,"气虚者"就应当是"气虚逆者","气逆者"就应当是"气实逆者"。

对"肺虚也"与"足寒也"之医理分析

因为《黄帝内经》与《伤寒杂病论》不一样,《伤寒杂病论》是我国历史上现存第一部论述临床施治之著作,而《黄帝内经》是现存第一部中医理论书籍。所以在《内经》一书中,不是像《伤寒杂病论》类之临床著作般,能够根据某种疾病之不同发展阶段之具体病机、病证来进行陈述,而是采取以病理发展中可能出现之总体趋向来分析疾病之发生、发展与变化规律。

"气虚者,肺虚也"中"肺虚也"三字如何理解?对此笔者站在以调气为治之中医外治角度去结合《素问·通评虚实论篇》中"气虚者,言无常也"此经文来作探讨:肺之气逆者临床当见"虚则少气,不能报息"之咳喘外,必同时会有言少声微之肺虚诸候。

"气逆者,足寒也"中"足寒也"三字如何理解?笔者同样站在以调气为治之中医外治角度去结合《素问·通评虚实论篇》中另一段"脉实满,手足寒,头热"经文来作探讨,以分析形成"足寒"之不同病机。

"足寒"之候是会出现在脉虚不盈指之阳气不足,难及四末者。而"脉实满,手足寒,头热"中之"足寒"则是相反,因脉象有力,盛大搏指且头热者中现手足寒者,当属热盛则厥之候。

"气逆者,足寒也"乃因肌体内"邪气盛"而使气机可因实而上逆,使阳气无以及足,故生"足寒也"。

"精气夺"与"邪气盛"一定会出现肺脏气机之虚逆与实逆

针灸疗疾与中医内治有不同之病机理论,我们针灸人从《素问·通评虚实论篇》中所读到者,除了应该知道有血气物质实在中"邪气盛"与"精气夺"之差异性存在,更应该知道在此血气物质实在之"盛"与"夺"变化时一定同时会出现升降出入气机运动这"血气不和"中"实逆"与"虚逆"差异性之病机存在。

第二段　肌体三焦结构因素中生理之当下、当从、当上

胸腔和腹腔所形成三焦纵向空间中生理气机之升降

由于劳动,人类祖先在从猿人到现代人这漫长进化中,使自己的肌体有了由胸腔和腹腔所形成之三焦纵向空间形态与结构,如此人体也就必然要改变其原始气机之运行形式,会在五脏升降出入气机运行中凸现了升降运动。

这是自然界中唯人类才有之生理现象。

上者当降、中者从升从降、下者当升

在中医学中,就人体生理气机之总体升降运动言,心、肺居肌体之上焦,故其气机运行已无上升余地,只有单方向下降之模式。

就人体生理气机之总体升降运动言,脾居肌体之中焦,其气机之运行是"清气在上、浊气在下",这是一种既在从升同时又在从降之双方向运行模式。

就人体生理气机之总体升降运动言,肝、肾居肌体之下焦,故其气机运行已无下降空间,只有单方向上升之模式。

《生命不应煮》认为人之肌体三焦纵向生理升降运行模式是"上者当降、中者当从升从降、下者当升"。

肺与肝气机之当降与当升

肺居横膈之上,居上焦者。其气已无上升余地,只有下降为顺。故居上者肺气唯有下降为顺,必行肌体右降之路。

肝居横膈之下,居下焦者。其气已无下降余地,只有上升为顺。故居下者肝之气唯有上升,且必行肌体左升之路。

《素问·刺禁论篇》曰:"藏有要害,不可不察,肝生于左,肺藏于右。"肝旺于春,主升发。肺旺于秋,主肃降。升者左行,降者右行,肝肺之高下相召,升降相因,互为协调以参与平衡和调节整个肌体气机之运行。

心与肾气机之当降与当升

心居横膈之上,属在上焦者。其气已无上升余地,只有下降为顺,必行肌体右降之路。

肾居横膈之下,属在下焦者。其气已无下降余地,只有上升为顺,必行肌体左升之路。

心肾是一种互济之关系,小儿本就心常有余,外感中复有外淫皆从火化以上燃,尤需在下肾水之上涵。故肌体中心肾二气升降交感,水火既济,直接主司肌体整体阴阳之平衡。

脾之气机当从升从降

脾乃中土之脏,居中焦者。既有上升余地,又有下降余地。寓中气斡旋之力、具升清降浊之职。

"清阳出上窍,浊阴出下窍",是谓脾土所生之营养之物化清阳升腾以养耳目口鼻诸官窍,浊阴之物赖脾土之运化从前后二阴以排出。

"清阳实四肢,浊阴归六腑",是谓脾土化生之清阳之气以升发温养于肌体四肢,而大便、小便之浊阴归六腑而降。

若与肺肝、心肾单方向之左升右降运动相比较言,脾土气机应该是升中寓降,降中寓升这双方向"从升、从降"之运动。

中央土乃四傍升降驱动之总司

《素问·玉机真脏论篇》曰:"脾为孤脏中央土以灌四傍"中土脾脏之从升从降乃四傍升降驱动之总司。脾气从升则肝木、肾水易升,脾气从降则肺金、心火易降。脾气之从升从降有序则金火木水四傍得以有序轮转,脾气之从升从降失序则金火木水四傍叠可失运。

肌体五脏生理中升降气机运行图

肝肾当升　脾土从升　脾土从降　肺心当降

第三段　肌体三焦结构因素中病理之逆上、逆从、逆下

矛盾双方存在向自己对立面转化之趋势

　　肌体生理中"上者当降,中者从升从降,下者当升"之气机运行是有着"高下相召""升降互因"之互根、互制、互依、互用之贯通性关系,这种贯通性关系体现了一种哲学上辩证矛盾中对立统一规律。

　　哲学上辩证矛盾中对立统一这一矛盾规律,给人们分析一切矛盾运动之发展、变化"提供了理解现存事物自己运动的一把钥匙"(列宁语)。这把钥匙可以让我们看清楚了"矛盾双方不仅相互依存,而且存在着由此达彼的桥梁,存在着向对立面转化的趋势"。(引自《辩证唯物主义和历史唯物主义》第五版)

　　在中医升降出入气机运动中也会必然存在这种矛盾转化之贯通性。这种贯通性便是我们中医人分析并理解肌体中升降气机病机形成与发展中之一把钥匙。

升降出入气机运行中之矛盾向对立面发展

　　辩证矛盾中对立统一规律这把钥匙,让我们知道:

　　生理中"上者当降"之气机运行在病理变化中必然形成与"当降"相反方向之逆上趋势。

　　生理中"脾土中气"当"从升从降"之气机运行在病理变化中必然形成与"从升从降"相反方向运动之逆从趋势。

生理中"下者当升"之气机运行在病理变化中必然形成与"当升"方向相反之逆下趋势。

总之,因三焦纵向升降生理运动模式是"上者当降;中者当从升从降;下者当升"。那么其病理运动模式就成了"当降者不降、逆上;当从者不从、逆从;当升者不升、逆下"。

无论是"逆上、逆从、逆下"都在证明着"百病"气机病机之形成与发展,皆是有向着"逆"这一不变方向运动之趋势,这种病机存在是种必然。

作为微观之人体中,这种必然正是宇宙万物所俱有之辨证矛盾中对立统一规律中之必然。

无论是逆上、逆从、逆下都在证明着"百病"之形成与发展皆存在着"血气不和"之必然。

无论是逆上、逆从、逆下,都在体现着"矛盾有向对立面转化"之必然。

肺心肝气机病机之"当降者不降、逆上"

在肌体五脏生理之气机运行中之"上者当降"到"当降者不降、逆上"之病理运行逆转中,包括肺之"当降者不降、逆上"之为病,心之"当降者不降、逆上"之为病和肝之"当降者不降、逆上"之为病。

在人之肌体肺系疾病中,肺"上者当降"之气机会出现"当降者不降、逆上"之变。因从肌体三焦纵向空间结构言,肺脏罹患只有不降。

更何况小儿素有肺常化热、肝常有余,临床中常见之咳喘、肺炎等疾,多是因肝火挟以肺火而炎上之"当降者不降、逆上"之变。

在人之肌体心系疾病中,心"上者当降"之气机会出现"当降者不降、逆上"之变。因从肌体三焦纵向空间结构言,心脏罹患只有不降。

更何况小儿素体心常有余,故临床中所见,于内因病中诸多神志变化;外因病发展中温邪犯肺、逆传心包和风寒侵表,热入阳明之高热神昏诸证中,均会有火性炎上中之"当降者不降、逆上"之变。

在人之肌体肝系疾病中其气机出现"当降者不降、逆上"之逆转中,肝与肺、心比,其则是有不同之逆转形式。

肝居横膈之下,若按照肌体三焦纵向空间结构言,其罹患是本当没有下降余地。在肌体整体气机之升降运行中,肝气有以升来参与协调整体气机疏通畅达,以完成肝主疏泄之功能。所以,肝之气机运行只有上升为其生理运动。

既然如此,在气机病机之形成中,其应该是向自己之相反方向转化,从而使生理中"下者当升"有了病理中"当升者不升、逆下"之变。对这种本当逆下之病机变化,为什么中医自古以来反不取升肝为治之,仍以继续降肝为治乎?

于五行中肝属木而肾属水,于肝肾同源中肾水对肝木是一种亦生亦制之关系。

从肾水对肝木之亦生言,若肾水不足则肝无以生而致其"体虚"。

从肾水对肝木之亦制言,若肾水不足则水不制火,如此可有肝火上炎,此时必表现为肝气失制之"用强"。

故从肝之生理、病理之特点言,肝是属"体虚而用强"者。

在小儿肌体中,"体虚"是指小儿肾常不足。

在小儿肌体中,"用强"是指小儿肝常有余。

总之,人之生理中肝虽主生、主升,但且需肾水以制,肾虚无制必会加剧肝之用强。肾虚无制,必会使肝之气机病机出现易升而失制之逆上。

小儿疾病中更易致阴不制阳而生内热,肝失肾濡则生用强。微针对肝木施术所图俱为降肝之逆气。

故在肺、心、肝"当降者不降、逆上"之病理机制逆转中,肝是有一种"当制者失制、逆上"之特殊形式。

总之,肺、心、肝气机之逆上是肌体升降运动之气机在一定病理条件下向自己对立面转化之必然。

脾土气机病机之"当从升从降者不从、逆从"

在人之肌体脾系疾病中,脾"从升从降"之气机会出现"当从者不从,逆从"之变。因从肌体三焦纵向空间结构言,脾土罹患是有从升从降这两个方向之逆从。

从脾主运化言,小儿常见病中之泄泻是生理"清阳出上窍""浊阴出下窍"之"从升从降"中,在上之"清阳""反作"为"清气在下",如此便出现了清阳与浊阴相搏于下之清浊不分,从而生出泻疾诸变。故《经》曰:"清气在下则生飧泄,……此阴阳反作,病之逆从也。"

从脾主运化言,小儿消化道常见病中之腹胀、厌食、呕吐、大便干结等症,此是属于从生理"清阳出上窍""浊阴出下窍"之"从升从降"中,在下之"浊阴""反作"为"浊阴在上"。故《经》曰:"浊气在上则生䐜胀,此阴阳反作,病之逆从也。"凡此,《素问·厥论》亦曰:"太阴之厥,则腹满䐜胀,后不利,不欲食,食则呕,不得卧"也。

以上所言"阴阳反作,病之逆从"中之"反作""逆从",皆是指肌体脾土或"从升"、或"从降"之生理运动在一定病理条件下产生了向自己对立面转化之必然。

肾之气机病机之"当升者不升、逆下"

在人之肌体肾系疾病中,肾"下者当升"之气机会出现"当升者不升、逆下"之变。因从肌体三焦纵向空间结构言,肾脏罹患只有不升。对此当升者不升言,谓其逆下。

在小儿之生理与病理机制之转化中,因心常有余、肝常有余、肺常有余,故心、肝、肺之上炎病机之形成趋势又久必涉肾。因肾为胃关,故脾脏所属诸疾久之亦无不涉肾者。如此肾当无瞬不以升肾水,方可平衡小儿之体阳常有余;肾当无瞬不以升肾水,余脏方可各司其职。

在肌体诸多病变中,特别是在各种慢性病变中,久之均可以于小儿"肾常不足"中出现肾水之"当升者不升、逆下"趋势之病机变化。

虽说小儿"肾常不足"中是以肾水之"当升者不升、逆下"之病机变化于临床中最为常见,但于一些慢性疾病中和一些急性病变之变证中亦可见有命门火衰,无阳以升者。

总之,肾之"当升者不升、逆下"也是肌体升降运行之气机在一定条件下向自己对立面转化之必然。

第四段 邪气盛则实、实则实逆;精气夺则虚、虚则虚逆

疾病之存在也寓物质与运动之辩证关系

客观世界中有物质实在就有物质之运动,没有脱离物质实在之运动,也没有脱离运动之物质实在。所以,在人之肌体内既然有脏腑中血气物质之实在,必然就有血气运动之存在。同时既然有脏腑血气虚实变化之实在,必然就有血气运动中虚实变化之存在。

在肌体五脏中,疾病之发生与发展、变化也是存在着这种物质与运动之辩证关系。

五脏中邪气盛则实、实则实逆

以下是从物质实在方面对"邪气盛则实"病机进行分析

"夫百病之生也，皆生于风雨、寒暑、清湿、喜怒。"（见《素问·百病始生篇》）及饮食、劳倦等因所形成之气滞、瘀血、痰饮、食积等诸多对肌体组织产生损害之物质实在。

此"邪气盛"是指肌体中邪气物质比较亢盛，同时肌体正气未衰，尚能积极与病邪抗争，故正邪消长相搏、斗争剧烈、持续，从而可使肌体中脏腑、经络等器官组织产生某种变化，如肺举叶焦、血瘀心窍、湿盛濡泄、经脉怒张等。

这种属于物质实在"邪气盛"之实性病变也是受到邪气之种类、病变之部位、病邪性质、正邪转化等多种因素之左右，从而导致其于临床中表现有恶寒无汗、四肢烦热、精神偏激、烦躁易怒、疼痛拒按或声高气粗、咳喘气逆、高热不退、便秘、唇朱舌红、脉实有力等属于实性病变中或表里、或寒热诸多差异性临床症候。

以下是从物质运动方面对"实则实逆"病机进行分析

肌体中在物质实在之"邪气盛"实性病机形成与发展中，有此"盛"之物质变化就必然会有偏亢之物质运动。这就是邪气盛则实、实则实逆。

这就使气机之升降病理运动在向对立面发展中就会出现"当降者不降、逆上；当从升从降者不从、逆从；当升者不升、逆下"诸实逆之病机变化趋势。这是肌体物质运动中"百病皆生于气"之每人相同、每病相同中必然性病机趋势。

五脏中精气夺则虚、虚则虚逆

以下是从物质实在方面对"精气夺则虚"病机进行分析

"精气"主要应是指肌体之精、气、血、津液等维持肌体生存与活力之物质实在。

此"精气夺"是指肌体中精气有不同程度之不足，是以正气虚损为矛盾主要方面之一种病理变化，这时可因不同脏腑、经络等生理功能减退，抗病能力低下而导致肌体正气对致病邪气之斗争处于不同形式之弱势地位，且邪气亦是退而不显，故肌体难以出现邪正斗争剧烈病理反应。这时也会有肌体中脏腑、经络等器官组织之物质形态之变化，如五脏中大或高或下或脆、经络空虚、形体羸瘦、解颅、肛脱等。

这种属于物质形态"精气夺"之虚性病变也是因受到虚损之"精气"种类、病变部位、寒热属性、正气虚损程度等多种因素而左右，从而导致其于临床中表现也就有了诸如面色无华、神衰气怯、自汗不固、肢体乏息无力、四肢不温或烦热、虚烦不寐、脉虚或弱等属于虚性中或表里、或寒热诸多差异性临床症候。

以下是从物质运动方面对"虚则虚逆"病机进行分析

肌体中属于物质实在之"精气夺"虚性病机形成与发展中，属于"夺"之物质变化就必然引起懈惰之物质运动。此就是精气夺则虚、虚则虚逆。

这就使气机之升降病理运动在向对立面发展中也会出现在"当降者不降、逆上;当从升从降者不从、逆从;当升者不升、逆下"诸虚逆之病机变化。这也是物质运动中"百病皆生于气"之每人相同、每病相同中必然性病机趋势。

升降分虚实之殊途、逆顺有上下之同轨

"邪气盛则实"和"精气夺则虚"此两种截然不同属性之病机在形成"逆上、逆从、逆下"趋势之"血气不和"中却是有共同逆转之方向。此可谓:"升降分虚实之殊途、逆顺有上下之同轨"。

具体说就是:

在肌体之病变过程中,虽是有邪气盛则实、实则实逆和精气夺则虚、虚则虚逆之不同,肌体上焦"上者当降"转变为"当降者不降、逆上"趋势这病机逆转之方向却是相同。

在肌体之病变过程中,虽是有邪气盛则实、实则实逆和精气夺则虚、虚则虚逆之不同,肌体中焦"中者当从"转变为"当从者不从、逆从"趋势这病机逆转之方向却是相同。

在肌体之病变过程中,虽是有邪气盛则实、实则实逆和精气夺则虚、虚则虚逆之不同,肌体下焦"下者当升"转变为"当升者不升、逆下"趋势这病机逆转之方向却是相同。

在肺心肝三脏邪气盛与精气夺不同中有着相同方向之逆上趋势

肌体中肺、心、肝三者之病理变化,无论是属邪气盛还是精气夺之异,在肌体三焦空间中肺、心、肝俱会产生相同方向之"当降者不降、逆上"趋势之变化。

从肺心肝三脏"当降者不降、逆上"中之实逆言

肌体中肺、心、肝邪气盛之物质变化必然引起肺、心、肝气机运行出现实则实逆趋势之变化。《内经》经文中有许多涉及肺心肝气机病机中邪气盛则实、实则实逆此逆上趋势之论述。

如《素问·调经论篇》有曰:"气有余则喘咳上气。"当属肺之邪气盛则实、实则实逆趋势也。

如《素问·至真要大论篇》曰:"诸热瞀瘛皆属于火……诸逆冲上皆属于火。"其意乃为:凡是热邪昏闷抽搐等症,凡是逆气上冲诸症,都属于火热之不降之证。

诸候皆征心、心包中邪气盛则实、实则实逆趋势也。

如《素问·调经论篇》曰："血有余则怒。"《素问·举痛论篇》亦曰："怒则气逆，甚则呕血……故气上矣。"其意乃为：肝藏血者，血气不降，"有余则怒"。肝升无制，气逆迫血，可出现呕血等。诸候皆征肝之邪气盛则实、实则实逆趋势也。

从肺心肝三脏"当降者不降、逆上"中之虚逆言

肌体中肺、心、肝"精气夺"之物质变化必然亦会引起肺、心、肝气机运行出现虚则虚逆趋势之变化。《内经》经文中也有许多关于肺心肝气机病变中精气夺则虚、虚则虚逆此逆上趋势之论述。

如《素问·脏气法时论篇》有曰："肺病者……虚则少气，不能报息，耳聋，嗌干。"其意乃为：肺之虚证可见气短，肺气失肃见呼吸困难不接续，因手太阴之络会于耳中，故耳易聋。手太阴之经别循行是"上出缺盆，循喉咙"（见《灵枢·经别》），故咽部易干燥。以上诸候皆征有"精气夺则虚、虚则虚逆"趋势也。

如《灵枢·经脉》曰："心中憺憺大动，面赤目黄，喜笑不休。"此神志病变中心与心包络因心血虚而"心中憺憺大动"，因心之气机当降不降而逆上，故见"面赤目黄，喜笑不休"。诸候皆征心有"精气夺则虚、虚则虚逆"趋势也。

《素问·脏气法时论篇》曰："肝病者……虚则目䀮䀮无所见，耳无所闻，善恐，如人将捕之。"其意乃为：肝疾属虚者，可见眼睛昏花无所见，耳也无所闻，易恐，如有人将捕之。其"目䀮䀮无所见，耳无所闻"诸候皆征肝肾中有"精气夺则虚、虚则虚逆"趋势也。

在脾脏邪气盛与精气夺不同中有着相同方向之逆从趋势

脾居肌体之中焦，其气机之生理运行是"清气在上、浊气在下"，这是一种从升从降中双方向之运动。其病理运行中无论是"邪气盛"还是"精气夺"之不同变化，待及脾土中气升降失司，肌体三焦空间中俱会产生相同方向之"当从者不从、逆从"趋势之变。

从脾脏"当从升从降者不从、逆从"中之实逆言

肌体中脾之"邪气盛"物质变化必然引起脾土中气运行出现实则实逆趋势之变化。《内经》经文中有许多涉及关于脾土气机病机中邪气盛则实、实则实逆此逆从趋势之论述。

如《素问·调经论篇》中言"形有余则腹胀，泾溲不利"。其意乃为：脾土"邪气

"盛"者,可因清气当从升而不从以见腹胀,浊气当从降而不从以见小便不利。皆可征脾土"邪气盛则实、实则实逆"趋势也。

从脾脏"当从升从降者不从、逆从"中之虚逆言

肌体中脾之"精气夺"物质变化必然引起脾土中气运行出现虚则虚逆趋势之变化。《内经》经文中有许多涉及关于脾土气机病机中精气夺则虚、虚则虚逆此逆从趋势之论述。

如《素问·脏气法时论篇》有曰:"脾病者……虚则痛满肠鸣,飧泄食不化。"其意乃为:脾之虚证,当见腹中胀满,肠中鸣响,泄泻,便中见有没消化之食物。是脾土运化中之"当从升从降者不从、逆从"所由。皆脾土精气夺则虚、虚则虚逆趋势也。

在肾脏邪气盛与精气夺不同中有着相同方向之逆下趋势

肌体中肾之生理气机是当升之单方向运动,其病理运动中无论是"邪气盛"还是"精气夺"之不同变化,在肌体三焦空间中肾气俱会产生相同方向"当升者不升、逆下"趋势之变。

从肾脏"当升者不升、逆下"中之实逆言

肌体中肾脏"邪气盛"物质变化必然引起肾脏中气机运行出现实则实逆趋势之变化,《内经》经文中有许多涉及关于肾之气机病机中邪气盛则实、实则实逆此逆下趋势之论述。

如《素问·调经论篇》曰:"志有余则腹胀而飧泄。"其意乃为:肾脏邪气有余,便会有腹胀、飧泄诸"当升者不升、逆下"症候者,当可征肾之邪气盛则实、实则实逆趋势也。

从肾脏"当升者不升、逆下"中之虚逆言

肌体中肾脏精气夺之物质变化必然引起肾脏气机之运行出现虚则虚逆趋势之变化。《内经》经文中有许多涉及关于肾之气机病机中精气夺则虚、虚则虚逆此逆下趋势之论述。

《素问·示从容论篇》曰:"咳嗽、烦冤者是肾气逆也。"此肺之失降而咳,心之失降而烦闷,此皆由肾当升不升难以上济也。

《灵枢·本神》曰:"肾藏精,精舍志。肾气虚则厥……"若肾阳虚者,故自可有"当升者不升、逆下"之足寒厥冷。此皆为肾之精气夺则虚、虚则虚逆趋势也。

第五节 《灵枢·九针十二原》之"血气不和"中虚实病机

第一段 《灵枢·九针十二原》载有"言实与虚"之微针病机

《灵枢·九针十二原》中曰

《灵枢·九针十二原》曰:"言实与虚,若有若无。察后与先,若存若亡……。"

在《灵枢·九针十二原》中所载之"言实与虚"中"虚"与"实"二者之微针病机存在,似乎没有《素问·通评虚实论篇》中关于中医内治当谨守之"邪气盛则实、精气夺则虚"病机言之凿凿。故张介宾谓曰:"言实与虚,在有气无气耳。气本无形,故若有若无,善察之者,神悟于有无之间也。"(见《类经》)

依照张氏解释,其当是说《灵枢·九针十二原》中之虚实病机,是指在肌体经隧中有人会有虚气,有人又会有实气。因这些气又都是无形之气,善察者可"神悟于有无之间也。"

张介宾对"言实与虚"之病机解释还是会让看后头就痛、头就大。

第二段 《灵枢·九针十二原》对"言实与虚"之以经解经

《灵枢·九针十二原》有曰

《经》曰:余欲勿使被毒药,无用砭石,欲以微针通其经脉、调其血气、营其顺逆出入之会……言实与虚,若有若无。察后与先,若存若亡……

夫今五脏之有疾也,譬犹刺也、犹污也、犹结也、犹闭也。刺虽久犹可拔也,污虽久犹可雪也,结虽久犹可解也,闭虽久犹可决也。或言久疾不可取者,非其说也。夫善用针者,取其疾也;犹拔刺也,犹雪污也,犹解结也,犹决闭也。疾虽久犹可毕也,言不可治者,未得其术也。

《灵枢·九针十二原》经文中主张:在"欲以微针通其经脉"为治中,不应去谨守"邪气盛则实、精气夺则虚"中之虚实病机,而应谨守"言实与虚、若有若无"中所指之虚实病机焉。

经文中虽将针刺中之"言实与虚"之虚实病机形容为"若有若无、若存若亡"之扑朔迷离,可在《灵枢·九针十二原》原典内还是采取了以经解经之方式对"言实与虚"之病机观做出了如下详细解析。

《经》曰:"夫今五脏之有疾也,譬犹刺也、犹污也、犹结也、犹闭也……疾虽久犹可毕也,言不可治者,未得其术也。"《经》意乃为:脏腑之经脏有疾也,好比生出了刺、好比有了污浊、好比结成了结,又好比形成了闭阻……疾虽久仍可治愈。有说治不了者,其因此医家未得到治疗之技术也。

这段经文在微针疗疾理论中是有提纲挈领之用焉。该经文以是否存在着刺、污、结、闭为标准,将天下疾病分成了当属适宜微针治疗之病机范畴与不当属微针治疗之病机范畴此两种类型也。

一类为

凡是肌体中存在刺、污、结、闭诸"血气不和"者为微针俱可治之实证。故《经》有"刺虽久犹可拔也,污虽久犹可雪也,结虽久犹可解也,闭虽久犹可决也。或言久疾不可取者,非其说也"之谓也。此段经文以援物比类之方式,言简意赅地为微针疗疾界定了能够治疗之病机范畴。

一类为

凡非是刺、污、结、闭者为微针不治之虚证,因虚者不当属刺、污、结、闭者。

《灵枢·九针十二原》继曰

《经》曰:"刺诸热者,如以手探汤。刺寒清者,如人不欲行。"如果将此段经文置于《灵枢·九针十二原》整体经义中去理解,当是:在"夫今五脏之有疾也,譬犹刺也、犹污也、犹结也、犹闭也"之"血气不和"范畴中须再予分类。

一类属"诸热者"

凡在"犹刺也、犹污也、犹结也、犹闭也"之"血气不和"中属"诸热者"病机趋势者即为实热(诊中必见不同程度之热候)。若直白言之:此"诸热者"是指已经有了经脏之热堵趋势者(如风热感冒者)。

"如以手探汤"这种微针施术中之寒手法,自古以来就是以寒通其经络病机中热堵趋势为治也。

一类属"寒清者"

凡在"犹刺也、犹污也、犹结也、犹闭也"之"血气不和"中属"寒清者"病机趋势者即为虚寒(诊中必见不同程度之寒清候)。若直白言之:此"寒清者"是指已经有了经脏之寒堵趋势者(如风寒感冒者)。

"如人不欲行"这种微针施术中之热手法,自古以来就是以温通其经络病机中寒堵趋势为治也。

《灵枢·九针十二原》中对"言实与虚"之以经解经表

以刺、污、结、闭之有无来区别实与虚		对"言实与虚"之以经解经
实	"今夫五脏之有疾也,譬犹刺也、犹污也、犹结也、犹闭也。"	"刺诸热者,如以手探汤"者属实
		"刺寒清者,如人不欲行"者属虚
虚	非"譬犹刺也、犹污也、犹结也、犹闭也。"	不属针治

心欲轻轻填煤,使火焰得续　手却拙拙施力,偏烟道得通

《生命不应煮》认为:《素问·通评虚实论篇》所谓之"精气夺则虚"中属于"阳虚生内寒"之此"寒",非是《灵枢·九针十二原》中所谓之"夫今五脏之有疾也,譬犹刺也、犹污也、犹结也、犹闭也"之喻中"刺寒清者"之彼"寒"。

于中医内治病机与适宜于微针疗之病机中,二者虽俱有寒证,可二者之"寒"于病机内容上确有本质差异。

若用援物比类来分析:炉火势颓中抑或是因燃煤将尽以生之"寒"、抑或是因烟道阻塞以生之"寒"。对此二者之应策,巷人皆知:前者当予添煤续焰中复其温热,其意在添补;后者当清理烟道以复其温热,其意在通达。

可今日针灸学之主流学识却是:当人体在出现了"寒"时,俱归为了仅属中医内治之"精气夺则虚"中燃煤趋少;不知尚有属微针疗疾时之"犹刺也、犹污也、犹结也、犹闭也"中属"寒清气多"之烟道堵塞者。

所以在当今微针疗疾之主流学识中,但见其寒,便去挪用"精气夺则虚"之病机而取添煤续焰之微针温补为治矣(微针手法能否补上能量,此处不议)。却不知微针只适用于"犹刺也、犹污也、犹结也、犹闭也"之因"烟道阻塞"需求温通为治者也。

或有问:"我们医院便是以教科书中凡见虚寒便施以轻刺激为补之术,每可得效矣"。《生命不应煮》答谓:"若真如此,贵院也是在施术中'心欲轻轻填煤,使火焰得续;手却拙拙施力,偏烟道得通'焉。此乃心手不一,歪打正着。更何况针本身

即有双向调节功能也。"(其理可见本书《中医外治质疑录·谈针刺之单向调节与双向调节》一文)

第三段　《素问·针解篇》对"言实与虚"之以经解经

《素问·针解篇》有曰

《经》曰："所言虚实者,寒温气多少也。若有若无者,疾不可知也。"

如果将"所言虚实者,寒温气多少也"此段经文结合到《灵枢·九针十二原》整体经义中去理解,当是:在"夫今五脏之有疾也。譬犹刺也、犹污也、犹结也、犹闭也"之"血气不和"范畴中须再予分类。

一类属"寒清气多"

凡其"血气不和"中属"寒清气多"者为虚。若直白言之:此"寒清气多"者其病机即属经脏之寒堵趋势者(如风寒侵肺)。

一类属"温热气多"

凡"血气不和"中属"温热气多"者为实。若直白言之:此"温热气多"者其病机即属经脏之热堵趋势者(如热温侵肺)。

《标幽赋》亦言："定脚处,取血气为主意;下手处,认水火是根基。"其意乃为:针家疗疾之选穴是取经络中"血气不和"之理论。针家疗疾之施术是取"寒温气多少也"之理论。

"若有若无者,疾不可知也。"其意当为:对经络"血气不和"病机中对"寒温气多少也"之区分就如中医内治中对寒热、虚实诸辨证般:讲学中可有泾渭分明、滔滔不绝之易,可临床当中确又是如履薄冰,有"言实与虚,若有若无"之不易也。故经言"疾不可知也"。

第四段　《素问·疟论篇》对"言实与虚"之以经解经

《素问·疟论篇》曰

《经》曰："言实与虚,若有若无,夫经言有余者泻之、不足者补之,今热为有余,寒为不足。"

如果将"今热为有余,寒为不足"此段经文结合《灵枢·九针十二原》整体经义中去理解,当是:在"夫今五脏之有疾也。譬犹刺也、犹污也、犹结也、犹闭也"之"血气不和"范畴中须再予分类。

一类属"热为有余"

经文是言"有余者泻之……热为有余",非是言当以中医内治中"邪气盛"为有余也。

一类属"寒为不足"

经文是言"不足者补之……寒为不足",非是言当以中医内治中"精气夺"为不足也。

第五段 《灵枢·小针解》对"言实与虚"之以经解经

《灵枢·小针解》曰

《经》曰:"言实与虚,若有若无者,言实者有气,虚者无气也。"

如果将"实者有气,虚者无气"此段经文结合《灵枢·九针十二原》整体经义中去理解,当是:在"夫今五脏之有疾也。譬犹刺也、犹污也、犹结也、犹闭也"之"血气不和"范畴中须再予分类。

一类属"实者有气"

言"实者有气",即《素问·针解篇》"寒温气多少也"中之"温热气多"者,因热主纵,为"有气"也(其证当为热候)。

一类属"虚者无气"

言"虚者无气",即《素问·针解篇》"寒温气多少也"中之"寒清气多"者,因寒主收引,为"无气"也(其证当为寒候)。

第六段 《素问·离合真邪论篇》对"言实与虚"之以经解经

《素问·离合真邪论篇》曰

《经》曰:"夫圣人之起度数,必应于天地,故天有宿度,地有经水,人有经脉。天地温和,则经水安静;天寒地冻,则经水凝泣;天暑地热,则经水沸溢;卒风暴起,则经水波涌而陇起。

夫邪之入于脉也,寒则血凝泣,暑则气淖泽,虚邪因而入客亦如经水之得风也。经之动脉,其至亦时陇起。其行于脉中,循循然至其寸口中手也。"

《经》意乃为:圣人制定治疗法则,必寓人与天地相应之规律。天有宿度,地有江河,人便也有经脉。天地气候温暖,江河就安静平稳;天气寒凉,大地冰冻,江河就水凝冰结而不流;天地气候炎热,江河就水溢波涌而漫流;要仅是大风骤起,江河也会涌动而见有汹涌澎湃、涛浪滔天。

邪气侵入到经脉,寒邪会使血气凝而涩,热邪会使血气沸且溢,若经脉中有不寒不热之邪气侵入而滞留就会像江河遇到风一般地波动。

肌体经脉之搏动,也会随病机变化而隆起。且可循行经隧,循循然行于手部而显于寸口也。

《素问·离合真邪论篇》之整篇内容基本上都是对《灵枢·九针十二原》以经解经者。

人与天地相应,古人在对微针疗疾之病机分析与理解中,是将人体之"器"运动规律融进了"周行而不殆"天地间"宇"之运动规律中。

"夫邪之入于脉也"中"邪"与"邪气盛则实"中"邪"之概念不能对等

《生命不应煮》前文曾言:"在人之肌体内既然有脏腑中血气物质之实在,必然就有血气运动之存在。同时既然有脏腑血气虚实变化之实在,必然就有血气运动中虚实变化之存在。"

《素问·通评虚实论篇》中"邪气盛则实、精气夺则虚"即是指血气物质之实在之变化。既然有了此血气物质实在之异常变化,就会必然出现经络运行中"血气不和"之变化。此"血气不和"可称谓"夫邪之入于脉也",也可称谓"夫今五脏之有疾也,譬犹刺也、犹污也、犹结也、犹闭也"。

由于中医内治是使用无生命之中药以达以偏纠偏为治,针刺疗疾是从直接刺激有生命之经络为治,也就是要谨守经络中血气不和之病机以通为治。这样就必然会出现中医内治"邪气盛则实"中"邪"之概念与针灸疗疾中"夫邪之入于脉也"中"邪"之概念不可能对等。这种现象亦可言之谓"此邪非彼邪"也。

如张仲景对腹痛便秘,胁下偏痛,手足厥冷,发热之寒积里实证使以大黄附子汤为治。大黄附子汤症即是于"邪气盛则实、精气夺则虚"为虚实病机之分水岭中,对此寒积里实中"邪气盛"应归为中医内治中之"实"。

当大黄附子汤症用针刺为治时,在"夫邪之入于脉也,寒则血凝泣,暑则气淖泽"之病机规律中,不可能将是症归属为"暑则气淖泽"之"邪之入于脉也";只能够将是症归属为"寒则血凝泣"之"邪之入于脉也"。应是为针灸学中之"虚"。

"夫邪之入于脉也",寒则血凝泣,暑则气淖泽,虚邪因而入客亦如经水之得风也

"邪之入于脉也,寒则血凝泣,暑则气淖泽,虚邪因而入客,亦如经水之得风也"。其意当是:在"五脏之有疾也。譬犹刺也、犹污也、犹结也、犹闭也"之"血气不和"前提下再予分类:

一类属"寒则血凝泣"

经络中有"寒则血凝泣"者属"夫邪之入于脉也"不通中"寒清气多"之虚证。若直白言之:此"寒则血凝泣"者其病机即属经络之寒堵趋势者。

如张仲景所言之大黄附子汤症。

再如小儿常见病中饮食不当、多食寒凉生冷之物而致胃肠寒阻经络、寒滞气机者。再如小儿养护不当,偶感寒清邪气而致肌体经冷体寒,尚未入里化热者。

一类属"暑则气淖泽"

经络中有"暑则气淖泽"者属"夫邪之入于脉也"不通中"温热气多"之实证。若直白言之:此"暑则气淖泽"者其病机即属经络之热堵趋势者。

如张仲景所治热结阳明气分之三承气汤症。

再如小儿咳喘之疾,因肺素喜润而恶燥,特别是小儿本就有肝常有余、肺常有余,所以于临床中所见小儿肺疾就多为经炽肺热者(其中也包括了肺阴虚而化痰热者)。

一类属"是非有余不足也,乱气相逆也"

经络中有"虚邪因而入客亦如经水之得风也"者属"夫邪之入于脉也"经络不通者,其病机变化之"寒温气多少也"中并没有明显孰多孰少之差异。在《灵枢·乱气》中谓此病机为:"是非有余不足也,乱气相逆也。"若直白言之:此"虚邪因而入客亦如经水之得风也"者其病机即属经络之非属寒、非属热之堵趋势者。

小儿疾病中有不少是属于没有明显之寒热差异而就是经络之不通者,可见于一些小儿客忤、自闭症、小儿斜颈等疾病中。

"夫邪之入于脉也"中三种不同虚实病机趋势表

夫邪之入于脉也	有"寒则血凝泣"之趋势者为虚证。
	有"暑则其淖泽"之趋势者为之实证。
	有"是非有余不足也,乱气相逆也"者为不虚不实证。

第六节　中医内治学"虚实"与中医外治"虚实"病机乃同形、同音而非同义

中医内治以"正邪气少与多"作为虚实病机之分水岭

中医内治是以"邪气盛则实、精气夺则虚"此经文为标准来区分虚实不同之病机范畴。以"正邪气少与多"作为虚实病机之分水岭。

凡于精气少者为虚。

凡于邪气多者为实。

针刺疗疾以"寒温气多与少"作为虚实病机之分水岭

针刺疗疾可用"夫邪之入于脉也,寒则血凝泣,暑则气淖泽"此经文为标准来区分不同之病机范畴。以"寒温气多与少"作为针刺虚实病机之分水岭。

凡于"夫邪之入于脉也"中有"寒清气多、温热气少"趋势脉不通者为虚。

凡于"夫邪之入于脉也"中有"温热气多、寒清气少"趋势脉不通者为实。

"虚实"在中医内治与中医外治病机理论上是同形、同音而非同义

总之,"虚实"之概念在中医内治学病机理论与包括针灸、小儿推拿在内之中医外治学病机理论上,二者是属同形、同音而非同义词也。

中医内治与针刺疗疾中二者虚实病机差异对照表

	中医内治			微针疗疾	
正邪气少与多为分水岭	"邪气盛则实"	实寒		虚寒（有寒则血凝泣之脉不通）	寒温气多与少为分水岭
		实热		实热（有暑则其淖泽之脉不通）	
	"精气夺则虚"	阴虚内热			
		阳虚内寒		阳虚内寒（针不当涉）	

第二章

针灸学治疗

第一节 不同医学有不同时空之治疗观

第一段 四维时空

物质与运动是以空间和时间作为自己之存在形式

按照物质和物质之运动观,物质与运动是以空间和时间作为自己存在形式。

空间是运动中物质之广延性。这种广延性表现为:物体彼此之间并存关系与分离状态,物体之体积、形态、位置、排列次序等。空间之特点是三维性,即任何物体都有长、宽、高三个方向。

时间是物质中运动过程之持续性,它之特点是一维性和不可逆性。此是指时间只有从过去、现在到将来一个方向,它之流逝总是向着单向前进,去而不返,不可逆转。

通常,人们又把时间和空间联结起来,称之为四维时空。

《内经》中三维空间谓"小大",一维时间谓"近远"

《素问·六微旨大论篇》曰:"化有小大,期有近远。四者之有,而贵常守,反常

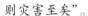

则灾害至矣"。

经意乃为：人肌体中脏腑器官等组织之形态、结构、位置等有"小大"空间维度之表现。人肌体中经脏腑器官等组织中血气之运动是"近远"时间维度之表现。空间"小大"之变化与时间"近远"之变化，此"四者之有"若"常守"就是一种健康状或趋于健康状态，若"反常"就是一种灾害或趋于灾害状态。

"小大"概言了二十五种形态、结构、位置……

在《素问·六微旨大论篇》之"化有小大"中，若仅用"小""大"二字来解释肌体脏腑组织空间复杂变化，这显然是很为牵强。其实"小""大"在这里乃属一种古代汉语修辞笔法。此处之"小""大"实则概言了古人对肌体脏腑生理变化和病理变化中二十五种形态、结构、位置等空间维度上之差异。

《灵枢·本脏篇》曰："五脏者，固有小大、高下、坚脆、端正偏倾者；六腑亦有小大、长短、厚薄、结直、缓急。凡此二十五者各不同，或善或恶、或吉或凶。"其意乃为：五脏本身有着小大、高低、坚脆、端正与偏斜之不同；六腑也有小大、长短、厚薄、弯曲与平直、松缓与拘急之别。这二十五种情况各不相同，其中或有属生理状态之向"善"、向"吉"者，或有属病理状态中之向"恶"、向"凶"者。

肌体空间维度"小""大"中向"善"、向"吉"

"化有小大……而贵常守。"此是指肌体中脏腑组织于二十五种物质形态、结构、位置等之"小""坚""端正"是"常守"之状态，是属于向"善"、向"吉"之生理存在。故《经》曰："五脏皆小者，少病……五脏皆坚者无病……五脏皆端正者，和利得人心"。其意乃为：五脏皆是偏小者，很少生病。……五脏皆坚实者，不容易生病。……五脏位置皆端正者，性情谦和，处事公正，很得人心。（在此段经文里将性情谦和尔雅，处事公正不曲得人心诸思想品质、修养等归结为先天生理因素，这显然是不妥。凡此不属于本书涉及范围之内，故不议。）

肌体空间维度"小""大"中向"恶"、向"凶"

"化有小大……反常则灾害至矣。"此指肌体脏腑于二十五种形态、结构、位置等中出现了反常之向"恶"、向"凶"之变化。

下面是《灵枢·本脏篇》中，涉于心肺二脏之形态、结构、位置等空间维度中向"恶"、向"凶"之相关经文（因本文仅是为了说明肌体空间维度中病理变化之现象，故本文中对所涉肝脾肾诸论述便不再引用)。

"……心大则忧不能伤,易伤于邪;心高则满于肺中,悗而善忘,难开以言;心下则脏外,易伤于寒,易恐以言;……心脆则善病消瘅热中;……心偏倾则操持不一,无守司也。"

其意乃为:……心脏大则不易伤于忧愁,而易被邪气所伤;心位偏高,则向上压迫使肺气壅滞,令人烦闷不舒而健忘,会影响言语;心位偏低则易脏气外散,令人易受寒邪,易被言语恐吓;……心脏脆弱则人容易患消瘅病和热中;心脏位置歪斜则易行为犹疑不断,无主见。

"……肺大,则多饮,善病胸痹、喉痹、逆气;肺高,则上气,肩息咳;肺下则居贲迫肝,善胁下痛;……肺脆,则苦病消瘅易伤;……肺偏倾,则胸偏痛也。"

其意乃为:……肺脏偏大者,随之就常有水饮停留,故易得胸痹、喉痹、气逆喘促病;肺脏位置偏高者,随之会气逆喘咳,呼吸时张口抬肩;肺脏位置偏低者,随之易压迫胸膈,下迫肝脏,故易发生胁下疼痛;……肺脏脆弱者,随之易得消瘅病而更易有此而形成其他伤害;……肺脏位置歪斜者,随之易发生胁下疼痛。

肌体时间维度中"近远"之向"善"、向"吉"

"期有近远……而贵常守。"此是指肌体中经气是由肺经为始,循序相传,尽于足厥阴肝经……又从肺经复而再行为主要运行形式之血气运动。

"期有近远……而贵常守。"此也是肌体中升降出入之气机在"左升右降"为主要形式之相因相贯中血气运动。

以上经气与升降出入气机中常守运动就是肌体生理中向"善"、向"吉"之变化。

肌体时间维度中五脏"近远"之向"恶"、向"凶"

"期有近远……反常则灾害至矣。"这是指肌体中在经络不得不通之运行中出现了不同程度之紊乱。肌体中气机在"是以升降出入,无器不有"之运行中出现了不同程度"出入废则神机化灭,升降息则气立孤危"之紊乱。

以上经络与升降出入气机中反常运动就是肌体病理中向"恶"、向"凶"之变化。

"视其外应,以知其内藏,则知所病矣。"

中医诊断学中望闻问切四诊中之望诊可"视其外应,以知其内藏,则知所病矣。"(见《灵枢·本脏》)

只要观察脏腑及经络各自所外应之体表组织出现之外候,据此就可以知道脏腑组织空间维度中化有小大、时间维度中期有近远诸生理、病理变化。

第二段　西医学、中医内治学、针灸学各有不同时空观

"器者生化之宇"

为述理,以下还是要援物比类

一间老房子,在夏季潮湿时室内梁柱,特别是木地板会因年久失修,易招白蚁侵蚀。冬季又因这些老房子保温条件差,在寒冷太甚时易将供水管道冻结。

如果让西医、中医内治、中医针灸诸医者各自去应对这老房子内不同季节出现之诸问题,如此这三类医者思路将会大相径庭。可充分展现出不同医学是各有不同时空之治疗观。

在此先要提及一段经文,这就是"器者生化之宇"(见《素问·六微旨大论篇》)。白蚁、冻结水管与老房子二者之间就是器与宇之关系。它们是有着内在联系之物质实在。

"器者生化之宇",若语义则是:任何"器"之物,均存在且变化在更大之"宇"之内。比如说此白蚁、冻结水管即存在且变化在老房子、楼宇……苍宇这些不同层次之"宇"内。

西医之治疗是属空间维度医学

针对老房子中白蚁存在之问题,西医是要去研发、生产相应之药物,并且还要设法将矫味剂掺进此药物,以引诱白蚁吃后达到群而歼之的目的。若白蚁产生变异或有了一定抗药性时,西医者就要再继续研发、生产更有针对性、杀伤力之药物。就如这几年新冠病毒肺炎出现诸德尔塔、奥密克戎等病毒变异株,导致全球各国西医都在苦苦应对。

针对这老房子中供水管道冻结而不通之问题,西医者应对思路多是要先确定何处冻结,然后于此处可以采取溶栓,甚至搭桥,再则弃旧更新等方法为之。

西医治疗思路是以针对"宇"中之"器"存在之问题采取相应对抗之措施为治,这不失为是属科学治疗方法。

总之,从西医之治疗思路着眼于"器"之物质实在言,西医治疗属于空间维度

医学者。

中医内治之治疗是属四维时空医学

从物质存在之三维空间言,中医内治之思路不失着眼于"器"外之"宇"之物质实在。

同样是面对老房子中不同季节出现之诸问题,依中医内治之治疗思路,其已不是简单地去着眼在白蚁之"器"、冻结中管道之"器"诸实在,而是放眼在包含着白蚁、冻结管道诸"器"所涉老房子之"宇"、楼宇之"宇"……苍宇之"宇"不同层次空间之实在。

夏季室内梁柱、木地板等遭到虫蛀之直接原因是有白蚁此"器"泛滥。白蚁存在之原因是房屋此"宇"内有了适应白蚁生存之暑天这大环境。房屋这一适应白蚁生存环境之造成,又不能简单归由老房子此"宇"存在不宜散热之条件所能够决定,这与老房子所处之楼宇,乃至老房子所在地区此更大层次之"宇"中于暑湿环境又有必然关系。

冬季室内通水管道堵塞之直接原因是自来水管道此"器"内结冰。而自来水管道此"器"之结冰是与房屋此"宇"不保温有关。另外,房屋此"宇"寒冷环境之形成又不是完全由老房子所能够决定,这与老房子所在地区此更大层次之"宇"中寒冷环境又有必然关系。

若按中医内治法以偏纠偏之应对思路,针对白蚁之泛滥,其并不是专以使用药物将白蚁之"器"直接歼之,而是要设法在房子此"宇"之空间存在中消除适应于白蚁生存之暑热环境。如果想要使房子此"宇"达到消暑之目的,我们先秦祖先曾有采取"二之日凿冰冲冲,三之日纳于凌阴"(见《诗经·七月》),即于十二月凿冰,正月藏于冰窖,待夏天置于室内,于以偏纠偏中来抵消室内其暑热。

若按中医内治法以偏纠偏之应对思路,当冬季供水冻结时,人们可以用提高室温来融其冻结。我们先秦祖先为抵御室内寒冷是取"七月……薪樗"(见《诗经·七月》),即取七月砍伐之木材,供冬天燃烧以御寒。

另外无论是取融冰,还是燃火以对室内温度之纠偏措施,又都离不了对门窗之开合来调整室内空气之流通,否则室内还是不适于居住。

总之,在老房子不同季节出现诸如白蚁泛滥、室内供水冻结诸空间维度之"器"出现变化时,依中医内治之思路,均是在老房子这空间维度之"宇"中给以纠偏之治,同时又不失对老房子室内气体之流动予以调整。

在临床中，从中医内治四维时空中之空间维度言，辨证论治过程就是为了通过以偏纠偏来改变肌体中诸寒热、虚实等属性之偏性。而肌体中此寒热、虚实等之偏性恰也是肌体内五脏六腑诸物质出现了形态、结构、位置某种程度病理变化之反映。所以纠偏肌体中寒热虚实等偏性，其目的还是为了促成肌体脏腑诸"器"之形态、结构、位置等从"化有小大……反常则灾害至"中能够趋于或恢复于"化有小大……而贵常守"之健康状态。

在临床中，从其四维时空中之时间维度言，中医内治之辨证论治还包括了要将滞而不通之经络此"期有近远……反常则灾害至"之状态能够再趋于或恢复于"不得不通"之"期有近远，而贵常守"状态。从其四维时空中之时间维度言，中医内治之辨证论治目的还包括了要将气机病变中"当降者不降、逆上。当从升从降者不从、逆从。当升者不升、逆下"诸"期有近远……反常则灾害至矣"之状态，通过治疗使其再趋于或恢复于"上者当降，中者当从升从降，下者当升"之"期有近远，而贵在常守"状态。

总之，从中医内治这种着眼在对肌体物质实在与物质运动之纠偏之治言，中医内治之治疗是属于四维时空医学。

中医针灸之治疗是属时间维度医学

无论是欲于室内排湿清热，还是欲于室内驱寒保温，当今我们可以使用空调机得以实现。可我们先秦时祖先在当时生产力条件下，他们对室温之调整是会待天气将冷，"十月蟋蟀入我床下时，要清理室内垃圾熏老鼠，泥好大门封北窗"。来年春时再取开窗利户。

次年秋冷复要"十月蟋蟀入我床下，穹窒熏鼠，塞向墐户"。（见《诗经·七月》）

年复一年中，我们祖先在随着季节更迭而不间断地在其寓居之室中或舍或取于门窗之开合，如此即会在"开窗有风自凉"中，使暑热得消以防治白蚁诸虫泛滥，又会在"关门无风自温"中，使寒冷得逝以可融室内冻结。

中医学之肇始是于天人相应：

因"东方青色，入通于肝"，肝经诸腧穴就是肌体此间房子东侧门窗。

因"西方白色，入通于肺"，肺经诸腧穴就是肌体这间房子西侧门窗。

因"南方赤色，入通于心"，心经诸腧穴就是肌体此间房子南侧门窗。

因"北方黑色，入通于肾"，肾经诸腧穴就是肌体此间房子北侧门窗。

因"中央黄色,入通于脾",脾经诸腧穴就是肌体此房子之天窗。

在临床中,中医针灸于各经络之穴位上施以或泻或补之术,就是在给患者或开或合各脏腑器官组织之门窗。

在中医针灸疗疾之过程中,就是对经脏"天寒地冻,则经水凝泣"或"天暑地热,则经水沸溢"如何或取或舍于门窗之开合。

当"夫邪之入于脉也"而归之于暑则气淖泽时,古人认为其治要不失时机地去于经络中之孔穴处开其门窗以泻热。如此就会在暑热渐消中而除掉肌体中之温热。此谓泻即开窗,有风自凉。

当"夫邪之入于脉也"而归之于"寒则经水凝泣"时,古人认为其治要不失时机地去于经络中之孔穴处关其门窗以保温,如此会在寒冷渐逝中以待春回。此谓补乃关门,无风自温。

同时,经脏中寒温气失衡状态趋于或恢复于平衡状态时,这一经络之以通为治自然就会有利于升降出入气机运行之改变。以使"当降者不降、逆上;当从者不从、逆从;当升者不升、逆下"此向"恶"、向"凶"病机趋势,再趋于或恢复于"上者当降、中者当从升从降、下者当升"此向"善"、向"吉"之健康状态。

总之,从中医针灸这种着眼在对肌体中之血气不和之治言,中医针灸之治疗是属于时间维度之医学。

第三段　不同维度之医学是不具可比性

有时空差异之行为不存在可比性

许久,国内外总是会出现些对中医学污名化喧噪者,这些自称科学卫道士者,其伎俩都是使用现代医学之知识来评判古老中医学为不科学。之所以他们喧噪还会有相信者,此是因为始作俑者们钻了我们国人心头那有百年隐痛之空子。此即:科学永远在发展,落后就一定会被动、挨打。

很悲哀。这些年有多少中医针灸同仁在听到这句"科学永远在发展……"话时,便如阿Q般会感形秽,无地自容。因我们中医似乎确实让那些假洋鬼子揪住了自己没有发展之小辫子。

社会上那些热衷于对中医污名化喧噪之假洋鬼子是不明白、也不想去弄明白中国古老《内经》文化中蕴含如开窗、关门与白蚁存在或室内供水冻结之道理。他们大脑中会固化地认为,这在几千年前既有之生活常识是登不上发展到今日之神圣科学殿堂。

暂且不考虑他们心中对中医学污名化之用意,仅就他们评判之过程言,这些人或属是有意偷换概念之诡辩,或属是对科学常识无知中之呓语。

除属此二者,确属已无他可属矣。

达·芬奇作品《蒙娜丽莎》与阿炳作品《二泉映月》均应该为世间艺术之珍品,二者是不能因都是艺术珍品就可以相互比较孰优孰劣。我们更不应该去用发展至当今之抽象派石雕理论去妄加评论《二泉映月》之陈旧。

作为西医学与中医针灸学二者医疗行为均堪称世界医学之瑰宝。西医确实是在发展,但西医即便再发展一万年,人们也无资格拿着西医学去对中医针灸学评头论足。

因为无论是艺术还是科学,人类任何有意识之行为只要是有着不同时空维度间之差异,这不同行为间就永远不会存在可比性。

中医内治学与西医学二者治疗中之时空观存在不同

既然中医内治属四维时空之治疗范畴,那么其已包含了从物质实在空间维度之治疗。

如果仅从空间维度之治疗进行比较,中医内治治疗机理与同属于空间维度之西医之治疗机理二者是应有相通之处。这就是在二者治疗中都不离对物质空间维度之变化为治。

从中医内治学与西医学二者之治疗机理之相通中又存在其差异言,西医之治疗主要着眼于白蚁、结冰自来水诸"器"空间维度之变化,而中医内治之治疗过程除了着眼于白蚁、结冰自来水诸"器"之变化外,较西医比其更重视"器"外更大之"宇"空间维度之病机变化。

西医疗疾头痛治头、脚痛治脚。一个西医外科大夫他之精湛表现在对某一器官给以合理切除。

中医内治对疾病之治疗总是围绕肌体之"宇"中虚实、寒热诸总体失衡状况。一个中医内治大夫他之娴熟表现在对整个肌体之阴阳失衡给以合理调整,使肌体再回归于向"善"、向"吉"、"而贵常守"之状态。

在将中医内治治疗重"器"外之"宇"与西医治疗重"宇"内之"器"作比较后,更能看出中医内治学是寓有中国传统文化中"人法地,地法天,天法道,道法自然"

(见《道德经》)此别样之智慧与格局。

总之,若将属四维时空之中医内治学与属三维空间之西医学相比,仅就所涉空间维度言,二者治疗中所涉空间之范围是有各异。中医内治治疗较西医言是独有一种由"器"涉"宇"此整体性、宏观性之特点。

故属四维时空之中医内治学与属三维空间之西医学,二者疗疾中之时空观存在不同。

西医学与中医针灸学二者治疗中之时空观不存在相同

西医治疗是对空间维度之"器"取对抗措施,如针对老房子中白蚁之生理、病理结构、属性,乃至习性去进行研究,以研发出来相应之药物为治。如对老房子中水管冻结采取给水管加温导热以溶栓,或搭桥以借路等方法为治。

作为属时间维度之中医针灸学,在同样面对老房子中此白蚁之存在,几千年前古人之应对思路,他们并不是去穷究于是何种害虫之"器"存在,而是要思考"天暑地热"之"宇"与白蚁及其他类似于白蚁诸"器"之存在有没有必然关系。

作为属一维时间之中医针灸学,在同样面对老房子中供水之冻结此"器"之变化,几千年前古人之应对思路,并不是去设法给冻结之水加温导热,而是要思考"天寒地冻"之"宇"与供水冻结此"器"之变化有没有必然关系。

西医与中医针灸之治疗机理差异:前者取与"器"之物质对抗,后者通过对寓之"开窗有风自凉""关门无风自温"来调整其空气运动流通,在平衡"寒温气多少也"中改变"宇"内诸"器"之存在状态。

故属三维空间之西医学与属一维时间之中医针灸学,二者疗疾中之时空观不存在相同。

中医内治学与中医针灸学二者思维中之时空观存在不同

从时间维度言:

古人对老房子中湿热环境生出之白蚁及各其他类似于白蚁诸"器",给予"开窗有风自凉"之治言其为泻。古人对老房子中寒凉环境生出供水冻结给予"关门无风自温"之治言其为补。这开窗之泻与关门之补都是以调整物质时间维度中之以通为治。这是中医针灸学之治疗机理。

从空间维度言:

如若老房子因白蚁之侵蚀而终致房柱、地板等出现一定程度损坏,供水系统因年久失修而出现了跑冒滴漏现象，房子内这些损坏已非仅靠着开窗之泻与关门之补之以通为治所能够解决，因此时之现象乃当属物质本身中出现了精气夺之缺损。这时我们应考虑如何去对它们进行补修，这补修就是对原有器物空间维度某种程度之止损或还原。这是中医内治学之补虚之理。

在临床治疗中对肌体脏腑中气血不足之病机存在，中医内治是赖中药甘温以补气、甘寒以生阴或取血肉有情之品以生精血等这些能量转化之过程以给修补。

中医外治者绝不应该去相信，自己轻刺激一下针柄、向心方向摩擦一下小儿手指等所谓之补术，于以通为治中便可如同中医内治般实现对血气物质之不足以添。这是永远不可能实现者。

总之

故不离三维空间之中医内治学与仅属一维时间之中医针灸学二者，疗疾中之时空观存在不同。

第二节　中医内治学"补泻"与中医针灸学"补泻"乃同形、同音而非同义

第一段　对"补泻"一词不能望文生义

两个不同之分水岭

由于赖中药纠偏为治之中医内治与以通为治之中医针灸二者时空观不同、思维模式不同、病机理论不同、治疗机理不同等，所以不能够因为中医内治与中医针灸中都有"补泻"一词，便于望文生义中将中医内治与中医针灸二者之"补泻"视为了同义词。

既然如此，那么我们应该如何来理解"补泻"一词于中医内治和中医针灸二者中不同之内涵乎？

中医内治与中医外治病机中之虚实是各出自不同之经典；其中中医内治之虚实观是以《内经》原典中"邪气盛则实、精气夺则虚"为依据。在中医内治临床中永远是以精气与邪气之孰少与孰多为分水岭来归属中医内治病机中之虚实属性，并由此而决定当补以添还是当泻以抽；其中中医针灸之虚实观是在《内经》原典"夫

邪之入于脉也"病机范畴中,再以"寒温气多少也"为依据。在中医针灸临床中永远是以寒清气与温热气之孰多与孰少为分水岭来归属中医针灸病机中之虚实属性,并由此决定当补以温通还是当泻以寒通为治。

中医内治与针灸疗疾中不会有相同病机及治疗观

在中医内治医者与中医针灸医者在对同一个患者疾病之病机诊断中之"虚实"和治疗预案中之"补泻",若仅从字面言,无外乎会出现两种情形:

一者

这两个医者之结论从字面上言完全相同。即二者在病机诊断中是此虚彼亦虚、此实彼亦实;二者在治疗预案中是此补彼亦补、此泻彼亦泻。

一者

这两个医者之结论从字面上言完全相反。即二者在病机诊断中是此虚彼实、此实彼虚;二者在治疗预案中是此补彼泻、此泻彼补。

《生命不应煮》认为:只要是否认不了在中医内治与针灸疗疾之病机概念中二者是有各不相同之虚实观、在治疗中二者是有各不相同之补泻观,那么中医内治医者与针灸医者对某一个患者病机虚实之分析与补泻之预案,从字面上言无论是相同还是相反,实际上其内涵都不会相同。理由很简单,代表两个不同概念之同音词,二者就没有可比性存在。

这就如中国人对"恭贺新年"一词之使用。"年"字是既代表元旦也代表春节之同形同音非同义词。如果人们头脑中将"年"字不加区分之使用,势必要闹出笑话来。

以下文章将以小儿肺炎喘嗽之初期、中期、后期三个病理阶段为例来分析:中医内治与针灸疗疾二者就不存在相同之"虚实"病机观和相同之"补泻"治疗观。

第二段　肺炎初期阶段风寒侵肺中内治之泻与针刺之补,有异也

对风寒侵肺者,内治散泻实邪、针刺温补

肺为华盖,肺合皮毛;肺炎喘嗽之疾当由外邪侵肺而始。主要可分为因风寒闭肺和热温侵肺两种类型。

从肺炎喘嗽早期出现之风寒闭肺型言。根据其临床中出现之呼吸急促中还会有恶寒为主中见轻热、无汗、不渴诸候。其虚实病机之归属,中医内治与中医针灸疗疾当是各异。

中医内治中对风寒闭肺所由者,是以"邪气盛则实、精气夺则虚"作为分水岭来归属其病机属性,此时则当将其归属为"邪气盛则实"之实证无疑,中药为治当不失辛温解表以驱邪为治,其治属内治之泻治。

中医针灸疗疾对风寒闭肺所由之病机归属是依"寒温气多少也"作为分水岭,这就不可能将畏寒重、发热轻之风寒闭肺之病机归其为"温热气多"热堵之实证,而自当归其为属"寒清气多"寒堵之虚证,针为其治当不失温通,即可于大椎、肺俞、列缺、合谷等穴施术于"补乃关门,无风自温"之温通。此治又属针灸疗疾之补治。

从以上可见,肺炎喘嗽之疾属初始阶段之风寒闭肺者,中医内治与针刺疗疾乃泻补有异也。

第三段　肺炎中期阶段痰热闭肺中内治之泻与针刺之泻,有异也

对痰热闭肺者,内治纠偏,针刺以通为治

小儿肺疾无论是因风寒闭肺还是热温侵肺诸异所由,不需几日绝大多数患儿都会趋向热化以形成痰热闭肺病机,故《生命不应煮》认为"小儿肺常有余"。

这时中医内治与针刺为治二者病机诊断俱会言其为实,对其治疗俱会言其为泻。但由于二者所秉持之虚实病机观与补泻治疗观不同,由此就必然会导致该阶段病机之此实不是彼实,治疗之彼泻又非此泻。

在中医内治方面

当临床中出现了痰、热、咳、喘、煽等痰热闭肺时,作为中医内治若按照以"邪气盛则实、精气夺则虚"为分水岭,可将此痰热闭肺病机归属为实热,其治当于以偏纠偏中取以寒泻,可用麻黄杏仁甘草石膏汤为治,此治是既有对"邪气盛则实"痰热物质存在为治,又有对"实则实逆"之血气不和中运动为治。

从"邪气盛则实"分析

麻黄杏仁甘草石膏汤使用了大剂量石膏,赖其辛寒而对肌体中"邪气盛"中实热给予以偏纠偏。其实这种对邪热给予以泻为治,这就是针对了肌体脏腑等组织

固有"小大、高下、坚脆、端正、偏倾……反常则灾害至"病理中物质形态、结构、位置等差异性存在之调整。

从"实则实逆"分析

麻黄杏仁甘草石膏汤亦是不失在为改变或结束"期有近远……反常则灾害至"之经络、升降出入气机中出现之"血气不和"为治。

中医内治中对中药四气五味之驾驭也是离不开中药归经、引经报使理论去应用于调血气为治,从而使相应不通之经络恢复其通。麻黄杏仁甘草石膏汤此寒凉之剂中四味中药都是入手太阴脉而通于肺者。

中医内治中也是离不开中药升降浮沉理论之应用,以对肌体升降出入气机运动中之病机变化给予调气为治,凡此正如李时珍所概言为"苦咸无升,辛甘无降,寒无浮,热无沉"。麻黄杏仁甘草石膏汤中之君以麻黄,其味辛而升与石膏伍可有宣肺而清郁热之用。而杏仁味苦而降,伍于石膏可有降肺清痰浊之功。而麻黄与杏仁二者相伍本身就于辛开苦降中行气启闭,以使肺脏"当降者不降、逆上"气机病机恢复到生理"上者当降"之运动中。

在中医针刺方面

当临床中出现了痰、热、咳、喘、煽等痰热闭肺时,作为中医针刺若按照"所言虚实者,寒温气多少也"为病机分水岭,痰热闭肺自当属中医外治之"温热气多"之实证,对这种外治之实证其治当取泻即开窗,有风自凉此以通为治之泻术。

对属于西医学中各种细菌、病毒……导致之小儿肺炎,只要见有肌体发热重为候者俱当归属于中医痰热闭肺这一病机,这是符合小儿是有"肺常有余者"之病机趋势,笔者治中俱是取放血以泻热此寒通法,以达"刺出其血,其病立已"之速效,乃至愈疾。

内治言泻,纠偏已盛邪气;针刺言泻,恢复原有生态

对小儿肺炎喘嗽中热痰闭肺者,无论是使用中医内治之麻黄杏仁甘草石膏汤还是使用中医针灸学中之放血治肺炎法,此两种疗法俱有可使肺之经脏中痰热得以蠲除之治疗效果。可是此两种疗法之治疗机理却是有异。

中医内治之治疗机理是赖中药之以偏纠偏为用,麻黄杏仁甘草石膏汤之组方本身即是于化痰中又有清热为治,以对肌体中出现已盛之痰热物质直接给以抵消。

中医针灸学中之放血疗法使用之锋针、抽气罐乃至透天凉术使用之毫针等,它

们本身并不是和中药石膏一样具有大寒之属性。所以当锋针、抽气罐和毫针等施于人体时,这些根本就没有寒热属性之器械本身是不可能起到麻黄杏仁甘草石膏汤直涤痰热之纠偏之用。但是医者驾驭这些治疗器械且施泻术于经络,可在"泻即开窗"后使肌体恢复于"有风自凉"后原有之生态。如此可使盛中邪气物质在肌体内环境恢复中没法再继续存在而遁。

内治言泻,纠偏已盛邪气;针刺言泻,恢复原有生态。二者"泻"虽一字,内涵却二。

从以上可见,肺炎喘嗽之疾痰热闭肺中期阶段之治疗,中医内治与针刺疗疾虽俱言泻,但此泻非彼泻也。

第四段　肺炎后期阶段肺留余热中内治之补与针刺之泻,有异也

对肺留余热者,内治滋阴、外治清热

小儿肺炎后期,患儿多会有阴津耗伤使肺留余热者,此时临床症候多会继有时或干咳、唇朱、舌干少津诸候。于中医内治中以邪气盛则实、精气夺则虚为分水岭所做出之病机诊断,此肺阴虚生热当属虚证,其治当不失滋阴治本而无疑。可取沙参麦冬汤加减为治。

在沙参麦冬汤中沙参、麦门冬、玉竹、天花粉养阴清肺胃,达到虚则补之、热则凉之之用。

在沙参麦冬汤之养阴之治中,仍不失有对肌体气机之调整。其有冬桑叶之清肺降胃,扁豆之"和中,下气"(见《名医别录》)。二味伍于炙甘草则于益气中尚有和胃、肃肺以降逆之效。

以上沙参麦冬汤其治虽然是融运动中血气与血气中运动二者之治于一炉,但主要还应该是以对血气物质之添为用者。

对小儿肺炎患儿后期这种阴虚生热者,在中医针治以"寒温气多少也"为分水岭之病机诊断中,是不可能将其归属为"寒清气多"之虚证。而只能归其为"温热气多"之实证,当取泻即开窗,有风自凉之寒通施术。如此可利于阴气来复。

阴虚生热中之因果链条

我们可以用哲学中因果关系之原理来解释中医针刺中虽然补术(温通可致阳

气隆至)不能生阴,但泻术(寒通可致阴气隆至)却可生阴之道理。

在哲学中,原因和结果二者是一条互为因果之链条关系,就如在怒则伤肝中:怒是引起肝气不伸之原因。反过来,肝气不伸又成为产生更易致怒之原因。这种关系既表现在原因和结果之相互转化,又表现在它们之相互作用。

在阴虚生热此病理机制中,存在着阴虚导致生热、生热加剧阴虚这种因果链条关系。如果在这条因果链条关系中,中医既可以从阴虚这一环节着手为治来截断这条因果链条之连接、延续,又可以从生热这一环节着手为治来截断这条因果链条之连接、延续。

我们持针人若希冀从阴虚这一环节通过所谓之补法施术以添阴,以此来截断此因果链条关系之连接、延续,这无疑是一种学术上之空谈。因为包括针刺在内之任何中医外治疗法中补虚施术俱不能够添阴增液。更何况说针刺疗疾中之补术根本就不是中医内治中对"精气夺则虚"之补,而是对"寒温气多少也"中"寒清气多"之温通也。

科学规律不容许我们从中医外治之补术去补"阴虚"来截断"阴虚"与"生热"二者间因果链条之连接、延续;我们反倒可根据"所言虚实者,寒温气多少也"之虚实病机观,针对"温热气多"此"生热"之存在,使用针刺中之泻术为治(泻热是针刺之长项治疗),由此反能截断"阴虚"与"生热"二者间因果链条之连接、延续关系。

肌体内环境在针治之"泻即开窗,有风自凉"中,既可使实火者邪热骤去,又会使虚热者阴气隆至。这种通过泻热后反可生阴此治疗机理,于中医针灸学中可言谓釜底抽薪,还可言谓火去水来。

针刺泻实火效不输中药、清虚热功可让汤丸

笔者为使用援物比类之方法以喻医理,本文于此要引进一个字,即:"润",因"润"字当含滋阴之意。自然现象中存在之火去水来这间接之水来之现象是不如直接有水润物之效佳。也就是说对阴虚生热之病机现象可直取中医内治之甘凉润物汤药、丸药之品,会更有"好雨知时节……润物细无声"之佳效。

故《生命不应煮》认为:中医内治与针刺疗疾各有所长。针刺泻实火效不输中药、清虚热功可让汤丸。

内治生阴与针刺之生阴,二者不会有相同内涵

从以上可见,肺炎喘嗽之疾在肺留余热后期阶段之中医内治与针刺疗疾过程

中,仅从字面形式上言即有此补彼泻之异,更何况其内涵中治疗机理之别也。

第五段 高屋建瓴于"所言虚实者,寒温气多少也"

黄帝所欲,就是要像"药是药、刀是刀"

当西医施药之保守疗法与施手术刀之外科疗法二者均可治疗某种疾病时,其二者是不会有共同治疗理论,也不会有共同思维模式。西医此状况可简言为:药是药、刀是刀。

可当今中国针灸学之主流学识却始终在主张以施中药之补泻理论来统贯于金属针施术中之补泻理论。中国针灸此现状可简言为:药也是针、针也是药。

当今中国针灸学疗疾之理论应回归到"余欲勿使被毒药……欲以微针通其经脉……"中之勿使被毒药理论,而以微针为治之理论中去。

黄帝昔日所欲,其实就是今人应再学西医之药是药、刀是刀,而回到药是药、针是针。

针刺疗疾以病机"寒温气多与少"作为补泻之分水岭

自古中医内治与中医外治医者每日所思不外乎补泻二字,中医内治之补泻与中医针刺之补泻二者内涵是在不同中又是有着相互联系。对于此,作为一个持针人,其于临症中应该如何去把握仅是属于针刺而不属于中医内治之补泻为治乎?

《生命不应煮》认为:一个秉持药是药、针是针之持针人,其于临症思维中应该清晰,不能被适用于中医内治之"邪气盛则实、精气夺则虚"之虚实观所囿,而是应该高屋建瓴于仅属于针灸学之"所言虚实者,寒温气多少也"之虚实病机观中,并唯以此为分水岭来判虚实,然后方得提纲挈领于临床中之补泻应用也。

第六段 中医内治学"补泻"与中医针灸学"补泻"乃同形、同音而非同义也

须识

《生命不应煮》认为:"补泻"之概念在中医内治学与包括中国针灸在内之中医

外治学治疗理论上是属同形、同音而非同义词也。此切须识。

第三节　毫针施术之机理、方法与关要

第一段　《内经》喻"泻即开窗,有风自凉;补乃关门,无风自温"之针刺机理

"泻即开窗,有风自凉"

《素问·离合真邪论篇》曰:"邪气之在经也……取之奈何?……吸则进针,无令气忤。静以久留,无令邪布。吸则转针,以得气为故。候呼引针,呼尽乃去。大气皆出,故命曰泻。"其意乃为:经脏中有邪气,当如何为治?……泻实当是待病人吸气时使气在得实状态下为以进针,不可取与此相反状态下进针。且须久以留针,莫使邪布散而不出。在吸气时要施数度转针以求"得气"不失。要等候呼气时调气引针外出,呼气结束时针也要随之取出。这样,再大之邪气也能外出,故称其为泻法。

《素问·调经论篇》曰:"泻实者,气盛乃内针,针与气俱内。以开其门,如利其户;针与气俱出,精气不伤,邪气乃下;外门不闭,以出其疾;摇大其道,如利其路。是谓大泻。"其意乃为:泻实之方法是待病人吸气时致使气以得实状态下进针,如此针是在得气状态下之针刺。又待呼气时针孔松弛,此时向外拔针,如打开邪气外出之门户,使针随呼气被拔出。这样既不损伤肌体之精气,又可使邪气随呼气外出。针孔是邪气外出之门户,不要使其闭塞,以利邪气外出。必要时还可把针孔摇大,使邪出之路宽敞通畅,这就叫做大泻。

从以上不同经文中我们可以看到,在经络出现"邪气之在经也"之是属暑则气淬泽热不通之实证时,欲达到"气出则虚,气虚则寒"之治疗目的,无论是《素问·离合真邪论篇》言为泻法当"候呼引针,呼尽乃去,大气皆出",还是《素问·调经论篇》"以开其门,如利其户……外门不闭,以出其疾;摇大其道,如利其路",二者对毫针施术驾驭之目的都是寓开其窗、利其户,使肌体内之邪气得出,实现肌体之由实转虚之过程。这正是《素问·次志论篇》所言"夫虚者,气出也……气虚者,寒也"之过程。

这个治疗过程也就如古人对一间充满了暑热气之屋子通过开窗、利户"出"之

方法,以促邪热"放而出之"之效果。

在针刺施术中以"出"为泻,阴气隆至因开窗。

泻即开窗,有风自凉此百姓皆知之理也。

中医之方法论千百年来就是援物比类。

"补乃关门,无风自温"

《素问·离合真邪论篇》曰:"邪气之在经也……取之奈何?……呼尽内针,静以久留,以气至为故……候吸引针,气不得出。各在其处,推合其门,令神气存,大气留止,故命曰补。"其意乃为:经络中有邪气,当如何为治?……补虚当是呼气结束时致使气以得虚状态下进针,进针后要静心等待,久久留针以维持得气状态……等到病人吸气时致使气以得实状态时出针,防止真气外泄。出针之后,需要及时在各个针孔处施以揉按。以上步骤俱在"推合其门,令神气存,大气留止",故称其为补法。

《素问·调经论篇》曰:"持针勿置,以定其意,候呼内针。气出针入,针孔四塞,精无从去;方实而疾出针,热不得还。气入针出,闭塞其门;邪气布散,精气乃得存。"其意乃为:持针后勿立即刺入,要先让病人安定意志,等病人在呼气致使气以得虚状态下进针,这种在呼气时进针可使针孔密实,可有利于精气内收而不散失;待针下有充足得气感就可立即拔针,可于"气入则实,气实则热"中保留热不再去之效。要在吸气使气以得实状态下出针,疾按针孔以"闭塞其门",使病邪散外而精气得以内存。

从以上不同经文中我们可以看到,在经络出现"邪气之在经也"之是属寒则血凝泣寒不通之虚证时,欲达到"气入则实,气实则热"之治疗目的,无论是《素问·离合真邪论篇》言为补法当"推合其门,令神气存",还是《素问·调经论篇》中"气入针出,闭塞其门",二者对毫针施术之驾驭都是寓关窗闭户使肌体经脏中真气不外泄而入内以达到"夫实者,气入也……气实者,热也"(见《素问·次志论篇》)之目的。

这个治疗过程也就如古人对一间充满了寒冷气之屋子通过关其门窗此"入"之方法,以促"外门已闭,中气乃实"(见《灵枢·九针十二原》)之效果。

在针刺施术中以"入"为补,阳气隆至因关门。

补乃关门,无风自温此亦百姓皆知之理也。

中医之方法论千百年来就是援物比类。

第二段 《内经》喻"泻如提勺,其力唯出;补如切刀,其力唯入"之针刺方法

《内经》重视毫针在腧穴内上下垂直方向之提插

中医针刺中毫针补泻手法对一些新学针者多会感玄秘难解,而对久持针者却又会心有其悟,言难其述。

本《生命不应煮》为解针刺手法中诸多难言之秘,将毫针之泻与补之手法概喻为"泻如提勺、补如切刀",乃效古人授业时"及于比类,通合道理"也。

毫针施泻或施补之手法主要是医者施术时,对已经刺入患者肌体腧穴中之毫针,选择给予上下垂直两个方向提插和左右旋转两个方向捻转时施力之取向。

《内经》尤为重视毫针在腧穴内上下两个方向提插之使用。故《生命不应煮》于此仅就毫针施术中提插针法给予探讨,因持针人若对提插针法心里已明则捻转针法其意自通。

泻如提勺

泻如提勺即:医者在给患者以寒通之泻法施术时,要有厨工提勺之施力取向。

医者在泻法施术时,在针置穴内后,于连续提插中之"提针—插针—提针"这一度之施术过程,是与厨工在掌勺时之"提勺—落勺—提勺"这单一阶段之施勺过程同理:

就如厨工在"提勺—落勺—提勺"中之两次提勺,均需用力于"慢"中(因着意用力了,所以会慢)以"出"为"放"般。医者施泻也是在"提针—插针—提针"之两次提针中用力以"出"为"放",即是已完成了两次"放而出之"也。

就如厨工每次向锅里落勺仅是为再次提勺做准备般,医者施术中每次"插"针也仅是为再次提针做准备,故厨工、医者二者均无于此"落"与"插"时施力之必要(因不需着意了,所以会快)。

总之,针家如从热粥中提勺般之提针,乃是"气出"之开窗有风自凉之治。如此会有"满而泻之者,针下寒也,气虚乃寒也"(见《素问·针解篇》)之效焉。

补如切刀

补如切刀即:医者在给患者以温通之补法施术时,要有厨工切刀之施力取向。

医者在补法施术时,在针置穴内后,于连续插提中之"插针—提针—插针"这一度之施术过程,是与厨工在掌刀时之"切刀—提刀—切刀"这单一阶段之施刀过程同理。

就如厨工在"切刀—提刀—切刀"中之两次切刀,均需用力于慢中(因着意用力了,所以会慢)以"入"般,医者施补也是在"插针—提针—插针"中之两次插针中用力以"入"为"闭"。即是已完成了两次"闭塞其门"也。

就如厨工每次从剁板向上提刀仅是为再次切刀留出空间般,医者施术中每次"提"针也是为再次"插"针留出空间。故厨工、医者二者均无于此"提"时施力之必要(因不需着意了,所以会快)。

总之,针家如切刀之插针,乃是"气入"之关门无风自温之治,如此会有"刺虚则实之者,针下热也,气实乃热也"(见《素问·针解篇》)之效焉。

导气同精法

《灵枢·乱气》曰:"徐入徐出谓之导气。补泻无形,谓之同精。是非有余不足也,乱气相逆也。"

人之患疾,"夫邪之入于脉也"中有属尚没有明显寒热差异,仅当属"卒风暴起,则经水波涌而陇起"者,此是"非有余不足也,乱气之相逆也"(见《灵枢·乱气》)。治疗这种"乱气相逆"之疾,当于得气状态下采用同等力度之插提、捻转之导气同精法。

第三段 《内经》中"气至而有效"乃针之刺关要

当在"气至"中施以提勺、切刀

针家于毫针之补泻施术之关要,是在毫针刺入经穴后,针下生出"气至"时,方可施以或补或泻或导气同精。若非于"气至"中而行施术,治也无效。故《灵枢·九针十二原》言:"刺之要,气至而有效"矣。

微针疗疾有"针入气出,疾而相逢"之机理

针家施术欲得"气至",就必须要知悉微针施术之所以能够会出现"气至"之机理。只有清晰微针疗疾中此"气至"所产生之机理,临床执针施补泻中方可于心手间不再茫然,心会有所当求、手会有所当随焉。

"气至"是在毫针刺入经穴后,只要受针者不是正气太虚者,肌体内便瞬会有一种气从四周将针聚而裹之。此即《灵枢·行针》所言"针入气出,疾而相逢"之"气至"出现之机理。

当这"气出"之气与针"相逢"之瞬间,即已开始"气至"。并且这种气与针之"相逢"之"气至"过程是应该维持持到结束治疗为止。

"相逢"一词也可以理解成如恋人之期会义。故《灵枢·九针十二原》复曰:"知其往来,要与之期。粗之暗乎,妙哉,工独有之。"其意乃为:要知道针刺入经穴后瞬间应有一种"血气正邪之往来"之气出来与针期会。粗工暗昧不知于此,而上工对此则独会有知也。

"粗守关、上守机"

"粗守关、上守机"(见《灵枢·九针十二原》)。

何为"粗守关"?对"粗守关"之以经解经是"守四肢而不知血气正邪之往来也"(见《灵枢·小针解》)。此乃指:粗工者仅知守四肢穴位之处下针,却不知会有"针刺入经穴后瞬间应有一种'血气正邪之往来'之气出来与针期会"之"气至"现象出现。更不知当如何去驭气操针。故曰"粗守关"也。

何为"上守机"?对"上守机"之以经解经是"知守气也"(见《灵枢·小针解》)。此乃指:在操针中,精工者不仅理解了"针刺入经穴后瞬间应有一种'往来'之气出来与针期会"此规律,更会知如何在用心、手驭气以施补泻……故曰:"上守机"也。

"气之至也,如鱼吞钩饵之沉浮"

瞬间之"气至",于医者手下是何样感觉。对此经典是微言大义,自古以来道明者寡。

何言已"气至"

何言已"气至"?在回答这个问题上,汉·窦汉卿氏倒是有一佳句流传千古而至今,此乃"气之至也,如鱼吞钩饵之沉浮"。钓鱼人在持鱼竿垂钓时,若鱼若已上钩,持竿人瞬间会感有一种得物之力感,也可以称其为得气感,且是一种有着生命力这"沉浮"之气感。对这种有着生命活力"沉浮"之"气至"之感,窦汉卿又言为是"沉紧涩而已至"也。

何言未"气至"

何言未"气至"答曰:有二也。

一者:若将窦汉卿"气之至也,如鱼吞钩饵之沉浮"此语反向理解,就是钓鱼人持竿时不曾有鱼已吞钩时得物之气感,而是一种如窦汉卿所言"轻慢滑而未来"之未得物感也。

一者:医家诚如针下已感有"沉紧涩"也未必是已"气至"焉。"如鱼吞钩饵之沉浮"之"沉紧涩"中有一种生命之活力。如果钓鱼人持竿在勾住了水草时之"沉紧涩",是不会有生命之力感。这种因滞针(如因受针人过于紧张而致)而生出之无生命力感之"沉紧涩"亦谓未"气至"也。

"如何寻找"与"要去找"

"刺之要,气至而有效。"对此重要之"气至",学针人如何才能够寻得且熟稔于心手焉?

可以肯定地说,若仅从"针刺手法学"(包括本书)类书本中寻找是绝不可得者。因:

凡是对《灵枢》之要义嘴里能够讲明白者,他肯定心里不太明白;

凡是对《灵枢》之要义心里有所明白者,他肯定讲不太明白;

凡是对《灵枢》之理解今年比去年还明白者,他今年肯定比去年还讲不明白。

总之,凡是对《灵枢》每增加一份明白,便会增加一份精神上之陶冶。若真要是嘴上也能够讲明白,那肯定不是那份能够在精神生出陶冶之明白。这种现象乃老子言:"道可道,非常道"也。

《内经》是需要持心加持针去读,少一便不为读也。

故读《生命不应煮》者,读至此处君又当细思矣。不要相信天下有人会教会你临床中之"气至"之针感当是"如何寻找"方得,而是应该让自己一个人"要去找"。

只要"要去找"对"刺之要,气至而有效"中"气至"之针感就一定能够寻到。且不需时日矣。不论在患者身上还是在自己身上(最好在自己身上),毫针刺入后做小幅度提插捻转,并同时于此时细心揣摩,君于心、手中一定会很快出现"沉紧涩"这"气至"之感觉。

"沉紧涩而已至、轻慢滑而未来"对我们今日持针人言,这可是我们中国传统文化中如饴之甘霖,须一生记在心间也。

"气至"也称作"得气"

"气至"也称作"得气"。

针家疗疾是要在"得气"之前提下,根据中医外治病机之"寒温气多少也"之病机差异而施补泻。此即古人谓:"随气用巧"焉。

针之道,不只是在专家之殿堂,更在咱家中灶房

初学针者读《生命不应煮》至此,若对"得气"格物仍还迟钝,笔者告君:针之道,不只是聆听于专家之殿堂,还在咱家之灶房也,需自己一个人待在自己家中灶房内去寻找。

此大道至简正是"夫圣人之治病,循法守度,援物比类,化之冥冥"(见《素问·示从容论篇》)之谓也。

悟泻与施泻

悟泻

君可于弄勺中觅毫针之施泻是否"得气"之感觉。

君提勺时,感勺内重滞有物,此即"沉紧涩而已至",属已得气也。只有勺内有阻,方可将锅内之热粥提出。

君提勺时,感勺内轻浮无物,此即"轻慢滑而未来",属未得气也。勺内无阻,此是不可能将锅内之热粥提出。

施泻

针家在将毫针刺至地、人部后,要在一种"沉紧涩"此"得气"之力感中(无力感时可向一个方向捻针,以求寻气),从地、人部间向天部提针为泻(提针为开窗)。此为一度。只有如此乃为泻已得气,方生泻效。数度后,守气若至时,于摇大针孔之同时速以拔针,施术即已结束,此施泻过程尽显"刺诸热者,如以手探汤"也。

《经》曰:"至其当发,间不容瞚"(见《素问·宝命全形论篇》)。其意乃为:该是拔针时要于持针后瞚以拔出。肇之临床于摇大针孔中去瞚以拔针,更易会有拔针带血现象,如此对暑则气淖泽之实证"刺出其血,其病立已",其祛邪之力尤大。

针刺中出针时单独之摇大针孔拔针与拔针带血和直接放血如流,其三者依次是更大程度之泻(见血是更大程度之开窗)。

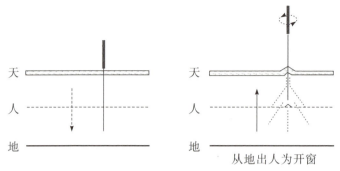

从地出人为开窗

（从地、人部间向天部提针为泻，大气皆出图）

悟补与施补

悟补

君可于灶房持刀中觅毫针之施补是否"得气"之感觉。

于砧板上置两物焉：一者豆腐，一者肉。君切豆腐必是有"轻慢滑而未来"之感，属未"得气"也。君切肉时较切豆腐"轻慢滑而未来"之感比，此必是有"沉紧涩而已至"之感，属已"得气"也。

施补

针家在将毫针刺至天、人部后要在一种"沉紧涩"此"得气"之力感中（无力感时可向一个方向捻针，以求寻气），从天、人部间向地部插针为补（插针为关门）。此为一度。只有如此乃为补已得气，方生补效。数度后，缓以守气至时，要缓以拔针（缓以拔针，不易出血）且按闭针孔，施术即已结束，此施补过程尽显"刺寒清者，如人不欲行"也。

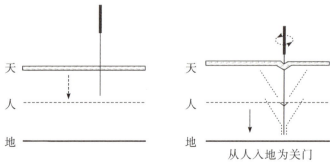

从人入地为关门

（从天、人部间向地部插针为补，大气留止图）

待气与引气

待气

对一些老人、体尚有亏者,有时会出现毫针刺入后医者指下并不存在"沉紧涩"之指感,而是为"轻慢滑"者。

此"轻慢滑"应该有两种含义:

一者,此刻尚未有"针入气出"之裹针,即未得气。

一者,此刻尚不宜施术,因未得气,治也无效。

这时可令针在穴内静以久留一段时间,此过程可言待气。

引气

针家在待气一段时间后,再次于柔和之提插捻转中用心、手去呼唤、寻找"沉紧涩而已至"之针感。在这过程中多会找到瞬间之鱼已吞钩。这一个用心、手去寻"得气"之过程,本身又是一个"引气"之过程。或可言这种用心、手去呼唤、寻找之过程当是医者在"引气裹针,疾而相逢"之过程。

"迎之、随之,以意和之,针道毕矣"

《灵枢·九针十二原》曰:"迎而夺之,恶得无虚;追而济之,恶得无实。迎之、随之,以意和之,针道毕矣。"

"迎而夺之,恶得无虚"者。乃"夫邪之入于脉也"中属"温热气多"者,当取开窗有风自凉之寒通,迎实热而泻之,以使实者得虚。

"追而济之,恶得无实"者。乃于"夫邪之入于脉也"中属"寒清气多"者,当取关门无风自温之温通,随寒清而补之,以使虚者得实。

"迎之、随之,以意和之,针道毕矣"中:"迎之、随之"者,乃手施补泻也;"以意和之"者,只有用心驭手求"气至而有效"者,才是境界中玩针人也;"针道毕矣"者,乃针事之规律也。

第四节 谨守形气、病气病机为治

第一段 《内外伤辨惑论》谈形气与病气

形气、病气二者出自《灵枢·根结》

形气与病气此一对概念是出自《灵枢·根结》篇。

"黄帝曰：形气之逆顺奈何？岐伯曰：形气不足、病气有余，是邪胜也，急泻之；形气有余、病气不足，急补之；形气不足、病气不足，此阴阳气俱不足也，不可刺之，刺之则重不足。重不足则阴阳俱竭，血气皆尽，五脏空虚，筋骨髓枯，老者绝灭，壮者不复矣。形气有余、病气有余，此谓阴阳俱有余也，急泻其邪，调其虚实，故曰：有余者泻之，不足者补之，此之谓也。

故曰：刺不知逆顺，真邪相搏。"

对此经文，历代前贤多有论及。李东垣在《内外伤辨惑论》一书中对《灵枢·根结》中之形气、病气之分析，在历史上有较大影响。

《内外伤辨惑论》中谈形气

李东垣认为："夫形气者：气，谓口鼻中气息也；形，谓皮肤筋骨血脉也。形胜者为有余，消瘦者为不足。其气者，审口鼻中气，劳逸如故，为气有余也；若喘息气促气短，或不足以息者，为不足也。"

其意乃为：患者在劳作以后口鼻中喘息之状不会因劳作而加剧者为形气有余，反之为形气不足也。

《内外伤辨惑论》中谈病气

李东垣认为："病来潮作之时，病气精神增添者是病气有余。"即：于疾病发作时"精神增添者为病气有余"。

李东垣认为："病来潮作之时，精神困穷，语言无力及懒语者为病气不足。"即：于疾病发作时精神减少，"精神困穷，语言无力及懒语者为病气不足"。

《内外伤辨惑论》中谈形气、病气之中药四气五味之补泻

李东垣认为："病来潮作之时病气精神增添者，是为'病气有余'，乃邪气胜也，急泻之以寒凉酸苦之剂；若病来潮作之时，精气困弱者，为'病气不足'，乃真气不足也，急补之以辛甘温热之剂，不问'形气有余'并'形气不足'，只取'病气有余''不足'也。"从以上文章可以看出李东垣认为在治疗中见病气有余便当泻之以寒凉酸苦之剂；而见病气不足者又当急补之以辛甘温热之剂。

今人应该不让前人。

作为我们当今之中医人者，对《内经》中奥义应该比诸前贤思得要更深彻、看

得要更全面、理解得要更清晰。之所以敢有这种自信，因为我们今日之治学是已经有着辩证唯物主义之物质观为指导也。

《生命不应煮》对李东垣之主张尚未理解

从《灵枢·根结》篇原典中"刺之则重不足""刺不知逆顺，真邪相搏"诸语境中不难看出，此经文中所涉内容仅是限定在属于针刺之"夫邪之入于脉也"此"血气不和"之中医针刺病机中焉。

从李东垣之"急泻之以寒凉酸苦之剂……急补之以辛甘温热之剂"施中药以纠偏为治来看，李东垣对本经文之理解似乎是在主张：中医内治与针刺疗疾之病机中虚实是同义词。同时他也在主张中医内治与针刺疗疾之治疗中补泻也是同义词。

《生命不应煮》对前贤此主张难得理解。

第二段 《生命不应煮》谈形气与病气

对《灵枢·根结》仅是限定在施针为治之求证

在《灵枢·根结》篇经文中所涉内容仅是限定在施针于"血气不和"此百病皆有之属中医外治之病机范畴之内。为了求证此论断之真实性，以下文章将从《灵枢·根结》此原典写作形式与写作内容两方面分别作一探讨。

从经文之写作形式进行求证

天下任何一本书之写作形式均应该服从于写作内容，否则书将不书。以下文章从写作形式上对《灵枢·根结》篇之经文内容进行求证。是分而论之：

一者，经文所讲包括形气、病气

《灵枢·根结》篇经文是采取黄帝与岐伯二人君臣问对之形式予以写作。先是有黄帝之问"形气之逆顺奈何？"继有岐伯作答。

从整篇文章来看，此段经文中"形气之逆顺奈何"这一问句不应当仅指形气，当是也包括了病气。因为岐伯在回答黄帝所问之内容几乎都是以形气、病气二者一并作答。

一者,经文所讲内容仅是限定在针刺中之"百病皆生于气"这中医外治病机

从整篇文章来看,此段经文中黄帝所问并不是一句"形气之虚实奈何?"而是一句"形气之逆顺奈何?"

"逆顺"在古汉语里应属动词,可指某种方向之运动或某种形式之运动。

如果黄帝真是涉形气、病气中之物质运动中变化而提问,岐伯却以形气有余与形气不足之正邪气物质存在中多与少、虚与实而答,那么其君臣问对就成了所答非所问。作为中国千年之经典文章是不会有如此之笔误。

所以从本段经文之写作形式来分析,岐伯针对黄帝"形气之逆顺奈何"之回答,就应将形气、病气中内容范围限定在"气调而止"之针刺病机中"百病皆生于气"此必然性病机趋势中。并不是中医内治病机所涉之邪气盛则实、精气夺则虚者。

从经文之写作内容进行求证

针对《灵枢·根结》篇中关于"形气之逆顺奈何"之问,岐伯在回答完了关于形气、病气之有余与不足四种病机之当补、当泻等治疗原则后,岐伯即刻复言:"故曰:刺不知逆顺,真邪相搏。"其意乃为:针刺为治而不知将逆气调为顺气,那么真气与邪气便会合而难离以难愈其疾也。"刺不知逆顺"就是示明《灵枢·根结》是为"刺"而写者,非为药也。

其实在《灵枢·九针十二原》文章伊始之黄帝传令明法中即提到"逆顺"。黄帝曰:"余欲勿使被毒药,无用砭石,欲以微针通其经脉,调其血气,营其逆顺出入之会……"其意有:用微针治疗一切疾病都是要为患者重新通调其经脉,使经隧中血气由不调而得调,重新营运升降出入气机由逆而得顺。

从以上文章言,在本段君臣问对之经文内容中,岐伯针对黄帝"形气之逆顺奈何"之回答就已于形气、病气关系中寓有了中医针刺疗疾中"百病皆生于气"此必然性病机趋势及以通为治、以顺为治之治疗原则。

形气有余　形气不足

形气中之"形"乃是以脏腑为核心之肌体中物质实在。

形气中之"气"乃主要指脏腑气机升降之失序。

"形气"乃指脏腑气机失序后之逆上、逆从、逆下中存在之两种病机状态。

一者

形气有余,即邪气盛则实、实则实逆病机趋势者,属实。

一者

形气不足,即精气夺则虚、虚则虚逆病机趋势者,属虚。

病气有余　病气不足

病气中之"病"乃"百病皆生于气"中之"夫邪之入于脉也"。

病气中之"气"乃"寒温气多少也"中两种状态。

"病气"乃指"夫邪之入于脉也"中存在着"寒温气多少也"之两种状态。

一者

病气有余,是经络变动中有"夫邪之入于脉也……暑则气淖泽"病机趋势者,属实。

一者

病气不足,是经络变动中有"夫邪之入于脉也……寒则血凝泣"病机趋势者,属虚。

《内外伤辨惑论》中病气有余与病气不足之症候表现

"病来潮作之时,病气精神增添者是病气有余。"李东垣这句话恰是符合"血气不和"中"天暑地热,经水沸溢"之属实热趋势病机中之症候表现。

"病来潮作之时,精神困穷,语言无力及懒语者为病气不足。"李东垣这句恰是符合"血气不和"中"天寒地冻,则经水凝泣"之属虚寒趋势病机中之症候表现。

《生命不应煮》中小儿疾病之病气有余与病气不足之症候表现

凡小儿"百病"中属经络紊乱之"天暑地热,经水沸溢"此病气有余者,当俱见有四肢温热、唇朱、唇鼻俱干、白睛隐赤(或红丝隐有)、小便气臊诸症候趋势存在。

凡小儿"百病"中属经络紊乱之"天寒地冻,则经水凝泣"此病气不足者,当俱见有四肢欠温、唇淡、唇鼻似润、白睛清淡、小便无味之证候趋势存在。

针刺中之形气与病气中四种关系

1. 形气不足,病气有余,急泻之。

2. 形气有余,病气不足,急补之。

3. 形气不足,病气不足,不可刺。

4. 形气有余,病气有余,急泻其邪。

第三段　针刺治疗总体原则

调整了病气即作用于了形气

在针刺病机形成与演化中,病气与形气二者已经是一种因与果之关系。所以,在针家在对腧穴或补、或泻等之施术中,只要改变了肌体经脏中病气病机之"暑则气淖泽""寒则血凝泣"等内环境此原因之存在,就会作用于形气此结果之病机变化。具体言:只要改变了病气中之"寒温气多少也"病机之存在,就可以促使或形气有余或形气不足中"当降者不降、逆上;当从者不从、逆从;当升者不升、逆下"之气机病机之运行再向对立面发展,以趋向"上者当降、中者当从升从降、下者当升"之生理运动状态。

由上可见,在针刺疗疾中,只要调整了病气即作用于了形气。

当补当泻全不在形气,只在……病气

李东垣早就提到不问形气有余还是形气不足,只取病气有余、病气不足为治即可。其曰:"当补当泻全不在形气,只在……病气。"《生命不应煮》认为李东垣此语虽是言中药为治者,其实亦是适用于中医针刺之补泻中焉。

针家疗疾,只要调整了病气即作用于了形气,治疗中不必过多去考虑形气之何如。

《生命不应煮》中临床疗疾之总原则

由以上所述,《生命不应煮》认为临床中针刺疗疾之总原则是:

对病气有余者之治为:泻即开窗,有风自凉,可清诸热。

对病气不足者之治为:补乃关门,无风自温,只祛新寒。

第五节 "泻即开窗,有风自凉,可清诸热"

第一段 "形气不足、病气有余,是邪胜也,急泻之",治当寒通于泻

形气不足、病气有余,泻

《灵枢·根结》曰:"形气不足、病气有余,是邪胜也,急泻之。"

肌体出现"精气夺则虚、虚则虚逆"此形气不足,复见经脏变动之暑则气淖泽趋势之病气有余者,此当属形气不足、病气有余。

针刺在临床当中对这种虚实交织之病机当是予以补还是予以泻、抑或当是补泻兼施为治?其主张之各异由来已久。

下面文章试以《内经》为据,分析针刺之治中对"形气不足、病气有余"此虚实互见病机之治疗机理。

《素问·离合真邪论篇》一篇文章中对此虚实交织之病机治疗原则作了阐述:"帝曰:补泻奈何?岐伯答曰:此攻邪也。急出以去盛血,而复其真气……逆而刺之,温血也。刺出其血,其病立已。"

若语译乃为:黄帝问:"补泻二者何以施之?"岐伯答曰:"于虚实互见中,此刻要攻邪也。只有急出以去经脉盛血之热,才可复其'精气夺则虚'之不足真气……如果采取相反之补其虚之温通刺法,则易使盛邪更热。刺血泻热,病会速愈。"

《素问·离合真邪论篇》之"刺出其血,其病立已"亦即《灵枢·根结》中"形气不足、病气有余,是邪胜也,急泻之"意也。

根据以上《内经》原典,笔者认为中医针刺对形气不足与病气有余之虚实互见病机者,其治疗原则就应是"邪胜也,急泻之",当唯"泻实"图治。凡此,是与中医内治中对本虚而标实病机之急则治标、缓则治本或标本兼治之治则完全不同。

读《生命不应煮》者,君读至此又是应驻心处,格物以上经文,自己持针时曾否也对虚实互见病机去效中医内治理论为治之乎?

若曾是者,昔乃刻舟求剑也。

切知:《内经》中针刺之补是温通,其谨守病机者乃"夫邪之入于脉也,寒则血凝泣"者,是要使患体达以"阳气隆至"。所以真要是于阴血不足者中施以微针此

补术,其治已反,必有"逆而刺之,温血也"(见《素问·离合真邪论篇》)之虞。

泻病气有余是为求肌体阴阳之平衡

中医针刺对虚实互见病机为治者,自古认为针无补虚之用。然针刺可在以通为治中泻其病气有余,如此亦是为求得阴阳平衡。无论是中医内治还是中医外治,其治疗俱是得肌体阴阳之平衡为治本也。

泻病气有余是有利于"精气夺"之恢复

从另一个角度言,在中医针刺中急泻病气有余,不仅能够在通则不痛中尽快地消除病人之苦,同时这种改变肌体"不通"之内环境亦是为有利于"精气夺"之恢复。即《离合真邪论篇》所言:"急出以去盛血,而复其真气"也。

泻病气有余是为截断疾病因果链条,从而截断疾病之发展

人体是一个统一之"宇",各脏腑、组织、器官诸"器"之功能活动不是孤立者,而是均在有序地参与肌体此"宇"之整体协调运动之中。"宇"中诸"器"之间协调运动也不仅是表现在生理功能上相互制约、相互依存、相互为用之关系;在病理之运动中也有因果链条关系之相互转化与传变规律。

并且疾病形成均是在肌体正邪交争时出现五脏六腑及其升降出入之气机、经络中诸多矛盾之叠加。

这些叠加之矛盾并不是无序者而是有序者。就小儿言,其在小儿生理、病理中肺、心、肝常化热,且在此基础上复会有肾阴、脾阴常不足这因果链条中之有序叠加。

在"形气不足、病气有余"病机中,形气不足与病气有余二者就是一种虚与实互为因果之链条关系中之叠加。这也正是小儿疾病中最常见之病机规律,如:

肾虚不纳气于肺,便会在肺之"精气夺则虚、虚则虚逆"中产生或加剧肺手太阴脉之暑则气淖泽之变,而此经脏两燔复再会下耗肾水而致肾阴愈加不足之此二者因果链条关系。

肾虚不交于心,心不得水济,便会出现或加剧心手少阴脉有暑则气淖泽之变,如此又会续有因心之脏经两燔再耗肾阴之此二者因果链条关系。

水亏不涵于肝木,肝不得水涵,即会使肝足厥阴脉有暑则气淖泽之变,如此便会再有因脏经两燔使子耗母气之此二者因果链条关系。

脾虚而致不得散精于肺，便会在肺之"精气夺则虚、虚则虚逆"中有肺手太阴脉之暑则气淠泽之变，如此使金土之中更出现子盗母气之此二者因果链条关系。

脾虚而致心失血养，便会在心之"精气夺则虚、虚则虚逆"中产生心手少阴脉之暑则气淠泽之变，此脏经两燔又会在火土之间更有母病及子之此二者因果链条关系。

脾虚则易致肝乘，便会加剧肝足厥阴脉有暑则气淠泽之变，此变又会使肝愈加横逆克脾，使脾土更加不足之此二者因果链条关系。

在治疗中去泻经脏不通中暑则气淠泽之病气有余，就是在截断其与"精气夺则虚、虚则虚逆"此形气不足二者关系中之因果链条，从而截断疾病之发展。

肾和肺之形气不足与病气有余

在生理上肾和肺二者属金水相生。

肺、肾二脏其经络之联系是"肾足少阴之脉……属肾……上贯肝膈，入肺中"。

小儿本就肾常不足，若精气夺者，其肾之气机就会有不同程度"当升者不升、逆下"趋势。肺金则会因失于肾纳而相应出现"当降者不降、逆上"趋势，这种肾气之逆下与肺气之逆上都是矛盾存在着向对立面转化之趋势中之虚则虚逆。当属肾、肺二脏形气不足。

素体久虚者，其患儿更易或因外感后外淫皆从火化，或因久有痰热互结而滞经。凡此俱可使肺手太阴脉于经气不调中出现不同程度经水沸溢之变，此又属病气有余者。

《素问·脉解篇》言此为"少阴……所谓呕咳上气喘者，阴气在下，阳气在上，诸阳气浮无所依从"。其意乃为：出现所谓呕吐、咳嗽、气逆、气喘等症，是由于肾水不升中虚火灼肺，肺即失降。同时手太阴脉中出现经水沸溢这种"阳气在上"之病气有余病机者。

对此属于其肾之气机"当升者不升、逆下"，肺之气机"当降者不降、逆上"之形气不足者中，复见有肺手太阴脉于不调中属暑则气淠泽之病气有余者，当是形气不足、病气有余。其治当遵泻即开窗，有风自凉之治则，取与肺有直接关系之肺俞、尺泽、鱼际等腧穴并施以泻术以寒通为治。

对此病机者，多数当今针灸书在取诸泻肺之腧穴后总还会步中医内治理论而再取肾俞、太溪、复溜等腧穴，书中还信誓旦旦相信于这些穴位施以补术便可生出肾精以纳气。

其实对肾俞、太溪、复溜等穴无论怎么样去施以轻刺激为补、"拇食指捻转时，补法需大拇指向前，食指向后，左转为主"为补……均是达不到生出肾精之添用。因这些各种形式之"补术"是今人徒设其名，并不会存在补用。

左转、右转充其量是一种酌施刺激而已

笔者认为"补以大拇指向前，食指向后，左转为主"是今人之主观臆断，并不存理论支撑和临床支持。理由如下：

无论是"左转为主"之为补，还是"右转为主"之为补，二者对中医内治病机中"精气夺则虚"俱不能够产生"虚则补之"之用，因这违背了能量守恒定律。

无论是"左转为主"之为补，还是"右转为主"之为补，二者俱没有对中医外治病机"夫邪之入于脉也"中"寒清气多"给以温通之补。因这不符合毫针补法施术中当"推合其门，令神气存"（见《素问·离合真邪论篇》）之施力取向。

总之，毫针之"左转为主"与"右转为主"，二者针效并没有此补彼泻之差异，充其量皆是一个施针时适度刺激之双向调节而已。

这种有小效而无大碍之双向调节中适度刺激，在肾足少阴脉经水沸溢之病气有余病机变化中是可起到一个很有限度之泻用。

因为在肌体内经络运行中病气有余之变化是不可能仅有肺手太阴脉之经水沸溢而肾足少阴脉却不存在经水沸溢者。毕竟肾足少阴脉之循行本身就是"上贯肝膈，入肺中"者。

（本小段文章所述笔者"肾和肺之'形气不足'与'病气有余'中之双向调节"之评说，可包括以下文章中关于肾与心肝、脾于肺心肝之形气不足与病气有余病机中所涉治疗理论认知。所以在以下相关文章中所涉此类内容不再复述，读者可比照本文理解。）

肾和心之形气不足与病气有余

在生理上肾水上升于心，心火下降于肾，二者有着互济之关系。

肾、心二脏其经络之联系是"肾足少阴脉……其支者从肺出，络心，注胸中"。

如果患儿肾中精气有不同程度之"精气夺则虚"致肾之气机"当升者不升、逆下"，心亦会因久失肾水上济而出现其气机之"当降者不降、逆上"。这种肾气之逆下与心气之逆上趋势俱是矛盾存在着向对立面转化之趋势中之虚则虚逆。当属肾、心二脏形气不足者。

而这种肾水难济心火之"虚逆"就必然会有邪热犯经中使心手少阴脉不调,以出现其不同程度之经水沸溢之变,此又属病气有余者。

这种"形气不足、病气有余"之病机时会出现在病已迁延之诸多小儿神志病变中。

在中医内治中针对此病机临床中会是取降心火、滋肾水之标本兼治之法。如《伤寒论》:"少阴病,得之二三日以上,心中烦,不得卧。黄连阿胶汤主之。"此方是以黄连、黄芩苦寒以泻心火,白芍、阿胶、鸡子黄之甘而微凉以滋肾阴。

针刺对心肾不交中有肾之气机"当升者不升、逆下"此形气不足,又有心手少阴脉出现不同程度经水沸溢之病气有余而见烦而不宁者,其治当取泻即开窗,有风自凉之治则,取与心有直接关系之心俞、神门、大陵、内关等腧穴并施以泻术以寒通为治。

对此病机者,一些中医针灸书总还会主张当再效中医内治之"标本兼治""缓则治本,急则治标"而继取肾俞、太溪、复溜等腧穴以施补术便可补肾精之不足。实际上,若想于肾俞、太溪、复溜等诸腧穴处施以不同形式之补术便可以如服用白芍、阿胶、鸡子黄般能够补出阴精之物,此是不现实者,此已违背了能量守恒定律。

"轻刺激""左转为主"之有小效而无大碍之双向调节此适度刺激,在肾足少阴脉经水沸溢之病气有余病机变化中也是可起到一个很有限度之泻用。

因为在肌体内经络运行病变中病气有余之变化,是不可能仅有心手少阴脉之经水沸溢而肾足少阴脉却是不经水沸溢者。毕竟肾足少阴脉之循行本身就是"络心,注胸中"者。

肾和肝之形气不足与病气有余

在生理上肾和肝二者主要体现在肾水以涵肝木。

肾、肝二脏其经络之联系是"肾足少阴脉……属肾,上贯肝膈……"。

小儿本就肾常不足,每病易致肾脏气机有不同程度之"当升者不升、逆下",肝木亦会因失于肾水以涵而相应出现肝之气机失制之"当降者不降、逆上"。这种肾气之逆下与肝气之逆上都是矛盾存在着向对立面转化之趋势中之虚则虚逆。当属肾、肝二脏形气不足者。

小儿木失水涵致肝肾之体虚复会呈肝木之用强。在这种体虚与用强因果关系中,于肝足厥阴脉之血气不和自会有不同程度之经水沸溢,此又属病气有余者。

以上即刘弼臣所言:"……肝肾之阴亏耗,阳气失制,亢而生风,即水不涵木,阴虚阳亢而风动。"

中医针刺对肾脏气机中之"当升者不升、逆下"之形气不足中复见肝足厥阴脉有经水沸溢此病气有余趋势之变者,当是形气不足、病气有余者,其治当取泻即开窗,有风自凉之治则。

比如说对水不涵木之抽动症者,针治取穴会有与肝有关之合谷、太冲、行间、曲泉等腧穴并施以泻术以寒通为治。

对此病机者,一些中医针灸书针治取穴还会在选用太冲、行间、曲泉等腧穴并施以泻法之同时,再去效中医内治滋水涵木之理论而再选择肾俞、太溪、复溜等腧穴并施以"左转为主"之补术以期滋肾生精以润肝。

其实在如此之治疗中刺激肾俞、太溪、复溜诸穴,其达不到滋肾生精之补用。因如"左转为主"之各种形式之补术实则当是有小效而无大碍之双向调节而已。

"左转为主"之有小效而无大碍之适度刺激,在肾足少阴脉经水沸溢之病气有余变化中只是可起到一个很有限度之泻用。

因为在肌体内经络运行病变中病气有余之病机变化,是不可能仅是肝足厥阴脉之经水沸溢而肾足少阴脉却是不经水沸溢者。毕竟肾足少阴脉之循行本身就是"属肾,上贯肝膈"者。

脾和肺之形气不足与病气有余

在生理上肺为金脏,生于脾土。从"饮食入胃,游溢精气,上输于脾,脾气散精,上归于肺"(《素问·经脉别论》)中可知脾肺之间,脾之气机是当"从升"以上归于肺者。

肺、脾二脏其经络系统之联系是"足太阴经筋……结于肋,散于胸中"。

无论是因为肺病迁延而致子盗母气,还是因久病伤脾而致母不生子。这种小儿肺系疾病中之久患,此时不仅是有脾因"精气夺"而致其散精于肺之"从升"出现不同程度"当从者不从、逆从"中之清气不升,并且肺失土养,久之亦必会使肺金形成或加剧其"当降者不降"趋势中之失肃而逆上。

这种脾气之逆从与肺气之逆上都是矛盾存在着向对立面转化之趋势中之虚则虚逆。当属脾、肺二脏形气不足者。

肺属喜润者,若久失脾之散精于肺,易有肺趋热化之势,小儿更是易化热者。在肺之脏经两燔中出现肺手太阴脉不调之经水沸溢之趋势,此为病气有余者。

在小儿肺易化热之病机转化中还应包括因脾虚"饮食入胃,脾胃转化……虚者不能运化……其糟粕之清者为饮,浊者为痰,留于胸中……而发为咳嗽"(见《幼科发挥·肺所生病》)。小儿出现痰饮留于胸中而有致邪热犯经,此亦属肺手太阴脉之经气不调中有经水沸溢趋势之病气有余者。

中医针刺对脾之气机失于"脾气散精,上归于肺"之形气不足,复见肺手太阴脉经水沸溢趋势而致之病气有余者,此为形气不足、病气有余。其治当遵泻即开窗,有风自凉之治则,取与肺有关之肺俞、鱼际、尺泽诸腧穴并施以清热之泻术,以寒通为治。

对此病机者,一些中医针灸书,其治会在选用肺俞、鱼际、尺泽诸腧穴之同时,还会有主张当效中医内治"标本兼治"或者"缓则治本,急则治标"诸理论而不失再取脾俞、三阴交、商丘等腧穴,以希冀由这些腧穴是能够通过不同形式之补术以生出脾之精气后便可"散精,上归于肺"。此属语慧而实不至也。

其实在治疗中对脾俞、三阴交、商丘诸穴施以如"左转为主"之补术,实则仅是在双向调节中对脾足太阴脉经水沸溢之病气有余变化中是可起到一个很有限度之泻用。

因为在肌体内血气不和病变中病气有余之变化,是不可能仅是有肺手太阴脉存在经水沸溢,而脾足太阴脉却不存在经水沸溢者。毕竟脾足太阴脉与肺手太阴脉之循行二者是有联系者。

脾和心之形气不足与病气有余

从生理上"食气入胃,浊气归心,淫精于脉"(见《素问·经脉别论》),"浊气归心,淫精于脉"也就是脾之气是在"从升"之升清归心中以淫精贯于脉者。当然脾之生血也需要心、肾中阳气之温煦。

心、脾二脏其经络系统之联系是脾足太阴脉"复从胃,别上膈,注心中"。

肌体久病脾虚,失于"食气入胃,浊气归心"是为脾脏气机病机不同程度之"当从者不从、逆从"之清气不升。心失所养也可相应出现心之气机不同程度"当降者不降、逆上"。这种脾气之逆从与心气之逆上都是肌体气机病变中矛盾存在着向对立面转化之趋势中之虚则虚逆。当属脾、心二脏形气不足者。

在小儿心不主神之一些神志病变中,多会见脾不生血以升清中同时存在因阴不制阳而出现心手少阴脉有经水沸溢此病气有余之变。

此正如《医门法律·虚劳门·虚劳候》所言:"……劳其精血也,荣血伤,则内热起,五心烦热。"

在一些虚实夹杂之诸多小儿神志类疾病之治临床中,对这种脾虚失运而清气不升之形气不足,同时复见心手少阴脉经气不通中属经水沸溢之病气有余者,当是形气不足、病气有余。其治当遵泻即开窍,有风自凉之治则,取心手少阴脉、心包手厥阴脉之神门、大陵、内关等腧穴并施以泻术之手法以寒通为治。

对此病机,在一些针灸书中总会乐此不疲地在对心手少阴脉之病气有余者给以泻治中,还要再针刺施补于脾俞、三阴交、足三里等腧穴,以希冀通过各种形式之补术以起到如同中医内治理论中促脾生血以养心之疗效。此般操作是不会从毫针之针尖上生出脾血以"浊气归心,淫精于脉"也。

其实在治疗中即便选择脾俞、三阴交、足三里诸穴施以不同形式之补术也是达不到可生血之补用。因这些如"左转为主"之有小效而无大碍之适度刺激乃是一种双向调节之施术而已,对脾足太阴脉经水沸溢之病气有余变化中仅可起到一个很有限度之泻用。

因为在肌体内血气不知病变中病气有余之变化,是不可能仅是心手少阴脉之经水沸溢,而脾足太阴脉却是不经水沸溢者。毕竟脾足太阴脉之循行本身就是"注心中"者。

脾和肝之形气不足与病气有余

从生理上"食气入胃,散精于肝,淫气于筋"(《素问·经脉别论》)言,此亦是有脾生血"从升"以养肝意。当然脾之运化亦当有赖于肝之疏泄。

脾足太阴脉"入腹,属脾络胃,上膈"。肝足厥阴脉"挟胃属肝络胆,上贯膈",故脾、肝此二脉是于胃相交。

若脾胃化源不足,则脾土失运无生血、散精以养肝之能,此当属脾土气机某种程度之"当从不从、逆从"之清气不升。肝失脾养其气机亦易成某种程度当制不制逆上。这种脾气之逆从与肝气之逆上都是肌体气机病变中矛盾存在着向对立面转化之趋势中之虚则虚逆。当属脾、肝二脏形气不足者。

肇之临床,小儿之肝本即属体虚而用强者,所以在脾虚而无生血必致肝逆瘀热之病变中,总是会出现肝足厥阴脉某种程度经水沸溢此病气有余之变。

此正是刘弼臣所言"五行中脾属土,肝属木,今中焦气虚,土虚木旺,肝木乘脾土,虚风内动"中出现之小儿抽动症、自闭症中常见病机。

针刺对脾失升清散精于肝之形气不足,同时复见肝足厥阴脉经水沸溢而不通此病气有余者,其治当遵泻即开窗,有风自凉,可清诸热之治疗总则,当取肝俞、太冲、行间、曲泉等腧穴并施以泻之手法以通为治。

一些针灸书中在取与肝经相关诸腧穴之泻法为治中,总不失会去添加脾俞、三阴交、血海等所谓补脾以生血之腧穴,并需施以补术后可期生血以濡肝。持针者如此效步中医内治理论之治必会因违能量守恒定律而属徒劳,毫针之针尖对脾虚者是生不出脾血去"散精于肝,淫气于筋"者。

其实在治疗中选择对脾俞、三阴交、血海诸穴刺激其达不到可生血之补用。"左转为主"之有小效而无大碍之适度刺激实属一种双向调节之手法,在脾足太阴脉经水沸溢之病气有余变化中仅可起到一个很有限度之泻用。

因为在肌体内"血气不和"病变中病气有余之变化,是不可能仅是有肝足厥阴脉之经水沸溢,而脾足太阴脉却是不经水沸溢者。毕竟脾足太阴脉之循行与肝足厥阴经之循行是于胃相交者。

第二段 "形气有余、病气有余,此谓阴阳俱有余也,急泻其邪",治当寒通于泻

形气有余、病气有余,泻

《灵枢·根结》曰:"形气有余、病气有余,此谓阴阳俱有余也,急泻其邪。"

肌体出现"邪气盛则实、实则实逆"此形气有余,复见经络变动之暑则气淖泽趋势之病气有余者,此当属形气有余、病气有余。

在小儿之常见病中,形气有余、病气有余病机者多见在小儿素体不亏者中新患如结膜炎、麦粒肿、腺样体肥大诸五官科疾病;某些新患之狂、癫等神志病变;新患流行性感冒等诸多传染性疾病诸实性病变中。

凡此类"形气有余、病气有余"之病机趋势者,其治当遵泻即开窗,有风自凉,可清诸热之治则,取针刺中之泻术以涤经脏中经水沸溢之病气有余。如此可使肌体阴阳得以平衡。

对此类疾病若仅用小儿推拿治疗,其力尚逊,其效难以速达。若取针刺之泻法,其经隧中病气有余之邪热自可在泻即开窗,有风自凉中愈疾也。

第三段 "泻即开窗,有风自凉,可清诸热"

针刺泻术可统揽诸热

"泻即开窗,有风自凉,可清诸热"乃指:针刺之泻法施术是不论形气有余还是形气不足者,只要见病气有余趋势者皆可为治。换言之,只要见"邪之入于脉也"中属"暑则气淖泽"趋势者皆可为治也。

第六节 "补乃关门,无风自温,唯祛新寒"

第一段 "形气有余、病气不足,急补之",治当温通于补

形气有余、病气不足,补

《灵枢·根结》曰:"形气有余、病气不足,急补之。"

肌体出现"邪气盛则实、实则实逆"此形气有余,复见经络变动之寒则血凝泣趋势之病气不足者,此当属形气有余、病气不足。

以下结合小儿病之临床就此问题进行探讨:

若素体尚佳之小儿由于护理不当,突感风寒而咳急,其气机病机为肺气当降不降,失于宣肃而逆上趋势,属邪气盛则实、实则实逆之形气有余。肺手太阴脉于外淫皆从热化前,其咳可同时伴有恶寒重发热轻及无汗、畏冷、鼻塞、清涕者,属肺手太阴脉有经水凝泣趋势之病气不足。

若素体尚佳之小儿由于护理不当夜睡露腹,或饮食生冷或不洁之物等,致有腹泻、腹胀、厌食、腹痛诸候者,此脾土病机变化是因新邪所由,出现"清气在下则生飧泻、浊气在上则升䐜胀,此皆阴阳反作,病之逆从"之邪气盛则实、实则实逆中形气有余。其见有腹冷、四肢欠温诸候者,此又当责脾足太阴脉、胃足阳明脉等变动中经水凝泣之病气不足。

以上其治当从补乃关门,无风自温,唯祛新寒之治则。且可久以留针。故《灵枢·经脉》曰:"虚则补之……寒则留之。"

如见突感风寒新邪而咳,见恶寒、无汗诸候者,当取大椎、列缺、合谷等穴,以补术来温通督脉、肺手太阴脉中病气不足者。

如见小儿现腹泻、腹胀、厌食中若复新有形寒、肢冷等者,宜取中脘、天枢、气海等穴,以补术来温通脾足太阴脉、胃足阳明脉中病气不足者。

以上施术,皆"补乃关门,无风自温""外门已闭,中气乃实"(见《灵枢·九针十二原》)以温通经络中"夫邪之入于脉也"中"天寒地冻,则经水凝泣"趋势之不通。

形气有余、病气不足者,基本俱属寒邪新受者。

第二段 "形气不足、病气不足,此阴阳气俱不足也,不可刺之,刺之则重不足。"

形气不足、病气不足,不可刺

《灵枢·根结》曰:"形气不足、病气不足,此阴阳气俱不足也,不可刺之,刺之则重不足。重不足则阴阳俱竭,血气皆尽,五脏空虚,筋骨髓枯,老者绝灭,壮者不复矣。"

肌体出现"精气夺则虚、虚则虚逆"此形气不足,复见经络变动之寒则血凝泣趋势之病气不足者,此当属形气不足、病气不足。

形气不足、病气不足者,多出现在小儿疾病误治、延治已出现变证危候或一些阳虚久寒者中。

以下结合小儿病之临床就此问题进行探讨:

如小儿肺炎喘嗽,初起因肺气闭塞,可见发热、咳嗽、痰壅、气急、鼻煽之诸候,此当属形气有余或形气不足中同时属于经水沸溢之病气有余者,其治当遵泻即开窗,有风自凉之治则,施针以泻经脉中之病气有余。可若失治、误治,小儿肺炎则不排除会有迅速出现面唇及指端发绀、四肢厥冷、冷汗淋漓、心悸等正虚邪陷,心阳虚衰。此时患者病机已速转为形气不足、病气不足之"此阴阳气俱不足也",已属纯虚之变证,此时中医针刺已属当非所涉。

如小儿泄疾中湿热泄泻者,可见水泻急迫且量多次频、脘腹胀满、泻下酸腐、小便短少、舌红苔腻等,此时当属脾土从升从降气机出现"当从者不从、逆从"之形气有余;经脉不调中出现"经水沸溢,暑则气淖泽"之病气有余者。对此形气有余、病气有余者,其治当以泻即开窗,有风自凉之治则,施针以除病气有余者。若失治、误治,患儿于暴泻中若出现神萎形软、表情淡漠、四肢厥冷、脉沉细之变证者,此时病机已速转为脾肾阳虚、命火虚衰之"当运不运、逆运""当从者不从、逆从"之形气不足及其经脉变动中经水凝泣之病气不足者。于此可为气阴两伤或阴竭阳脱之变证。此时已属"形气不足、病气不足,此阴阳气俱不足也,不可刺之,刺之则重不足"。

如对许多五迟五软之患儿,其病机本即为久病之脾肾二脏失去了生精血、升清气之功能,当属"精气夺则虚、虚则虚逆"之形气不足者。这些患儿经络运行之病机若见寒则血凝泣趋势者,当为病气不足。对此类属阳虚故寒之五迟五软之疾,若从中医内治给予虚则补之,经年图治恐也效难及半。可今日在诸多中医针灸书、小儿推拿书中总能看到对此形气不足、病气不足者列出一些用补肾、补脾以生精、续髓、添脑之外治处方,对此只可值付之一笑耳。

从以上分析《灵枢·根结》篇关于"形气不足、病气不足,此阴阳气俱不足也,不可刺之,刺之则重不足"之经文中,可使持针人在面对诸多慢性疾病时可以理性为治矣。

关于针不能够补治"精气夺则虚"之经文在《内经》中甚多记载。以下辑录数则:

《素问·阴阳应象大论篇》有曰

《素问·阴阳应象大论篇》曰:"形不足者温之以气,精不足者调之以味。"

在这段经文中形和精是指人之形体和形体中各种有能量之血气物质。经意乃为:外有形体不足、内有精气不足者,其俱当择于中药或五谷、五果、五畜、五蔬之食养。而这些俱蓄四气五味之物者,可有参与肌体之能量转化之用,而针却无此用。

故中国古已有曰:"凡营卫之亏损,形容之羸瘦,一切精虚气竭等症,概欲用针调补,反伤真元,未有不立败者。"(见《类经·二十二卷·贵贱逆顺》)

《素问·宝命全形论篇》有曰

《素问·宝命全形论篇》曰:"人有虚实,五虚勿近,五实勿远。至其当发,间不容瞚。"经文中之"五",可当做五脏来理解。

五虚勿近,就是对肌体虚弱者,在其精气夺则虚、虚则虚逆之形气不足中,复见经络紊乱中有寒则血凝泣趋势之病气不足。凡五脏中形气不足、病气不足此久有虚寒者,是不适合于针刺为治。故曰:"五虚勿近"也。

五实勿远,就是对属于五脏病变中,无论是五脏中有邪气盛则实、实则实逆中之形气有余者,还是精气夺则虚、虚则虚逆中之形气不足者,只要是在其经络紊乱中是有"暑则气淖泽"趋"实"者,俱可以针为治。故曰:"五实勿远"。

在对五脏实热诸疾取泻以为治时,待其结束治疗前之拔针当是瞬间速拔。此正是《灵枢·九针十二原》中"刺诸热者,如以手探汤"也。

《素问·奇病论篇》有曰

《素问·奇病论篇》曰:"所谓无损不足者,身羸瘦无用镵石也。"

镵石是指古代在人们没有掌握冶炼技术之前,古人取之镵石于人体肌肤给以刮痧疗疾。

本段经文是对孕妇之疾为治,其意乃为:所谓不要泻孕妇不足之血气,就是要对身体瘦弱者不可用镵石也。

本段经文也明确地告诉人们用镵石施术是治不了患者之虚疾。既然如斯,我们也应该相信金针也是补不了虚者。

《素问·评热病论篇》有曰

《素问·评热病论篇》曰:"虚不当刺。不当刺而刺,后五日,其气必致。"其意当为:血气虚而无热候者不当施针为刺,不当刺而刺,五日内病气必然加重。此经文虽是在"有肾风者"患疾中提及,然确应该视为针刺对一切虚证之禁忌。

《灵枢·脉度》有曰

《灵枢·脉度》曰:"盛者泻之,虚者饮药以补之。"其意乃为:切脉而知脉"盛"自可以针泻之;切脉而知脉"虚"者只有饮药以补之。

第三段 "补乃关门,无风自温,唯祛新寒"

针刺补术祛新寒而不补阳虚

"补乃关门,无风自温,唯祛新寒"乃指:针刺之补法施术是只适宜于治疗邪气盛则实、实则实逆此新寒中有"邪之入于脉也,寒则血凝泣"者,对这种形气有余、病气不足之病机趋势者,可施以温通图治。

"补乃关门,无风自温,唯祛新寒"也指:针刺之补法施术对阳虚生内寒趋势之形气不足、病气不足者不可治,越治越虚。因此非属"邪之入于脉也",非属刺、污、结、闭也。

第七节　各种小儿针刺手法与意法

第一段　小儿针刺手法

消毒

针具消毒：

将针具置于75%之乙醇内浸泡30分钟即可取出使用,直接与毫针接触之针盘、镊子诸物亦当消毒。

小儿针刺宜以一次性用针。

医者手指消毒：

医者在针刺前,须先将手用肥皂水洗刷干净,再用流水冲洗。后用75%之乙醇棉球或0.5%之碘伏(碘–聚醇醚溶液)棉球涂擦,然后方可持针施术。

施术部位消毒：

在患者需要针刺之穴位上用75%之乙醇棉球或0.5%之碘伏棉球拭擦,擦时应从中心点向外圈绕擦拭。采用三棱针放血时,先用2%之碘伏涂擦局部皮肤,稍干后再用75%之乙醇棉球脱碘。消毒之处须避免接触污物,以防重新污染。需使用拔罐放血时,最好使用一次性抽气罐为妥,且要消毒后使用。

针刺注意事项

①患儿在新饥、新食、乏力及精神过度紧张时忌针灸。

②小儿囟门未合时,针刺头部腧穴要注意躲避。

③常有自发性出血或损伤后出血不止者忌针刺。

④皮肤有感染、溃疡、瘢痕部位忌针刺。

⑤由于小儿针刺易摇身晃脑,所以在针刺眼周、包括鼻周穴位时要特别小心,避免误伤眼睛。同时,在给小儿眼部施术时,要同时于双合谷穴下针,以防患儿习惯抬手以触针伤眼。

⑥小儿口含食物时忌针灸。

⑦小儿针刺先后顺序中,以疼痛敏感穴(如:鱼际、迎香、十宣穴等)最后下针,

或不于此类腧穴下针。

⑧小儿针灸必须经家长同意并陪护。留针期间不得走动,以防不测。

⑨注意调控室温。

⑩小儿禁用电针。

毫针留针术　毫针闪针术　毫针断针点穴术　毫针扫针术　毫针藏针术　毫针挑针术　毫针透天凉术

"黄帝曰:'刺婴儿奈何?'岐伯曰:'婴儿者,其肉脆血少气弱,刺此者以毫针,浅刺而疾发针,日再可也。'"(见《灵枢·顺逆肥瘦》)其意乃为:小儿者其皮肉脆弱,以毫针刺时宜浅刺、宜不留针、可当日再刺。

《生命不应煮》遵《内经》小儿毫针之理,在使用传统之毫针刺入留针法外,于临床中习用毫针闪针术、毫针断针点穴术、毫针扫针术、毫针藏针术、毫针挑针术,凡此诸多针法可于患儿几乎无痛中反得效宏。

1.毫针留针术:此法即为常规毫针刺法,选择半寸针,常规消毒后速以进针,酌以留针10分钟左右。毫针留针术之补泻手法操作与成人有别处为:针之补泻于小儿尤当轻手重心,全在针家"泻如提勺、补如切刀"之意中。对诸热疾之以泻为治中,当于摇大针孔之同时配合速以拔针,特别是出针后见血者治效尤大。

2.毫针闪针术:选择半寸针毫针,常规消毒后快速刺入,同时顺势持针反弹出穴,势如用鼓槌敲鼓。施术过程始终手不释针瞬间结束针事。常用于腹痛、厌食等脾胃疾病之治疗。若施补泻:补则轻敲,泻则重敲。针握于手,却全在心。

3.毫针断针点穴术:选择一寸针,将针身用剪刀剪去大半,使此毫针不再具有针尖,于常规消毒后用此断针点穴,整个过程针持于手,却全在心。施力以患儿尚不觉有针痛为度。常用于小儿便秘及其他疾病之治疗。(也可以购买一次性断针)

4.毫针扫针术:选择半寸针毫针,常规消毒后以15°倾斜角度持针柄,于穴位或穴位旁处使针尖着肤轻扫,以患儿皮肤上不留扫针痕迹为度。常用于咳喘之治疗。若施补泻:补则轻扫,泻则重扫。针持于手,却全在心。

5.毫针藏针术:选择半寸针,常规消毒后以医者拇指、食指、中指捏针柄,且须将针尖藏于医者食指指肚,治时在穴位上,以食指肚触患儿穴位处皮肤,使针尖与穴位处皮肤接触如蜻蜓点水般为宜,使患儿尚不觉有针为度。常用于小儿腹泻及其他消化道疾病之治疗。施术当针藏于手,却全在心。

6.毫针挑针术:选择半寸针,常规消毒后以医者拇指、食指捏针柄,使毫针针尖垂直抵于皮肤且不得刺入,再改为约30°角度后瞬间向上挑皮,以使针尖能够从皮肤弹离,整个过程施力以患儿尚不觉有针痛为度。对一些疾病可于少商、商阳等井穴在毫针挑针术后即以挤血似有见红,可利清热。常用于小儿肺疾之治疗。施术当针挑于手,却全在心。

7. 毫针透天凉术:选择相关腧穴,常规消毒后,持毫针速刺,进针不宜浅当在人地部间,然后向一个方向捻针至出现滞针感后,借滞针之紧涩感施最大力度向天部作一次性提针,不得松手,坚持约10至20秒,亦可视病情而酌以加时。提针时最大力度之分寸之把握:针家在滞针状态下轻手重心提针时,视患儿面部表情无较大痛苦状为度,而患儿面呈较大痛苦状为施力太过。

笔者常用透天凉术之配穴为:于大陵穴施术以清心热,于鱼际施术以清肺热,于内庭穴施术清脾胃之热,于行间、侠溪穴施术以清肝热,于睛明穴施术常用于五脏有明显热候及五官热疾者。

临床中对小儿患疾几乎没有使用烧山火针刺术之机会,故不述。

第二段　小儿针刺意法

得神

将针刺之补泻手法喻以或向外开窗与或向里关门作为医者施针时施力之取向,此不能言为其错,但此也不能言为当属临床施术中之要谛。

针刺施术之要谛是在于能否得以神助。

《素问·八正神明篇》曰:

帝曰:何为神?

岐伯曰:请言神。神乎神,耳不闻,目明心开而志先,慧然独语,口弗能言。俱视独见。适若昏,昭然独明,若风吹云,故曰神。

三部九候为之原,九针之论不必存也。

《生命不应煮》对此经文之理解为:所谓神主要就是《内经》中所载治疗疾病之规律。一个医者心中若明悉了治疗疾病中之规律,当病人之病机为众医家所不解时,这个医者却是心智已开,恍然大悟,治疗中这个医者能够说出别人尚说不出之话。大家在观察都还昏沉未明时,这个医者已有独立之见解。别人还在混沌何以为治时,这个医者却独自清晰,治起病也会好像风卷残云,这便谓是神。

一个医者若能够得神以助,如此在临床中作以"所言虚实者,寒温气多少也"之诊断后,其治疗中反倒没有太繁多之理论了。

持针人若欲得以神助,当有二事须知。

知持心、知贵人。缺一知,则不可得神助也。

知持心

持针人要做到:

心里明悉《内经》于"夫邪之入于脉也"病机范畴中之"所言虚实者,寒温气多少也",此只适用中医外治之虚实病机观。

心里明悉《内经》"针入气出、继而相逢"中"得气"之机理及现象。

心里明悉《内经》援物比类中所寓"泻即开窗""补乃关门"之补泻治疗原理。

只有心里明悉"泻即开窗"之原理,才能够做到其心求泻、其意为出,在医者开窗之意念中自可手随心施,以达泻效。此乃意泻。

只有心里明悉"补乃关门"之治疗原理,才能够做到其心求补、其意为入,在医者关门之意念中自可手随心施,以达补效。此乃意补。

只有心里明悉"导气同精"法治疗之机理,才能够做到用心调气、其意先到。在医者开窗继以关门意念中自可手随心施,以臻达到以通为治。此乃意到。

意泻、意补、意到俱要"如临深渊,手如握虎,神无营于众物"(见《素问·宝命全形论篇》)。

开窗、关门中之意泻、意补、意到于诸针刺方法中似乎只言及了毫针刺入之留针法。其实如小儿毫针闪针法、毫针断针点穴法、毫针扫针法、毫针藏针法、毫针挑针法、毫针透天凉法等施术均寓是理。俱不离"调气在于始终一者,持心也"(见《灵枢·小针解》)。

知贵人

现在全国各大医院都有一个共同之提倡,即"视病人如亲人"。

笔者本人之亡父陈孝民公生前屡次启发笔者曰:"让我待病人如亲人,我一生没做到。但是视病人如朋友,在我一生行医中都做到了。"这句话应是笔者家父一生艰辛行医路上之最大快乐。

在中国传统文化之伦理中,要求一个医者对患者并不是要去如对亲人,也不是要去如对朋友,而是"如待所贵"中之贵人。对患儿也要视作贵人之子。

既然医者对患者是"如待所贵",那么,医者对患者便没有了如是亲人间之随和,没有了像待朋友那样之客套,剩下只有对患者之责任与尊敬。

只要把患者当成了一个贵人,任何一个持针人施术都会小心伺候于"如待所贵、不知日暮"(见《素问·离合真邪论篇》)也。

当一个持针人将患者视为贵人时,持针人能在与贵人交流中所长进之修养,哪怕此人曾是一个粗人者,也会让他变成一个"语徐而安静,手巧而心审谛者,可使行针艾"(见《灵枢·官能》)者。这种说话斯文、举止安静、心灵手巧、观察细微者,才是可从事针灸工作者。

古人还认为:既然"天"将病人性命交托于你,你就与"天"签订了契约,如果你疗疾时不是"如待所贵"而是乘人之危,收取红包,重复检查,你就违反了契约。这契约就是"传之后世,以血为盟,敬之者昌,慢之者亡,无道行私,必得夭殃"(见《灵枢·终始》)。

这段经文中何谓"敬""慢""天""殃"?在此笔者不拟做过多解释。仅是对"必得夭殃"中"必"做一解释:"必"者是必然也,不是可能。经文是警示后人,一个医者行医中只要有"无道行私"之因,"必得夭殃"之果就一定会出现。不是有可能出现,是迟早要出现。

因出来混者,总需要还。

第八节　小儿常见病各论

一、急性咳嗽

小儿急性咳嗽多由之外感,一年四季均可发生,且以秋冬及春季发病率高。任何年龄儿童均可发病,尤以婴幼儿者多见。预后一般均佳。

古人认为有声无痰为咳,有痰无声为嗽,有声有痰谓之咳嗽。但作为小儿咳嗽却难以依此为辨。此是由于肺主气,通调水道,小儿肺疾多易因肺失宣肃而聚湿成痰,且小儿肺疾每有化热之病机趋势而更为热痰。可是小儿多不会吐痰,更何况热痰本就不易咳出。

总之,在中医外治病机中是小儿肺常有余。

【临床表现】

发病急,咳声多为高扬,病程短。

于风寒、风热、风燥、疫气诸外感,及伤食、痰邪等引起咳嗽,其会有诸多不同临床表现。但小儿患咳皆难离肺病皆从热化之共有趋势,故其每是属以干咳为主候之热咳。即便是初为感有风寒之咳者,其也是会在一两日后化为热咳。

对体虚而屡有新咳者,临床亦多会见有咳声嘶哑、五心久热、唇朱、口鼻干而无润、舌红乏津诸候。

【针刺病机】

形气病机

肺之生理气机属上者当降者,患儿肌体中无论外内诸因,新咳当应属"邪气盛"中肺脏气机"当降者不降、逆上"此失于肃降。此乃"邪气盛则实、实则实逆"者,属形气有余。

肺之气机属上者当降者,患儿肌体中可因先天不足、后天失调而致正气趋虚,此"精气夺"中必然亦使肺脏气机失于肃降而有了逆上趋势。此乃"精气夺则虚、虚则虚逆"者,属形气不足。

病气病机

因肺手太阴脉本即肺脏之本脉,故无论内、外诸因均可导致该经络运行之紊乱,以出现"肺胀满,膨膨而喘咳"(见《灵枢·经脉》)者。

经络血气不和中,极多数为经水沸溢趋势者属病气有余。

经络血气不和中,凡是经水凝泣趋势者属病气不足。然数日亦多化热而转病气有余。

【补泻原则】

于小儿咳嗽之病变中,其病气病机是属有暑则气淖泽趋势者,当取"泻即开窗,有风自凉,以清诸热"之治则。

对病气中寒温气区别不明显者,可取导气同精法以通为治。

【取穴与施术】

尺泽、经渠、太渊、鱼际、少商(后称作"臂五穴")。

以上乃为肺手太阴脉之五输穴。对以上腧穴,根据病情及患者年龄随机选择毫针挑针术,毫针扫针术或毫针藏针术等。两侧均是从尺泽到少商依次施术,意泻。

【穴位加减】

对绝大多数患儿言,其病机当属经水沸溢之病气有余者,于处方中臂五穴治疗

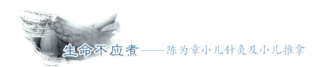

时可在鱼际肌处多点施术,且要略以加力、略以加时。因鱼际穴是手太阴肺经之荥穴,在加力、加时刺激后可立现肢体从远端到近端生凉感。此现象亦是实锤泻即开窗,有风自凉之效验。

热候突出者,还可于尺泽穴静脉怒张处刺皮放血。放血量以血色由黑变红为度。

胸闷加内关。

【病案】

1. 许某,女,2岁。

患儿于1周前曾经患感冒,退热后复生咳。已5日,医院经中西药物治疗罔效,经查肢温、唇朱、鼻干。

诊断:咳疾(经水沸溢)。

治则:通经清热,肃肺止咳。

处方与施术:双侧臂五穴,施毫针挑针术。意泻。

经治1次显效。共治3次愈。

2. 善某,男,4岁。

患儿因夜睡蹬被感凉致生咳二日,无汗,肢欠温,鼻有清涕。

诊断:咳疾(经水凝泣)。

治则:温经散寒,宣肃肺气。

处方与施术:双侧臂五穴,施毫针藏针术。意补。

经治1次臻臻汗出,咳亦减轻。共治3次愈。

3. 陈某,男,8岁。

患儿咳1月余,夜尤甚,咳时伴痰,不思饮食、口气秽馊,腹胀不喜按,唇朱,咽干,舌红苔黄腻,脉稍滑。

诊断:咳疾(经水沸溢伤食)。

治则:通经清热,降胃止咳。

处方:①双侧臂五穴;
　　　②中脘、天枢、气海;
　　　③内庭。

首治于处方①诸穴施毫针挑针术,意泻。于处方②诸穴施毫针闪针术,意泻。于处方③穴位施毫针闪针术,出针带血。共治5次。经治后舌苔黄腻已不显,咳亦轻,仅是夜时有咳。

再治,择处方①诸穴继施挑针术,意泻。隔日1次,经再治3次。愈。

医嘱:家长改变患儿生活习惯,常以素食,按时进餐,多运动。

2个月后随访,未再咳。

4. 周某,男,10岁。

此次咳已3个月,时感胸闷,其咳痰黏黄不易出,体臃面赤,肢热,唇舌色红,苔稍黄,脉滑数。

诊断:咳疾(经水沸溢痰热)。

治则:降逆肃肺,清热化痰。

处方:①双侧臂五穴;

②中脘、丰隆;

③内庭。

首治于处方①诸穴施毫针挑针术,意泻。于处方②诸穴施毫针闪针术,意泻。于处方③穴位施毫闪针术,出针带血。经治10次,咳已减轻,且咳亦不再有痰。

再治,择处方①继施毫针扫针术,意泻。隔日施术1次,经治5次,咳止。3个月后随访,咳愈未犯。

医嘱:家长改变患儿生活习惯,少食甘肥,多运动。

5. 张某,男,8岁。

患儿咳嗽2日,腹胀不喜按,厌食,唇朱、舌红、苔黄腻,脉滑数。经查问,患儿患病前2日曾暴食,后致厌食,即患此咳。

诊断:咳疾(经水沸溢 伤食)。

治则:通经肃肺止咳,降逆消食化积。

处方:双侧臂五穴。

首治1次,先于尺泽穴(双侧)血络明显处刺络放血如流,后继于经渠、太渊、鱼际、少商穴施毫针挑针术,意泻。次日,苔黄已退。咳已基除。

再治依处方施毫针闪针术,意泻。治疗3次,其间又施尺泽穴(双侧)放血1次。愈。

6. 李某,女,6岁。

患儿咳嗽3日,无痰,咽痛,舌红苔薄黄,脉浮滑。

诊断:咳疾(经水沸溢)。

治则:通经降肺,清热利咽。

处方:双侧臂五穴。

首治1次,先于尺泽、经渠、太渊、鱼际穴施毫针扫针术,后继于少商穴挑针后挤血如豆。次日咳与咽痛俱减。

再治,依处方施毫针扫针术3次,其间又于少商穴施挑针挤血1次,愈。

7. 戚某,女,10岁。

患儿干咳半月,时感胸闷,唇朱舌欠润,鼻干孔结痂。

诊断:咳疾(经水沸溢 三焦不通)。

治则:降逆肃肺,理气宽胸。

处方:双侧天井穴、臂五穴。

首治中于天井穴施毫针闪针术,余穴均施毫针扫针术,意泻。共治2次后,咳已稍减,胸闷觉已轻。

再治,取臂五穴施毫针扫针术,隔日施术,又经治3次。治中曾于尺泽穴(双侧)静脉显处施放血如流1次,以清肺热。病愈。

8. 楚某,男,9岁。

患儿1年间时干咳,便干亦1年余。五心烦热,唇鼻干涩,咽稍红,脉弦数。

诊断:咳疾(经水沸溢 肠腑不通)。

治则:降逆肃肺,通腑清热。

处方:①双侧臂五穴;

②防风通圣丸,口服。

经治中于处方①诸穴治疗5次,诸穴均施以毫针挑针术,意泻。其间曾经2次于鱼际穴处有明显色红之细络为刺络放血成流,咳减轻。医嘱患儿家长,以后大肠不通,咳无宁日。故不必再于我处针刺,徒增患儿之苦。回家坚持服用防风通圣丸1个月,其病可除。

时隔2个月后,家长致电以示感谢,言其子病已除,大便也软。

【按语】

《生命不应煮》前论中有言:"'虚实'之概念在中医内治与中医外治之病机理论上是属同形、同音而非同义词也"。

"凡刺之要,气调而止"之中医针灸学是通过调经络中气之运行,并且从通过调经络中气之运行来作用于气机升降出入之运行以治疗疾病者。在这种以通为治中就要始终不忘"中医针灸之虚实观是以《内经》原典中'寒温气多少也'为依据。在中医针灸临床中永远以寒清气与温热气之多与少为分水岭来归属中医外治病机中之虚实属性"。从而在临症中根据这种"寒温气多少也"之虚实病机之差异,以驾驭泻即开窗,有风自凉、补乃关门,无风自温补泻施术之应用。

很显然,这种适用于中医针灸学中之此虚实理论若是被"在中医内治临床中永远是以精气与邪气之少与多为分水岭来分类归属中医内治病机中之虚实属性"之中医内治病机理论所代替,那就定会造成中医针灸临床中之混乱,也使中医针刺治咳之疗效缺失。

当今有些针家却是许久地已不知需将中医内治之"虚实"与中医针灸中之"虚实"给以区分了。亦可言这些针家是主张将中医内治"邪气盛则实、精气夺则虚"之虚实观挪用到中医外治病机中是天经地义。

中医内治对小儿肺疾之病机认知中是有小儿肺常不足之说,此说用在中医内治治疗言确为中肯。肇之临床,小儿因肺常不足而易招外邪所侵,且又有外淫皆从热化之规律,从使每易导致肺肾阴虚、肺胃阴虚中逆气之咳喘者,对这种"精气夺则虚"之病机趋势存在,在中医内治中就必须坚持在宣肃肺气中不失滋阴润肺之"虚则补之"了。

《生命不应煮》对小儿肺疾之针刺病机认知中却认为是小儿肺常有余。同样还是以上这个中医内治中肺肾阴虚、肺胃阴虚中逆气之咳喘之疾,其形气病机中应该是"精气夺则虚、虚则虚逆"之形气不足者。而从病气病机言,其患儿于临床中除了有咳之表现外,尚一定会有不同程度之肢温、唇朱、鼻干诸阴虚热候,就此类热候言,是不可能将其归为中医外治"寒温气多少也"中有"天寒地冻,则经水凝泣"趋势之病气不足,而应该归为有"天暑地热,则经水沸溢"趋势之病气有余者。就以上这种形气不足、病气有余之病机为治中,当是"形气不足、病气有余,是邪胜也,急泻之"。何以要"急泻之"?这就要读《生命不应煮》者于此驻心格物这段经文内此"是邪胜"三字也。

如果中医内治医者在面对一个感于外因热邪而咳者或较为单纯痰热壅肺诸内

因之咳者时,其可当属中医内治中之实热而咳,其需清肺为治。这种中医内治中之实热为咳在针刺中是属形气有余、病气有余,此谓"阴阳俱有余也,急泻其邪"者。

笔者认为,临床所见小儿患咳,特别是咳已数日者,基本俱有化热趋势,这种化热趋势在中医内治中多属肺之阴虚,治当润补。对这种化热趋势在针刺疗疾中却属"形气不足、病气有余"者。因病气有余,治当"急泻之";对属于中医内治中实热之肺疾于针刺疗疾中是属形气有余、病气有余者,治当"急泻其邪"。总之在针刺疗疾中当是见热即涉病气有余趋势,治俱当泻,任其形气有余与不足也。

病案1许某与病案2善某者,俱为新患之咳。取穴俱是臂五穴。一者病气病机属"天暑地热,则经水沸溢"趋势之病气有余者,其施以毫针挑针术。用毫针向外挑针即"刺诸热者,如以手探汤(见《灵枢·九针十二原》),意在出也"。此乃"泻即开窗,有风自凉",使肺气得肃也;一者其肺患疾尚未化热。其病气病机属"天寒地冻,则经水凝泣"趋势之病气不足者,其施术是藏针术,且在每一个腧穴施术时其力稍加,其时略久。即"刺寒清者,如人不欲行(见《灵枢·九针十二原》)"意在入也。此即"补乃关门,无风自温"。术后患儿多可臻臻汗出使肺气得宣也。

病案3陈某与病案4周某者,其病机是有同处。从其唇朱、苔黄即可诊为同属经水沸溢之病气有余,此二患儿俱于肺手太阴脉之五输穴中施以毫针挑针术以清热肃肺。二者脉滑则又知其俱热于胃,故又俱不离于中脘穴以降逆,取内庭穴(酌施透天凉术)以清胃热。同时二者病机也是有异处。因病案3陈某者咳由伤食,故用天枢、气海穴以配中脘与内庭,意在化食清热。因病案4周某者咳由痰热,故用丰隆穴以配中脘与内庭,意在化痰清热。

病案5张某与病案6李某者,其病机俱是肺气不降而失肃之形气有余及经水沸溢之病气有余者。故二者亦均不失取泻即开窗,有风自凉之治则。病案5张某者咳因伤食二日,于肺手太阴经五输穴施挑针、扫针术时先在合穴尺泽放血。于尺泽穴施术其于肃肺中复有降胃消食之用,是因肺手太阴脉"下络大肠,还出胃口"是经络所过,主治所及。还因"病在胃及以饮食不节得病者,取之于合"(见《灵枢·顺气一日分四时》)也。也更因放血者,开窗可涤诸邪热也。病案6李某者咳而咽痛。咳取肺手太阴经中五输穴施扫针术者是为肃肺。后取井穴少商挑针后挤血是为利咽清热。于少商穴放血施术其利咽之用是因手太阴经别和手阳明经别均"上出缺盆,循喉咙",亦是经络所过,主治所及。并且井穴是主官窍之疾者也。也更因放血者,开窗可清咽喉之热也。

病案7咸某与病案8楚某者,亦俱属形气有余、病气有余之热咳。治当取"泻即开窗,有风自凉,可清诸热"治则,俱不失于臂五穴施术。病案 7 戚某者有胸闷而咳,是因三焦之上焦壅滞,故取三焦少阳脉之天井穴。因此穴是该经脉五输穴中之子穴,故有实则泻其子,开窗可通壅滞之能,擅除上焦之胸闷。病案 8 楚某者咳而便干,因是肠腑不通。对大便偏干或秘者,针灸之力难及中药之效,故治疗中配合使用处方②内服防风通圣丸。通便亦为开窗,通下而利上,通腑而降肺。于此二患儿或于尺泽、或于鱼际穴放血俱为"泻即开窗,有风自凉"也。

总之,凡治小儿咳疾,全以肺手太阴经之五输穴为基础方。根据患儿症状,或添穴或变换施术手法。随症机变,虽无定法,然又全未失通经降肺之大法也。

二、发热

发热是儿科临床常见症。小儿正常腋下温度大于 37.4℃时为发热。

正常小儿体温可波动于一定范围,婴幼儿体温尤易波动,未成熟儿、新生儿、营养不良小儿更为甚。

凡能影响肌体产热或散热之因素存在,均可能使体温暂时性升高,如高温环境、过分保暖、新生儿及未成熟儿哭闹、喂奶及活动后等,但一般不超过正常范围 1℃。

发热中热度分型尚无统一标准,儿童一般认为腋温 37.5~38℃为低热,38.1~39℃为中度发热,39.1~40.5℃为高热,40.5℃以上为超高热。其中高热与超高热者,古有壮热、实热、阳明内热、身大热等称谓。

发热时间持续 2 周以内,称为短期发热(多见外感、伤食发热)。发热时间持续 2 周以上称为长期发热(多见阴虚内热)。

对中医认为长期低热之"五心烦热""潮热"者,应检查是否属于西医的慢性感染,如结核病、慢性扁桃体炎、副鼻窦炎、慢性肾盂肾炎等疾。

【临床表现】

患儿可见不同程度之体热及由内外诸因引起其他全身症候。

外感发热中感风寒者发热而无汗,感风热者发热而微汗出,感风暑者为夏暑季患病。外感时邪病毒者可见头痛、发热、畏寒高热、全身酸痛。

内伤发热中属伤食者,可见嗳气吐乳、不思饮食。素体蕴热者,可见心烦不安、口舌生疮、大便久秘、小便赤涩等。

【针刺病机】

形气病机

《小儿常见病症病机解析·发热》对小儿发热认为："阳热太盛有两种情况，一是实热，实热是阳确实盛。二是阴虚，阴虚了阳相对旺盛，实质还是一样都是阳盛。"

《素问·至真要大论篇》曰："诸逆冲上皆属火。"如果将此经文视为正话正说来理解，应是肌体中气机当降者不降反出现"诸逆冲上"皆是属于火热者。在小儿发热之气机病变中，自然是有邪气犯卫时肺气失于宣肃而不降、热入阳明气分时胃肠腑气不通而不降，甚乃出现小儿现高热惊厥之心包与肝之气机之厥逆诸不降之病机趋势。

如果将"诸逆冲上皆属火"经文再视为正话反说来理解，大凡在对小儿发热之疾治疗中，将肺、胃肠、心包、肝之气机上逆恢复其生理下降时，火热便以得熄矣。

从以上言，小儿新热当属"实热是阳确实盛"之"诸逆冲上皆属火"者，属邪气盛则实、实则实逆之形气有余。

小儿肾常不足者，无论虚以感邪，还是邪久致虚，凡小儿发热久以难熄者"是阴虚，阴虚了阳相对旺盛，实质还是一样都是阳盛"之"诸逆冲上皆属火"，此种发热属肾阴匮乏无以济上中之精气夺则虚、虚则虚逆之形气不足。

病气病机

"邪之客于形也，必先舍于皮毛"，肺在体合皮。外邪首侵肺卫虽然有寒侵与热侵之差异，可是作为小儿肌体出现以发热为主候时，此时之病机已应当有了外淫皆从热化之归宿而成脏经两燔。

故作为侵表之外邪是可经肺手太阴之脉传入阳明而有身热、汗出、不恶寒反恶热、脉大诸之阳明气分之热。

故作为肺卫热邪亦可循经"逆传心包"以引君相厥阴之火炽，可生心烦夜惊，甚则出现高热惊厥者。

亦见伤食化热，腑热经燔者。

可有正虚，肾水匮乏无以上济而体有久热不除者。

总之若从中医针灸学中"所言虚实者，寒温气多少也"之虚实观来分析小儿发热，"阳热太盛有两种情况，一是实热……二是阴虚，阴虚了阳相对旺盛"俱当属所涉经络已有不同程度经水沸溢之病气有余者。

【补泻原则】

小儿发热其病机不可能是属经水凝泣趋势之病气不足者。应是属经水沸溢趋势之病气有余者,故当取"泻即开窗,有风自凉,以清诸热"之寒通为治。

【取穴与施术】

①颅息穴,刺络放血;

②尺泽、曲池穴,刺络放血;

③然谷之前,刺络放血;

④宿屎者通便。

【方义】

颅息穴

《素问·阴阳应象大论篇》曰:"其在皮者,汗而发。"

《铜人腧穴针灸图经》认为颅息穴擅长"治身热头重,胁痛不得转侧……小儿发痫"。

《针灸大成》认为"颅息治身热、疼痛不得卧、耳肿及脓汁"。

颅息穴刺络放血,是于耳背后颅息穴处寻显露之鸡爪状血络用一次性注射针头为刺。专以发汗为其出,乃"泻即开窗,有风自凉"也。

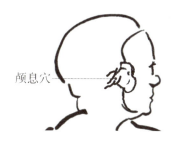

尺泽、曲池穴

《素问·刺热论》曰:"肺热者,先渐然厥,起毫毛,恶风寒,舌上黄,身热,热争则喘咳……刺手太阴、阳明,出血如大豆。立已。"其意乃为:肺热病者,首先出现突然性寒冷颤抖,皮肤粟粒,毫毛竖起,恶风寒,舌现黄苔,身体发热;热邪与肺气相争就会气喘咳嗽……当针刺肺手太阴经脉和大肠手阳明经脉,针刺出血如豆,疾病立已。此亦"泻即开窗,有风自凉"也。

然谷之前

《素问·缪刺论篇》曰:"见嗌中肿,不能内。唾以时不能出唾者,刺然谷之前,出血立已。"

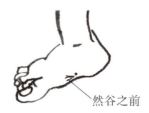

然谷之前

《素问·调经论篇》曰:"志有余则泻然筋血者。"志者,肾之所主也。有余者,相火有余也。故从肾之荥穴然谷穴前处找瘀络浅显处针刺放血,以涤少阴中相火。

《生命不应煮》认为:古人所言然谷之前与然筋血者,当同指一处,于然谷穴前部所见之血络显处放血是为"泻即开窗,有风自凉"也。

润导通便

《伤寒杂病论》曰:"阳明病,自汗出,若发汗,小便自利者,此为津液内竭……当需自欲大便,宜蜜煎导而通之。"其意乃为:阳明热证,若出现出汗、小便自利者,使津液更伤,肠道失润大便干燥难行。是津液内竭导致大便干结。虽有便意频繁而不得出,遂因势利导,润导通便,可取蜜煎导而通之。此亦"泻即开窗,有风自凉"之治也。

【加减】

烦渴多饮、汗出尿少、舌红苔黄、脉洪数者,热入气分可于内庭施透天凉术或毫针闪针刺且出针带血。神昏谵语配人中施毫针重刺激。

【病案】

1.冯某,男,6岁。

患儿发热1日,体温38℃,咳,伴有鼻塞,唇朱、舌红。

诊断:发热(经水沸溢)。

治则:火郁发之,引火下行。

处方:①颅息穴、然谷之前,刺络放血;

②臂五穴(双侧)。

　　首治取处方①为治。针后血出如流,患儿臻臻然汗出而热退,致晚热复至38℃。吃退热药后降温,一夜睡安。

　　次日午时再诊,热未作,咳加剧。于处方②施术中先于尺泽穴处刺络放血,如流,余穴施毫针挑针术。

　　后2日,臂五穴施毫针挑针术,意泻。愈。

2. 程某,女,2岁。

患儿发热2日,体温39.2℃,手心烦热,便秘。唇朱舌红。苔黄腻。

诊断:发热(经水沸溢、腑气不通)。

治则:火郁发之,通腑清热。

处方:①颅息穴刺络放血;

　　　②施小儿润导通便术(取适量蜜与水各半融后缓注肛中且堵肛门5分钟)。

经治1次,取处方①、处方②。

经治后当晚便通,体温降至38℃,次日晨体温36.7℃。愈。

3. 毛某,女,5岁。

患儿昨日时发热38.4℃,今已咳喘,便可,唇朱舌红苔黄。

诊断:发热(经水沸溢)。

治则:通络泻火,肃肺止咳。

处方:①尺泽、曲泽穴,均刺络放血,血出如流;

　　　②然谷之前刺络放血,血出如流;

　　　③臂五穴(双侧)施藏针术。

首治处方①、处方②刺络放血,血出如流,体温当夜降至37℃。咳顿已减半。

再治取处方③臂五穴施毫针藏针术,意泻。连治2日,愈。

4. 李某,男,4岁。

患儿发热3日,入夜最高38.7℃,时呕吐。唇朱、舌红。

诊断:发热(经水沸溢)。

治则:通络泻火,降胃肠。

处方：①尺泽、曲泽穴，均刺络放血如流；

②然谷之前刺络放血。

首治取依处方①双侧施刺络放血如流。当日晚体温已退至38℃，呕止。

次日依处方②施术。病愈。

5. 楚某，男，7岁。

发热37.6～37.8℃之间，已3个月余，中西医治而不愈。经常五心烦热，唇干舌红，大便正常。

诊断：久热（经水沸溢）。

治则：引火下行。

处方：然谷之前（双侧）刺络放血。

首治依处方施术，出血如流。

再治，首治后已过10日，低热见轻，每次发热已经不会再超过37.6℃。再诊治疗仍施然谷之前放血如流。

续治，再诊后又经过10日施然谷之前刺络放血如流。

本案患儿1个月内施术3次，后体未再热。

【按语】

《生命不应煮》认为颅息穴乃小儿散汗退热第一穴，能够使小儿快速汗出中以达"体若燔炭，汗出而散"（见《素问·生气通天论篇》）之效，且任何中医外治法均不会出现中医内治中误治而出现之出汗太过之虞。一些患儿在施术后会有热退复炽，当是散热过程，多会于当日晚或次日早退热，如病案1冯某、病案2程某者。

尺泽、曲泽穴施放血术，其除治如病案3毛某小儿身热中尤有喘咳者外，因尺泽通肠胃，故可治如病案4李某于发热中尚同时有呕泄之胃肠型感冒者，俱泻太阴、阳明中热也。

然谷穴之前者对久热之患儿更宜。其原理乃然谷穴为肾足少阴脉之荥穴，因"荥主身热"，故退热效佳，对小儿久热阴虚者有火去水生之妙，如病案5楚某者。

在临床中屡可有本拟于颅息穴放血以取汗为治，却因颅息穴处未见鸡爪状络脉之充盈，此时只有改在尺泽、曲泽穴或然谷前处寻络放血。同理，设若本欲予然谷前放血以清久热，此时若因然谷前无瘀络以施术，可改用尺泽、曲泽、曲池或颅息穴诸处寻络放血。

三、各类肺炎喘嗽

《生命不应煮》认为:于中医外治病机中属小儿肺常有余者。

外感风邪或夹热或夹寒或夹时邪病毒等侵犯肺卫,肺卫失司,小儿病肺外淫皆易热化而炼液成痰,痰热阻于肺络以失宣肃,肺气闭郁,发为肺炎喘嗽。

本病一年四季均可发生,尤以冬春两季为多,好发于婴幼儿。2 岁以下者为多见。

【临床表现】

发病多急剧,多是以发热、咳嗽、喘逆、气促鼻扇为主候。轻症肺炎可只有低热,咳嗽而无气促、鼻煽等候。重症肺炎临床上除见有典型肺炎的特征外,还可见呼吸困难,两缺盆穴、天突穴处出现扇动凹陷征,甚则口唇、爪甲青紫等。体弱患儿可有不发热甚或体温低于正常者。

若正气不足,使毒邪内陷可有心阳虚衰、邪陷心肝之变症。从可出现脉搏疾数,肝脏增大,抽搐昏迷等各种危急症候。

【针刺病机】

形气病机

小儿肺炎之作,无外乎热、痰、气三者搏结而闭于肺,使肺之气机当降不降,失肃而逆上也。

从热言,小儿肺炎是多由外淫所侵,化热烁金,致娇脏酷煎。

从痰言,小儿本就肝常有余,外淫化热则引内之肝火炽灼。此两贼相煎,尤致炼津成痰。

从气言,生理上木需金制,二者方得升降相因。病理上却每成反制而使木火刑金。于是出现肺金有升而失降,肝木有升而失制,使肌体上焦之升降气机出现易升难降、升多而降少趋势。

正是以上气、痰、热三者搏结中使肝失降而热增,肺失宣肃而满增,故于木金"当降者不降、逆上"中得见咳喘而鼻煽、痰鸣且身热作。此乃属邪气盛则实、实则实逆之形气有余。

素体肺阴不足者或肺炎病久未愈者,复会因母病及子殃及于肾水,则肾亦难升以纳气于肺。亦复会子盗母气可祸及于脾土,则脾亦难升以散精于肺。如此皆可有正虚邪恋,使其病相对迁延难愈。此时肌体气机中肺之"当降者不降、逆上"与肝之当制不制、失制之逆上,此已属精气夺则虚、虚则虚逆之形气不足。

病气病机

肺喜润而恶燥者,肝常有余者。于小儿病肺中无论是形气有余还是形气不足,二者皆存热化趋势,小儿肺炎多是由诸内外因导致气盛热燔、血热沸张。《素问·脉解篇》言此病机为"阳气盛于上而脉满,满则咳"。

邪热满于肺手太阴之脉者,该脉"起于中焦,下络大肠,还出胃口,上膈属肺。……是动则病,肺胀满,膨膨而咳喘……"

邪热满于肝足厥阴之脉者,该脉"其支者,从肝别贯膈,上注肺"。"肝咳之状,咳则两胁下痛,甚则不可转,转则两胁下满"(见《素问·咳论篇》)。

"肾足少阴脉……从肾上贯膈,入肺中",金水相生,经脉相连,待母病及子,病即缠绵。

于经络血气不和之病机变化中,凡是经水沸溢者属病气有余。

【补泻原则】

各种小儿肺炎喘嗽其病机,只要不出现变证就不太可能是属经水凝泣趋势之病气不足者。应是属经水沸溢趋势之病气有余者,故当取"泻即开窗,有风自凉,以清诸热"之寒通为治。

【取穴与施术】

①肝俞穴及上下,靶向放血;

②臂五穴毫针施术,意泻。

【方义】

从病气病机中"脉满,满则咳"言,肺手太阴脉与肝足厥阴脉之"脉满",皆由热致,应是肺炎咳喘基本之经络病机。既然"脉满"是基本病机,那么"泄满清热"即应为治疗之基本治则。正如《灵枢·九针十二原》曰:"满则泄之。"

从形气病机中气、痰、热闭肺言,闭肺是肺炎咳喘基本之气机病机。既然闭肺是基本病机,那么降逆决闭即应为治疗中之基本治则。此治正是《灵枢·九针十二原》之"闭虽久,犹可决也"。

由以上,故取肝俞穴一带寻络放血以开窗为治。此"得邪所在,万刺不待"(见《灵枢·官能》),亦"刺出其血,其病立已"。取肺手太阴脉之五输穴为治亦是为"泻即开窗,有风自凉"也。

【注】

在临床中靶向施术之操作,首先在背部平两肩胛骨下角之下近肝俞、胆俞穴处,也就是在肺炎病变大体病灶处(若配合西医听诊或拍片就更有利于诊治)先用抽气罐给以拔罐,其拔罐之技巧是抽气当轻,以立住罐为度。因为此时拔罐仅是为寻找最早隐现于罐印中之痧点(若抽气过重便会使罐印内瘀斑将痧点掩盖)。如果在罐印内能找到几个隐现之痧点(一般言之:肺炎多应是在肝俞或近处找到隐现之痧点,但大叶性肺炎应在高于肝俞部位寻找靶点),便算是找到了独处藏奸之精准靶点。此靶点恰如火山爆发之口处,江河决口之隙处。

寻以靶点后,于痧点消毒,再用注射针头点刺,须刺入肌层。继施以"适度"地抽气拔罐放血(此抽气力度之"适度",当以观察血流出之情况而定,力度过轻会出血量不多,力度过重也会阻碍出血)。原则上言之,流血越急,疗效越好。

针刺若失于靶点处,即便出血也不会如流,其量亦逊,疗效亦差。

其流血量,原则上是以流血量不再增加为度。

对年龄较大患儿,拔罐时应忌双侧肺区同时施术,而以靶点更为明显之患侧肺区进行单侧施术。而对侧是否继以施术,则根据靶点是否隐现而定。

对年龄较小患儿,针刺拔罐时施力当轻并采取时抽气、时撒气此间歇拔罐法,以保证安全。且可于左右靶点,用一个较大之罐,一罐取治。

对有凝血障碍诸疑者参考本书《中医外治质疑录·小儿患疾应该提倡放血疗法》一文应之。

变证出现,不宜中医外治法单独治疗。

中医靶向治肺炎要向西医推广、向全国推广、向世界推广也

为了西医同仁能尽早地认可陈氏靶向放血疗法以造福儿童,西医人亦可完全采取听诊寻靶法。此方法是:

被检查者取坐位或卧位。听诊从肺尖开始,自上而下分别听诊前胸、侧胸及背部;听诊前胸沿锁骨中线、腋前线进行;听诊侧胸沿腋中线和腋后线进行;听诊背部应沿肩胛线,自上而下逐一肋间进行,而且要在上下左右对称之位置进行对比。被

检查者微张着口均匀呼吸,必要时可在做较深呼吸或咳嗽数声后立即听诊,这样更有利于觉察到呼吸音及附加音之改变区域。而这区域即可作为中医放血施术之靶向区域。

《生命不应煮》作者有愿也:中国针灸人也应效步于屠呦呦先生"先天下之忧而忧"之情怀,有信心将包括放血治疗各种肺炎法等中医针灸技术向全国推广、向世界推广,以造福天下苍生。以使不失有以中医针灸学为内容之中国传统文化得以彰显哉。

【加减】

肺炎见尺泽穴处静脉有不同程度凸显者,乃肺热所由。可于②臂五穴毫针施术中先于尺泽放血。

【病案】

1. 张某,女,3岁。

患儿咳喘3日后继始发热38.5℃,在社区门诊诊断为急性支气管炎,治疗1日后患儿已有憋气、喘息有音之状,即来我处急诊。

经查:面色红赤,咳喘急促,鼻翼扇动,天突起伏,听诊双肺部下角有明显干性啰音。

诊断:急性肺炎(经水沸溢)。

治则:靶向泄满决闭,通络清热涤痰。

处方:①背部肝俞、胆俞处,靶向刺皮拔罐放血;

②尺泽静脉怒张处速刺放血成流;

③臂五穴加内庭穴施挑针术,意泻。

首治取处方①、处方②施术。当日入夜患儿即可平卧得睡,咳喘顿减其半,体温亦降至38℃。

再治,患儿咳喘已非昨日之比,喘已平息。然面红唇朱,手脚心热如旧,施以处方③术且在双鱼际、双内庭穴,做毫针透天凉术,并出针带血。术毕出针后,触摸患儿手足从远端向近端出现凉感,此乃"有风自凉"之效应焉。以上施术经治2次。

续治,患儿体温已保持在36.5℃,咳喘已失。治中仅取处方③中臂五穴施毫针藏针术,意泻。2次。

2个月后见此子,神丰。

2. 李某,男,4 岁。

患儿 3 日来咳嗽,喘逆,气促鼻煽时天突穴处亦随之起伏。发热 2 日,最高 39.6℃,唇朱、鼻干。经西医诊断为病毒性肺炎。

诊断:肺炎喘嗽(经水沸溢)。

治则:通络清热,靶向泄满。

处方:①颅息穴、然谷之前,速刺放血成流;

②肝俞附近,靶向速刺拔罐放血;

③臂五穴毫针施挑针术,意泻。

首治 1 次,取处方①、处方②。治后当夜喘咳近半如失,热退至 37.5℃,咳喘诸症明显减轻。

再治 5 次,取以处方③为治,于 5 次治中曾于双尺泽穴静脉怒张处速刺放血成流 1 次。复取处方②靶向放血 1 次。

病愈。

3. 王某,女,8 岁。

患儿咳嗽喘逆,鼻煽,有三凹征及发热 1 日,体温 39.2℃。且已 3 日不思食,不解便,舌红苔黄,脉滑数。

诊断:肺炎喘嗽(经水沸溢)。

治则:靶向泄满,泄络涤痰,通腑清热。

处方:①颅息穴、然谷前,速刺放血成流;

②肝俞附近,靶向速刺拔罐放血,尽求盈罐;

③开塞露通肠;

④臂五穴毫针施术。意泻。

首治取处方①、处方②、处方③、处方④诸穴施毫针闪针术。

再治中知患儿经首次治疗后,燥屎已排,且体温已降至 38℃,咳喘见轻。继予处方④诸穴中复加中脘、丰隆、内庭施以藏针术,意泻。共治 5 次,穴有抽添。治中内庭穴曾闪针刺且出针带血 2 次,又施处方②靶向放血 1 次。

经以上治疗,咳喘已止。然患儿唇干鼻燥,五心有热,此是肺阴已损。忧其复炽,故续以内服沙参麦冬汤加生地、玄参,以生阴增津,以续化源。

4.吕脉,男,6岁。

患儿在河南三门峡市黄河医院确诊为急性肺炎,当地治疗5日后效不彰,喘嗽未减。患儿母听其青岛一友提到其子曾经患肺炎由针灸大夫治愈,便来电咨询并协商,问笔者可否派员赴河南出诊。因诊所工作太忙,故未予出诊,但给予远程指导治疗,建议于背部两侧肺俞穴至肝俞穴之间,多点施刺破皮,拔罐放血。由于在当地因找不到医疗部门同意使用此法为治,怕贻误病情,故患儿母亲到马路上找到一家养生保健馆,此养生馆使用采血针做了刺血后拔罐放血。

放血后咳喘即有明显减轻,3日后又治1次,病愈。

5.张杨,女,2岁。

就诊时间2017年10月23日20时许。

患儿白日曾去青岛第八人民医院诊疗,拍片检查显示双肺部纹理增多、增粗,右肺下野似见可疑小斑片。诊断为支气管肺炎。就诊医院建议去上一级医院住院治疗,其母携患儿当晚直接来我家求中医外治。

患儿体温39.5℃,咳喘,呼吸困难,不思食,便秘2日,两眼泡红肿,轻度鼻煽,舌红少苔,脉滑数。

诊断:肺炎(经水沸溢)。

治则:通络清热,决闭肃肺,通腑降逆。

处方:①背部靶向速刺拔罐血;

②臂五穴施毫针闪针术;

③开塞露排便。

首治为取处方①、处方②、处方③依次施术。

经我处治疗之次日,遵青岛第八人民医院医嘱,患儿一家一早去青岛大学附属医院寻医,该院医生又给患儿做了采血化验。当这个医者看到本院即时化验报告,甚为不解,为什么昨日在青岛八医化验结果中C反应蛋白数值与青医附院化验结果差异大。按照西医之治疗规律是很难在十几个小时之内未经过治疗血项会出现如此变化,最合理的解释只有下级医院化验出了问题,青岛大学附属医院根据本院化验结果不主张住院治疗。

再治,见患儿咳喘顿失,继以处方②诸穴加中脘、丰隆穴施毫针扫针术,意泻。治疗3次,病愈。

经中医外治之靶向放血施术后血项数值变化表

医院	白细胞计数	C-反应蛋白	检验时间
青岛市第八人民医院	$10.72 \times 10^9/L$	32.13 mg/L	2017-10-23 11:47
青岛大学附属医院	$8.29 \times 10^9/L$	14.81 mg/L	2017-10-24 10:16
八医正常值参考区间	$(3.69 \sim 9.16) \times 10^9/L$	0~10 mg/L	—
青医正常值参考区间	$(5 \sim 12) \times 10^9/L$	0~5 mg/L	—

附:张某医院检查中相关资料

青岛市第八人民医院
潍坊医学院附属青岛医院
X线检查报告单

姓名: ■■ 性别: 女 年龄: 2 岁 X线号: 963413

科室: 儿科门诊 病区: 床号: 住院号:

门诊号: ×××××× 检查日期: 2017-10-23 报告日期: 2017-10-23

检查名称: 胸部正位片

X线所见: 双侧骨性胸廓对称,纵隔、气管居中,双肺纹理增多、增粗,右肺下野似见小斑片;双肺门影不大,心影大小、形态未见特殊,双膈面光整,肋膈角锐利。

印象: 双肺纹理多,右肺下野可疑小斑片,请结合临床

报告医师:  审核医师:

本报告仅供临床参考,经医生签字后方生效!

八医 X 线检查报告：双肺纹理增多、增粗，右肺下野似见可疑小斑片。

-2-

病历医嘱：建议到上一级医院住院治疗。

	青岛市第八人民医院检验报告单		样本编号：76
姓　名：	性别：女	年龄：2岁	样本类型：全血
门诊号：	科室：儿科门诊	床号：	送检时间：2017-10-23 11:47

	检验项目	结　果		参　考　区　间
1	白细胞计数 (WBC)	10.72	10^9/L ↑	3.69 — 9.16
2	中性粒细胞计数 (NEUT#)	6.67	10^9/L	2 — 7
3	中性粒细胞百分率% (NEUT%)	62.20	%	50 — 70
4	淋巴细胞计数 (LY#)	3.17	10^9/L	0.8 — 4.0
5	淋巴细胞百分率% (LY%)	29.60	%	20 — 40
6	单核细胞计数 (MONO#)	0.75	10^9/L	0.12 — 1.0
7	单核细胞百分率% (MONO%)	7.00	%	3 — 10
8	嗜酸性粒细胞计数 (EO#)	0.09	10^9/L	0.02 — 0.50
9	嗜酸性粒细胞百分率% (EO%)	0.80	%	0.5 — 5
10	嗜碱性粒细胞计数 (BASO#)	0.04	10^9/L	0.0 — 0.1
11	嗜碱性粒细胞百分率% (BASO%)	0.40	%	0 — 1
12	红细胞计数 (RBC)	4.21	10^12/L	3.68 — 5.13
13	血红蛋白 (HGB)	128.0	g/L	113 — 151
14	红细胞压积% (HCT%)	36.5	%	35 — 50
15	平均红细胞体积 (MCV)	86.8	fL	82.6 — 99.1
16	平均红细胞血红蛋白含量 (MCH)	30.3	pg	26.9 — 33.3
17	平均红细胞血红蛋白浓度 (MCHC)	349.0	g/L	322 — 362
18	红细胞体积分布宽度-CV% (RDW-CV%)	11.30	%	0.00 — 15
19	血小板计数 (PLT)	272.0	10^9/L	101 — 320
20	血小板压积 (PCT)	0.195		0.10 — 0.50
21	平均血小板体积 (MPV)	7.20	fL	6.5 — 11
22	血小板分布宽度 (PDW)	15.500	fL	9 — 20
23	大型血小板比率 (P-LCR)	8.700	%	19.7 — 46.7
24	C-反应蛋白 (CRP)	32.13	mg/L ↑	0 — 10

备　注：			
检验者：赵倩	审核者：尹凯鑫	检验时间：2017-10-23 11:47	报告时间：2017-10-23 11:53
申请医师：	申请项目：全血分析+C—反应蛋白测定 (CRP)		

八医全血检验报告：白细胞计数 $10.72 \times 10^9/L$；
C 反应蛋白 32.13mg/L。

青大附医血常规检验报告:全血C反应蛋白14.81mg/L。

6.曾某,女,3岁6个月。

就诊时间:2020年11月14日14时许。

患儿在青岛市市立医院诊断为大叶性肺炎,血常规检测中C反应蛋白数值为134.61,X线检查为双肺纹理增多、右上肺可见大片状高密度影、肺门影增大。医生诊疗后要求其入院治疗。患儿家长签字后拒绝入院治疗,即时来我处要求中医外治治疗。

经查:体温39.3℃,面色红赤,气促,喘咳已见三凹征,听诊背部肩胛肺区右上角有大面积湿性啰音。

诊断:急性肺炎(经水沸溢)。

治则:通络清热,靶向泄满。

处方:①颅息穴、然谷前速刺放血成流;

②右侧背部胸三至胸五区速刺靶向放血;

③臂五穴施毫针挑针术。

首治为取处方①、处方②、处方③依次施术。

在对患儿采取陈氏靶向放血为治后之次日早,患儿其母根据我们建议又去青岛海慈医疗集团为患儿复诊,检查结果显示在经我们放血治疗后18个小时,亦即在第1次血项检测后不足24个小时,C反应蛋白数值已由134.61降至69.48。当知道患儿之治疗过程后,接诊医生直呼针灸神奇。

再治,知患儿经1次中医针刺后已经热退,咳喘减半。

继于处方③诸穴施挑针术。共治3次,其间又于处方②施术1次。愈。

经中医外治之靶向放血施术后血项数值变化表

医院	白细胞计数	C-反应蛋白	检验时间
青岛市立医院	$14.22 \times 10^9/L$	134.61 mg/L	2020-11-14 10:35
青岛海慈医院	$8.8 \times 10^9/L$	69.48 mg/L	2020-11-15 9:43
青岛海慈医院	$7.68 \times 10^9/L$	3.23 mg/L	2020-11-19 11:35
市立医院正常值参考区间	$(8\sim10) \times 10^9/L$	0~10 mg/L	
海慈医院正常值参考区间	$(4\sim10) \times 10^9/L$	0~10 mg/L	

附:曾某医院检查中相关资料

青岛市市立医院检验报告单

ID: Z001508767　　　　　　　　　　　　　　　　　实验号: 634
姓　名:　　　　性别:女　年龄:3岁　　标本类型:血液　　标本状态:合格
门诊号:　　　　科室:本部儿科门诊　　床　号:　　　　　申请医生:张瑞云

项目名称	结果	单位	参考区间	项目名称	结果	单位	参考区间
白细胞计数	↑14.22	$10^9/L$	8—10	大型血小板百分率	13.00	%	
中性粒细胞计数	9.88	$10^9/L$		C反应蛋白	↑134.61	mg/L	0—10
中性粒细胞百分率	69.40	%	50—70				
淋巴细胞计数	3.21	$10^9/L$					
淋巴细胞百分率	22.60	%	20—40				
单核细胞计数	1.05	$10^9/L$					
单核细胞百分率	7.40	%	1—8				
嗜酸性粒细胞计数	0.05	$10^9/L$					
嗜酸性粒细胞百分率	0.40	%	0—5				
嗜碱性粒细胞计数	0.03	$10^9/L$					
嗜碱性粒细胞百分率	0.20	%	0—7				
红细胞	4.21	$10^{12}/L$	4—4.5				
血红蛋白	↓114.00	g/L	120—140				
红细胞压积	33.60	%					
平均红细胞体积	↓79.80	fl	82—100				
平均RBC血红蛋白含量	27.10	pg	27—34				
平均RBC血红蛋白浓度	339.00	g/L	316—354				
RBC体积分布宽度	↓34.90	fl	37—54				
血小板计数	↑464.00	$10^9/L$	125—350				
RBC体积分布宽度	12.10	%	0—15				
血小板压积	0.40	%					
平均血小板体积	8.70	fl	5.5—12.5				
血小板分布宽度	8.50	fl					

注:此报告仅对该检测标本负责,仅供临床医生参考,"参考区间"为95%正常人群的测定范围。
采样时间:2020-11-14 10:35 接收时间:2020-11-14 10:35 检验者:吴天歌　审核者:
报告时间:2020-11-14 10:44 检验目的:血液分析(儿童)+CRP

青岛市市立医院全血检验报告:C反应蛋白134.61 mg/L。

青岛市市立医疗集团

医学影像诊断报告单

ID: Z001508767

检查房间：普放二号机房　　　　　　　　　　检查号：6685990502

姓　　名：■■　　　　性　别：女　　年　龄：3岁

申请科室：本部儿科门诊　　床　号：

检查项目：胸部正位

DR表现：
　　双侧胸廓对称，气管及纵隔居中。双肺纹理增多，右上肺可见大片状高密度影，右侧肺门影增大。心影大小及形态未见明显异常。双膈肌光滑，双肋膈角锐利。

印象：
　　提示右上肺炎可能，建议CT进一步检查

报告医师：万俊　　　　　　　　　　审核医师：宋田田　　宋田田
检查日期：2020/11/14 10:43:44　　　报告日期：2020-11-14 11:08:39

注：本报告仅供医师参考，请结合临床具体情况，签字有效。　　咨询电话：0532-88905115

青岛市市立医院医学影像诊断报告：双肺纹理增多，右上肺可见大片状高密度影，肺门影增大。

青岛市市立医院
门(急)诊病历

姓名: ×××	性别: 女	年龄: 3岁6个月			出生日期: 2017/5/1	
科室: 本部儿科门诊	状态: 初诊	ID: Z001508767			就诊日期: 2020-11-14	

辅助检查:见化验及检查报告单。

初步诊断:大叶性肺炎

诊疗意见:入院治疗

家长拒绝入院治疗,后果自负

家长要求开口服药物治疗

阿奇霉素颗粒1包半/次 1次/日饭后半小时口服

小儿肺热清颗粒半包/次3次/日口服

随诊

医嘱时间	名称	剂量	单位	天数	数量	单位	用药方法	滴数	频次	说明
11-14 10:30	血液分析(儿童)+CRP	1.00	次		1	次	血液			
11-14 10:30	胸部正位	1.00	次		1	次				
11-14 11:17	新冠病毒核酸检测(急)	1.00	次		1	次	鼻咽拭子			
11-14 11:22	小儿肺热清颗粒	3.00	g	3	6	袋	口服		3/日	
11-14 11:22	阿奇霉素干混悬剂(希舒美)	150.00	mg	3	6	袋	口服		1/日	

病历医嘱:大叶性肺炎,建议住院治疗。

青岛市海慈医疗集团检验报告单

质评合格 省内参考

姓 名: × ×	病历号: ××××××	标本号: 静脉全血	样本号: 55
性 别: 女	科 别: 小儿二科门诊	病区:	申请医生: 高彬昌
年 龄: 3岁	床 号:	诊断:	备注:

检验目的: 全血细胞计数+CRP

序	代号	项目名称	结果	参考范围	单位	序	代号	项目名称	结果	参考范围	单位
1	WBC	白细胞计数	8.80	4—10	10^9/L	19	RDW-SD	红细胞分布宽度-SD	37.3	37—54	fL
2	#NEUT	中性粒细胞计数	4.11	2—8	10^9/L	20	PLT	血小板计数	↑411	100—300	10^9
3	#LYMPH	淋巴细胞计数	3.85	0.80—4.00	10^9/L	21	MPV	平均血小板体积	10.0	7.4—11	fL
4	#MONO	单核细胞计数	0.72	0.1—1	10^9/L	22	P-LCR	大型血小板比率	23.70	13—43	%
5	#EOS	嗜酸性粒细胞计数	0.10	0.00—0.10	10^9/L	23	PCT	血小板压积	0.410	0.17—0.35	
6	#BASO	嗜碱性粒细胞计数	0.02	0.00—0.10	10^9/L	24	PDW	血小板分布宽度	↓9.4	12—16.5	
7	%NEUT	中性粒细胞百分比	↓46.74	50—74	%	25	CRP	C-反应蛋白(散射比浊)	69.48	0—10	mg/L
8	%LYMPH	淋巴细胞百分比	↑43.84	20.0—40.0	%						
9	%MONO	单核细胞百分比	8.24	3—12	%						
10	%EOS	嗜酸性粒细胞百分比	1.14	0.5—5.0	%						
11	%BASO	嗜碱性粒细胞百分比	0.24	0—1.5	%						
12	HGB	血红蛋白	↓118	120—160	g/L						
13	RBC	红细胞计数	4.43	3.68—5.13	10^{12}/L						
14	HCT	红细胞压积	36.30	35—54	%						
15	MCH	平均血红蛋白含量	↓26.6	27—34	pg						
16	MCHC	平均血红蛋白浓度	325	320—360							
17	MCV	平均红细胞体积	↓81.9	82—95	fL						
18	RDW-CV	红细胞分布宽度-CV	12.7	11.6—16.5	%						

采样时间: 2020-11-15 09:37:12　报告时间: 2020-11-15 09:43:05　检验者:　审核者:

接收时间: 2020-11-15 09:39:05　打印时间: 2020-11-15 09:58:46

注: 本报告仅对该检测标本负责,仅供临床医生参考,"参考范围"为95%正常人群的测定范围,如有疑问请于当日提出。

青岛海慈医院全血检验报告:C反应蛋白69.48mg/L。

青岛海慈医院全血检验报告:C 反应蛋白 3.23mg/L。

7. 王某,女,38 岁。

就诊时间:2023 年 3 月 20 日 10 时许。

该患者于一周前始有间歇性发烧,烧退后出现胸闷时咳二日。今早因胸闷加剧于晨五时左右急往西安市交通大学医学院第一附属医院急诊,早九点左右经 CT 检查后确诊为右肺大叶性肺炎(见组图 1)。医生要求必须入院接受诊治及各科会诊。患者拒绝入院,随来要求中医外治。

首治:

经查体温 36.8℃,面无润唇略朱,气促体倦,呈疲劳状,胸闷尤苦。

诊断:急性肺炎(经水沸溢)。

治则:通络清热,靶向泄满。

处方:啰音处靶向放血。

先用听诊器寻找病灶区,于右侧肺俞至膈俞穴部位有明显之啰音,膈俞至胆俞穴处亦可以听到啰音。查后便于此两处施陈氏靶向放血为治。治间于肺俞至膈俞部位之啰音处血出盈罐……放血完毕,患者长叹一声、顿感呼吸通畅。

患者当日下午即去医院复查,经查患者血项均已正常,医者依西医思维不建议同日再予 CT 检查。复要求患者必须住院,否则责任自负。

患者首治一次后诸症不显,于 3 月 27 日至医院复查,DR 结果显示(见组图 2):未见异常密度影,炎症已吸收。兆之病以趋愈。

再治:

4 月 4 日患者再次去医院就诊要求复查,医院当日 CT 报告(见组图 3)右肺上叶少许磨玻璃密度影。诊断:原右肺上叶大叶性肺炎基本吸收。

从医院出后患者即复至我处。经听诊,肺病部啰音已经失去。因患者尚仍时会略感胸闷,要求再施第二次拔罐放血。经治如首次。

后诸症除。

附检查报告如下:

组图 1:

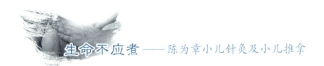

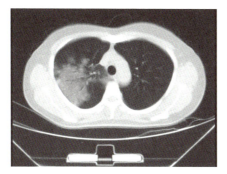
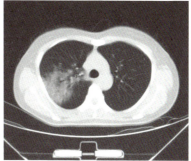
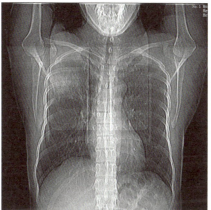

组图2：

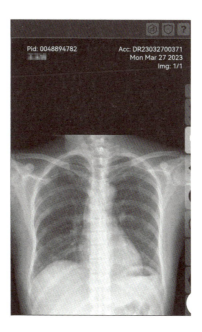

西安交通大学医学院第一附属医院
影像学报告

影像号：DR23032700371　　门诊号：0048894782　　住院号：

姓　　名：▇▇▇　　性　别：女　　年　龄：38岁
申请科室：呼吸内科门诊　　设备名称：DR　　检查日期：2023-03-27 15:36:35
检查部位：胸部正位(正位)

影像描述：
胸廓对称，气管、纵隔居中。两肺野透光度对称，肺纹理增重、模糊，未见异常密度影，双肺门影未见增大。心脏形态、大小与位置未见明显异常，主动脉结未见突出及钙化影。双膈顶光滑，肋膈角锐利。

影像诊断：
两肺纹理增重，心膈未见明显异常。

报告医师：达春旭　　审核医师：卞益同　　报告日期：2023-03-27 18:04:01

地址：西安市雁塔西路277号　　邮编：710061　　注：本报告仅供临床医师参考，影像医师签字后有效
网址：www.dyyy.xjtu.edu.cn

组图3：

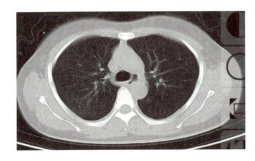
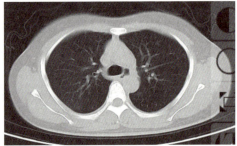

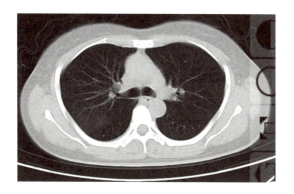

西安交通大学医学院第一附属医院
影像学报告

影像号：CT23040400047　　门诊号：0048894782　　住院号：

姓　　名：　　　　　　性　　别：女　　　　年　　龄：38岁
申请科室：呼吸内科门诊　设备名称：CT　　　检查日期：2023-04-04 08:38:31
检查部位：胸部平扫(平扫)

影像描述：
　　胸廓对称，气管纵隔居中。两肺透光度如常，支气管血管束走行分布自然，右肺上叶少许磨玻璃密度影。双肺门不大，气管及各叶、段支气管开口通畅。心影不大。纵隔及双侧腋窝未见肿大淋巴结。双侧未见胸腔积液征象。

影像诊断：
　　较2023-03-20片比较：
　　原右肺上叶大叶性肺炎基本吸收，纵隔未见明显肿大淋巴结。

报告医师：张长　　审核医师：张毅力　　报告日期：2023-04-05 09:59:40

【按语】

　　治疗肺炎者,西医需以抗病原菌之治疗方法以愈疾。而陈氏靶向治肺炎法却取靶点放血以求"开窗有风自凉"之治亦可愈疾。陈氏靶向治肺炎疗效乃至愈疾之迅捷往往使一些见过此疗法之西医人于不解中生出拍案惊奇。

　　当今有不少人因为针灸这种古老技术缺失现代科学理论之支撑而予以漠视乃至排斥。其实这种态度有失公允。

　　这些人对中医针灸理论持怀疑乃至否定态度之原因,其实质并不是因针灸学有无科学理论支撑之问题,而实际上是在对医学之研究中除了你自己认可之认识论与方法论外是否还会有其他认识论与方法论也客观存在之问题。如果不搞清楚这个问题,那么这些人就要永远判针灸为不是科学。

　　可以说,悠久之中医针刺学理论与当代西医学理论都是属于唯物主义之认识论范畴。但是二者对人之生命科学之应对确有属于自己之认识观。对中医针灸科学之研究是离不开天人相应、援物比类此种宏观之认知,而西医科学研究是离不开对肌体中有形物质之试验与研究这种微观之认知。

　　若中医针灸人用《内经》中援物比类之思维去评判基于对有形物质之试验与研究而形成之西医理论为不科学,这种幼稚认识一定有违辩证唯物主义。同样,若某一个西医学者用对有形物质之试验与研究之思维方式去分析乃至否认建立在天人相应、援物比类此方法论所形成之中医针灸学为不科学,此行为亦肯定是有悖历史唯物主义之幼稚。

　　当然西医人你可以用对有形物质之试验与研究之西医理论去重新分析甚至创新一种新针灸理论。这也应是中医针灸人所期待中事。

　　按照传统中医针灸学天人相应、援物比类之方法论来分析小儿各种肺炎喘咳之治疗机理,则人之肌体就可类比为一间寓舍。此寓舍在装修以后会存在各种甲醛、苯系有机物、氨气等有害气体。如果从中医针刺方法论去思考,这时采取开窗透风即可,而实不必去纠室内有何种有害气体之存在。而按照西医方法论去思考,它就绝不是开窗而是要关窗为治,是要研判室内当有何种有害物质,然后在关窗后施以相应之物质给以中和。

　　无论是出自对有形物质之试验与研究此思维模式还是出自援物比类此思维模式,其二者都应该是符合规律之科学思维,从这两种不同之思维模式所得出之临床适用性俱可在实践是检验真理的唯一标准中得以验证。

　　病案1 张某者所采取之肝俞、胆俞区域刺络放血与肺手太阴脉五输穴之子穴尺泽放血之治,俱是开窗以泻经水沸溢,决闭以复肺气宣肃。

病案 2 李某者颅息穴、然谷前速刺放血成流,此治与病案 3 用开塞露通肠,俱为于肌体中邪所在处以采取驱寇之治。

病案 4 吕某者,经三门峡市某医院治疗花费较大而未愈疾。无奈在去当地一个养生保健馆做了 2 次刺皮放血,费尚未及百元而疾愈。

病案 5 张某者,此疾亦是仅取中医外治,放弃西医任何治疗而速愈。特别是青岛大学附属医院血项化验报告与我们的治疗时间相隔 14 个小时,与青岛第八人民医院血项化验报告相隔 24 小时,C 反应蛋白数值由 32.13 降到 14.81 这种速效西医人多不会理解,但是作为中医针灸人对此"若风吹云,明乎若见苍天"之速效,应该实不为奇。

病案 6 曾某者,此患儿之治首次血象检测报告中 C 反应蛋白数值为 134.61,在距不足 24 个小时的第 2 次检测中,其数值基已减半。在我们临床中,以前曾有经我们靶向放血治疗后仅隔半小时,患者再去做血项检测,其 C 反应蛋白数值已恢复正常者。

病案 7 王某一案,乃由西安王英华提供。她跟笔者学习了陈氏靶向放血治肺炎法后,多次为应需住院治疗之各类肺炎患者使用这一绿色疗法而不药速愈其疾。

当西安交大附院门诊医者知道眼前这位女患者之治疗,仅是使用了一根针、一个塑料罐,二者尚不及一元钱而愈疾时,此呼吸系统专家之心中当时顿似生出迷惑、又顿似生出了颠覆……他一面来回对比手中之 CT 和 DR 片,一面自言自语地喟叹"中医神奇、中医神奇、中医……"

医者仁心也。笔者相信:国内外任何一个负责任之西医专家在知道了"不及一元钱而愈疾肺炎"后,他们都不会麻木以应,俱会对中医此疗效产生心灵之震颤……

当这位女患者应声那位专家之喟叹时道:"这个中医方法真应该推广",这时该专家在不住地翻看 CT 和 DR 片中似无奈地欲言又止了……

四、厌食

小儿厌食症乃指当饥不饥,厌于摄食之常见多发病。

有因饮食过多、多食甘肥致伤食而不思食者,责之于胃,多称之为"积滞"或"伤食"。有因久病致虚而不思食者,责之于脾,称之为"不思食""不嗜食"。

【临床表现】

新患属胃滞不降者,除了见有不知饥、见饭不食症外,多是有伤食史,可时伴有嗳气吞酸、呕吐酸馊、甚则腹痛欲便、便后痛减、唇朱舌红、苔多黄腻、脉滑数诸候。

久病属脾虚不运行者,除长期不思食、见饭无欲外,复可见消瘦体倦、苔薄腻、脉可稍滑等虚候。

【针刺病机】

形气病机

患儿厌食新疾多由食之或多、或不洁、或寒凉,使食积中阻导致中焦脾土生理气机浊气在下出现了逆从趋势之"浊气在上则生䐜胀"之变,胃腑气机亦是出现了从生理当降到病理变化中之当降不降反滞、反逆趋势之变。此是邪气盛则实、实则实逆者,属形气有余。

患儿久不思食且见形瘦乏力者,当为脾虚失运致其生理气机从升从降中之浊气在下,出现了逆从之浊气在上则生䐜胀趋势之病机变化。此是精气夺则虚、虚则虚逆者,属形气不足。

病气病机

脾足太阴之脉"入腹,属脾络胃。"胃足阳明之脉"入缺盆,下膈属胃络脾","其支者,起于胃口,下循腹里"。不欲食者,足太阴脉与足阳明脉作为脾胃之本脉必出现其经肝脏运行之紊乱。

在经络血气不和中,凡是宿食化热趋势者为经水沸溢,属病气有余。

在经络血气不和中,可因食寒饮冷或腹受寒凉及久病无火致有脾阳不振趋势者为经水凝泣,属病气不足。

【补泻原则】

包括小儿针刺、小儿推拿在内之中医外治疗法,在对肌体中脏腑诸疾之治疗中,唯独对涉于脾胃之消化道疾病是具有明显双向良性之调节作用,不必强究此当补、彼当泻之单向调节施术。

小儿厌食虽有属经水沸溢之病气有余者、有属经水凝泣之病气不足者之别,但《生命不应煮》所倡之毫针闪针术、藏针术或扫针术等俱有双向调节之佳效。

【取穴与施术】

中脘、天枢穴。根据小儿年龄及病机差异等因素,酌取毫针闪针术、藏针术或扫针术。意至。

【方义】

中脘穴乃胃之腹募穴,又为八会穴中腑会穴。天枢穴乃大肠经之腹募穴,此二穴配合在通经调气、和胃降逆中可复脾胃生理气机之正常运行以消食。

【注】

小儿不欲食亦可出现在一些其他疾病过程中或疾病后,可不做治疗,待身体康复,其厌食亦可自行恢复。

【病案】

1. 张某,男,2 岁。

患儿不思食 2 个月余。唇朱、肢温。

诊断:厌食(经水沸溢)。

治则:通经降胃,运脾消食。

处方:中脘、天枢。

施术:毫针闪针术。意至。

经治 3 次后患儿食欲已如常时,愈。

2. 冀某,女,1 岁半。

患儿因惊吓拒奶 3 日,时惊乍。

诊断:厌食(惊逆)。

治则:运脾,定惊。

处方:中脘、天枢、百会、本神。

施术:毫针藏针术。意至。

经治 2 次,食增神安,愈。

3. 齐某,女,6 岁。

患儿 2 日前夜腹受冷而不思食,便时溏,口鼻清冷,四肢欠温。

诊断:厌食(经水凝泣)。

治则:通经运脾,和胃消食。

处方:中脘、天枢、公孙、照海、太冲。

施术:中脘、天枢施毫针闪针术,余穴施毫针藏针术。意至。

经治 3 次,食欲得增,便溏已止,愈。

4. 夏某,男,5岁。

患儿3个月前曾因几日夜间睡时蹬被而受凉,继见不欲食,时溏,面冷肢凉。经西医治疗效不显。

诊断:厌食(经水凝泣)。

治则:通经运脾,暖胃消食。

处方:中脘、天枢、神阙。

经治5次,每次于诸穴施艾条悬灸术共20分钟。治后已进食,泻止,愈。

5. 常某,女,9岁。

患儿不思食近2个月,形体消瘦,面色黧黑,四肢欠温,曾于他处经小儿推拿为治月余,病无起色。

诊断:厌食(经水凝泣)。

治则:通经调气,通督复阳。

处方:①中脘、天枢;

②身柱穴。

首治为取处方①中穴,施毫针常规刺,留针20分钟,意至。共治5次,饭量有增。

再治于身柱穴针刺拔罐放血为治1次,放血后即刻肢温、唇朱润。且食欲也即以得复。

3个月后随访,食欲佳,肢温,明显见胖。

6. 李某,男,5岁。

患儿不思食半年,口有异味,时腹胀欲呕,消瘦、肢热、唇朱、舌红苔腻。素有多食甘肥史。

诊断:厌食(经水沸溢)。

治则:通经顺逆,通督释热。

处方:①中脘、天枢;

②身柱。

首治5次,取处方①中穴施毫针闪针术,意至。其效不彰。

续治2次,取处方①中穴施毫针闪针术,意至。在治中曾施身柱穴拔罐放血1次。

治后患儿食量已增。2个月后偶见患儿,其面色红润、形体已丰。

【按语】

对小儿厌食之疾,常以中脘、天枢为基础方为治,因毫针刺激对脾胃消化道疾病有很好之双向调节作用,其治多愈。若有效不彰者,辄取身柱穴放血。几日便可得愈。

病案1张某与病案2冀某者,均予基础方之中脘、天枢二穴各施闪针术、藏针术,术后患儿尚不知针刺之事。

病案3齐某、病案4夏某,二者于不思食中前者受凉仅为2日,属经水凝泣趋势者,其治不离基础方中脘、天枢二穴,毫针施术即可。后者夜腹受凉已曾3个月,对此固冷施针难以取效,治宜艾灸。

病案5常某、病案6李某,前者四肢欠温、后者肢体温热。凡厌食经针推无效者,每可加身柱穴拔罐放血而愈疾。此身柱穴拔罐放血治疗小儿厌食之疾,无论是对经水沸溢还是对经水凝泣趋势者,是有双向调整之效果。每治辄效。

五、泄泻

小儿泄泻是以大便次数增多、粪质稀薄为主症之常见病。以夏秋季为多发。久病不愈易成疳积。

古对此疾有"飧泻""濡泻""洞泻""溏泻"等称谓。

【临床表现】

一般患儿仅以胃肠道症状为主,腹泻量多或次多,便中时可见奶瓣、食物残渣或少量黏液,亦可伴有不欲食、呕吐诸候。寒泻者可见肢欠温,唇鼻清冷等。热泻中可见肢热、唇朱、肛红而泻。甚见泻如水状,重者可见有明显脱水、电解质紊乱,甚则出现全身中毒等变证危候。

【针刺病机】

形气病机

脾之运化功能是包括胃、小肠、大肠对食物之传化与排泄过程,在此降浊过程中亦同时有吸收水谷精微此升清过程,这是脾土生理之从升从降气机运动。

其泄泻之疾无论属新泄还是久泄,均是脾土从升从降气机生理运行在当从者不从,逆从趋势之病机变化中,使本应清气在上之气机运行变为清气在下,以使脾土于清浊不分中无以运化水谷精微反聚湿而生泄泻,故《经》曰"湿盛则濡泄"。

凡泄泻新疾中,由饮食不当及其他内外诸因而患泄者,使脾土气机出现"清气在下而生飧泄"趋势者,当属邪气盛则实、实则实逆之形气有余。

凡泄泻久疾中,多为脾肾精气不足致脾土之"清气在下则生飧泄"趋势者,又当属精气夺则虚、虚则虚逆之形气不足。

病气病机

《灵枢·经脉》曰:"脾足太阴之脉,……属脾络胃,是主脾所生病者……溏,病假泄。"

《素问·藏气法时论》曰:"脾病者……虚则腹胀肠鸣,飧泄,食不化,取其经。"

《灵枢·师传》曰:"肠中热,则出黄如糜(稀粥状)……肠中寒则肠鸣飧泄。"手阳明脉是大肠的本脉,其与大肠腑生理、病理有必然的联系。

《灵枢·经脉》曰:"肾足少阴之脉……是主肾所生病者……肠澼。"

《灵枢·杂病》曰:"腹满,大便不利,腹大……取足少阴。"

脾土由内外诸因而受病以困脾滞经,致脾气不运则土不制水,湿邪滞经则成泄泻。

在经络血气不和中,凡有经水沸溢趋势者属病气有余。

在经络血气不和中,凡有经水凝泣趋势者属病气不足。

【补泻原则】

包括小儿针刺、小儿推拿在内之中医外治疗法,在对肌体中脏腑诸疾之治疗中,唯独对涉于脾胃之消化道疾病是具有双向良性之调节作用,不必强究此当补、彼当泻之单向调节施术。

小儿腹泻虽有属经水沸溢之病气有余者、有属经水凝泣之病气不足者之别,但《生命不应煮》所倡之毫针藏针术或扫针术等俱有双向调节之佳效。

【取穴与施术】

合谷、曲池、中脘、天枢、三阴交、太溪、照海、申脉、太白、太冲、陷谷穴。毫针藏针术,扫针术,意至。

【方义】

合谷乃大肠经之原穴,曲池乃大肠经之合穴,两穴合用于经络所过,主治所及中以调大肠。中脘、天枢乃胃与大肠之腹募穴。太溪、太白、太冲均为原穴以调诸脏。照海、申脉合调阴阳。

【病案】

1. 张某,男,10个月。

患儿腹泻3日,便中可见奶瓣和少量水样黏液,肢温,唇朱。

诊断:泄泻(经水沸溢)。

治则:调经止泻。

处方:止泻基础方。

经治于处方诸穴中施藏针术。意至。

治1次效,2次愈。

2. 高某,男,5岁。

患儿泻2日。因晚间睡觉露腹部,不思纳食,肢欠温,面色㿠白。

诊断:泄泻(经水凝泣)。

治则:调经止泻。

处方:治泻基础方。

经治于处方诸穴中施藏针术。意至。

治1次效,2次愈。

3. 梦某,女,3岁。

患儿腹泻2日,腹胀,时呕呃口、口味酸馊,唇朱,肢温,寐不佳,时有哭闹。

诊断:泄泻(经水沸溢)。

治则:调经止泻,理气化积。

处方:治泻基础方。

经治1次,于中脘、天枢穴施毫针闪针术,余穴施毫针藏针术。意至。

治后患儿哭闹即休。其泻减半,呕呃亦缓。再治2次,愈。

4. 李某,女,4岁。

患儿3个月来经常反复排便稀软,泻量少,唇清寒,四肢欠温,精神不振,舌淡苔白,脉濡。

诊断:泄泻(经水凝泣)。

治则:温经止泻。
处方:①治泻基础方;
②神阙穴悬灸。
经治取处方①诸穴施毫针藏针术,意至。取处方②穴施灸 15 分钟。共治 10 次,愈。半年后回访,泻疾未曾再犯。

5. 钱某,男,6 岁。
患儿腹泻 1 日,水泻已二次。小便短少,未见体热,唇舌干燥。腹无拒按。
诊断:泄泻(经水沸溢 水泻)。
治则:调经止泻,固肠涩便。
处方:①治泻基础方;
②石榴皮 30 克,煮水代茶。
首治依处方①施毫针藏针术,意补。仅治 1 次,泄未止。复治 1 次,依处方①加处方②,复治 2 次,泻止。

【按语】

小儿腹泻取以针治,其效每优于中医内治与西医治疗,且无患儿服药之累。特别是针治小儿泻疾是不需效成人取穴般重视精准定位,取穴适度偏差并不影响疗效。瞬间术毕。

病案 1 张某与病案 2 高某者,虽一为热泻、一为寒泻,但二者其治均取小儿泄泻基础方施藏针术。效均佳。因针治有双向调节之用也。

病案 3 梦某与病案 4 李某者,亦为取止泻基础方施术为治。病案 3 梦某者乃伤食而由,故在针治中是于中脘、天枢穴专施毫针闪针术。病案 4 李某者为久泻无火者,故在针治后添以艾灸。

病案 5 钱某,其虽水泻却热候不显,故于针治中取服用石榴皮以涩肠固便法,乃急则治标之策也,其效殊良。但要注意若注泻复见体温已高,唇朱诸热候已著者,其治则不宜急用石榴皮诸涩肠之物,虑其留寇也。此时之治当从西医为先,以充体液为急。

当然,若出现了急性暴泻且伴较重呕吐、小便短少、体温升高、皮肤干瘪、囟门凹陷、目眶下陷、啼哭无泪等脱水症,以及口唇樱红、呼吸深长、渴而神靡等酸碱平衡失调和电解质紊乱诸症者,当归于失神之危候,对此变证应结合西医为治矣。

六、便秘

便秘是小儿常见病。因其脾常不足,常会由各种热病耗阴致胃肠津亏,或由患儿曾过食高热、辛燥之品诸因俱可使肠燥粪干为患。

【临床表现】小儿便秘多是大便秘结不通,或排便频次减少,或虽有便意但排便困难之病症。

【针刺病机】

形气病机

便秘之患病位在肠,当亦涉胃,是与脾运失司有关。脾之气机运行当是从升从降者,"浊气归六腑"就是在脾之从降运动中将肌体糟粕排出体外。若脾之升降运动出现了病理变化以失去了"浊气在下"此生理之从降功能,如此便会出现"当从者不从,逆从"中之"浊气在上则生䐜胀"之病机变化。凡此《素问·厥论篇》亦曰:"太阴之厥,则腹胀满䐜胀,后不利。"

婴幼儿便秘中凡是新秘者当多属邪气盛则实、实则实逆之形气有余。

婴幼儿便秘久者可有属精气夺则虚、虚则虚逆之形气不足。

病气病机

《灵枢·经脉》曰:"脾足太阴之脉……入腹,属脾络胃。"此即言该经是从大肠与胃所过者。

《灵枢·杂病》曰:"厥而腹向向然,多寒气腹中榖榖,便溲难,取足太阴。"

《灵枢·邪气脏腑病形》曰:"肾脉微急,为不得前后。"

《中藏经》曰:"胃实则中胀便难……热则面赤如醉酒人……便硬者是也。"

在经络血气不和中,多属经水沸溢趋势之病气有余。

在经络血气不和中,亦可偶见经水凝泣趋势之病气不足。

【补泻原则】

毫针各种术式之平补平术对此疾有双向良性之调节作用,不必强究此当补、彼当泻之单向调节施术。

【取穴与施术】

合谷、支沟、天枢、大横、腹结、中脘、气海、关元、照海、肛门四点。施毫针断针点穴术,从上向下,共点三遍。意至。

【方义】

天枢、中脘乃大肠与胃之腹募穴,腹部余穴亦是就近取穴以运脾。肾足少阴中照海穴是阴跷脉之所生,《琼瑶神书》曰:"照海,大便不通并淋沥。"照海伍支沟穴是治秘之常用配穴。肛门四点者,开门也。

【病案】

1. 小圆子,女,5个月。

患儿腹胀,大便不解7日。其间曾使用开塞露1次以解其苦。唇朱、肢温。

诊断:便秘(经水沸溢)。

治则:运脾降浊。

处方:以小儿便秘基础方施术。

治疗结束后患儿即刻数排屎气,当晚便通。

2. 张妞,女,5岁。

患儿便秘1年。因大便成球故排便屡会肛门出血。唇朱、舌红、苔腻。

诊断:便秘(经水沸溢)。

治则:运脾降浊。

处方:①以小儿便秘基础方施术;
②揉腹。

经治1次后患儿即开始数排屎气,当晚便通。

后续治5次,病愈。

3. 王某,男,2个月。

患儿腹胀如鼓1个月,大便7日一解。肢温。曾使用开塞露、灌肠无效。

诊断:便秘(经水沸溢)。

治则:运脾降浊。

处方:①以小儿便秘基础方施术;
②揉腹。

经治1次后即日患儿即屡排屎气,当晚便通。

后续治5次,病愈。

4. 盛某,男,8 岁。

患儿近 1 年来,大便 3 日一解。每以使劲方排出,成球。中西医俱治终不得愈疾。肢温。

诊断:便秘(经水沸溢)。

治则:运脾降浊。

处方:①以小儿便秘基础方施术;
　　　②揉腹。

经治 10 次,未愈。

5. 华某,女,10 岁。

近年来,排便不易,较软成形,每隔 5 日一行。形神尚可,唯肢欠温。

诊断:便秘(经水凝泣)。

处方:①以小儿便秘基础方施术;
　　　②悬灸神阙穴 15 分钟。

经治 1 次后患儿即腹部感舒,共治 5 次其排便即 2~3 日一行。

医嘱患儿回家后需每日艾盒悬灸神阙、天枢诸穴 20 分钟,半年后遇问,知其疾愈。

【按语】

若以针刺病机言之,小儿便秘多是属有肢温、唇朱外候之"经水沸溢"趋势者。小儿便秘无论是中医还是西医,均属难治之疾。毫针断针点穴法其对 3 岁以下患儿效果较为理想,且患儿越小效果越好。此术有双向调节之作用,故其治只求意到而不求刻意之或补虚、或泻实矣。

在治疗中应该医嘱患儿若可能当以多食纤维食物,如蔬菜、水果;滑肠食物,如红薯、香蕉等,多饮水。少吃厚味辛香。且需养成定时排便之习惯。

七、疳积

疳积之疳有两个含义:一为疳者甘也,其病多由患儿常食肥甘厚味而不化以损伤脾胃所致。二为疳者干也,是指可见气液干涸,形体干瘪消瘦之临床症候。

患儿调养不当、饥饱不均,特别是过食甘肥致以成积,亦可因某些慢性疾病滥用中医内治中苦寒攻伐之药,或西医中滥用抗生素以伤中气。本病之病理机制为脾之化源不足与胃之积滞不降之虚中夹实为患。脾胃积滞日久可因气阴两虚而影响小儿生长发育。

【临床表现】

长期厌食可伴恶心呕吐,形体消瘦,头发黄灰,稀疏直立,腹胀而硬,大便或结或溏或糜等。

【针刺病机】

形气病机

脾居中焦,其气机运行属从升从降者。疳积之患中由于饮食不当、食积中阻而见厌食、腹胀乃至时呕吐、时便秘等候,且未致形瘦神疲者,其气机运行是由浊阴出下窍之从降运动有了朝相反方向之逆从趋势而反作成了浊气在上则生䐜胀之病机变化。

疳积之患中亦可于厌食、腹胀中复见时溏,且未致形瘦神疲者,其气机运行是由清阳出上窍之从升运动有了朝相反方向之逆从趋势而反作成了清气在下则生飧泻之病机变化。

总之,疳积病中无论是浊气在上则生䐜胀之腹胀、不食、便秘等,还是清气在下则生飧泻之泄泻,其都是由于饮食不节、食积中阻而导致从升从降之中土气机出现了当从者不从、逆从这一清浊不分之变。当是邪气盛则实、实则实逆者,属形气有余。

疳积若久,精气日耗,患者在有腹胀、厌食诸候中复见形瘦神疲者,此时病机当由邪气盛则实、实则实逆之实性病机,因脾肾精气始夺而转化为了精气夺则虚、虚则虚逆之虚性病机。在此虚性病机中,脾土从升从降之生理气机也是同样会继有相反方向之当从者不从、逆从之运动趋势。而这种逆从运动中出现清气在下则生飧泄,浊气在上则生䐜胀之气机病机变化,已属于精气夺则虚、虚则虚逆之形气不足。

病气病机

脾主运化,胃主受纳、腐熟水谷。所以脾与胃之不运,必与脾足太阴脉、胃足阳明脉经气运行之紊乱存在有必然联系。

在经络血气不和中,凡是经水沸溢者属病气有余。

在经络血气不和中,凡是经水凝泣者属病气不足。

【补泻原则】

包括小儿针刺、小儿推拿在内之中医外治疗法,在对肌体中脏腑诸疾之治疗中,唯独对涉于脾胃之消化道疾病是具有双向良性之调节作用,不必强究此当补、彼当泻之单向调节施术。

疳积虽有属经水沸溢之病气有余者、有属经水凝泣之病气不足者之别,但《生命不应煮》所倡于身柱、四缝穴之放血疗法对之取效俱是甚著,因此二穴放血于疳积是有双向调节之用也。

【取穴与施术】

①身柱穴,针刺拔罐放血;

②四缝穴,刺皮挤血。

【方义】

《会元针灸学》曰:"身柱者,两旁是肺俞,关系前身之气脉。前封两乳间膻中,宗气之所出。"

宗气涉肺。肺手太阴脉"起于中焦,下络大肠,还出胃口……"

宗气涉胃。因宗气是集于胸中,其向上注于肺……向下注于丹田(下气海),并注入足阳明之气街(相当于腹股沟部位)而下行于足。通过对身柱穴的刺激可给胃气不降趋势病机以良好之调整。

四缝最早出现在《奇效良方》中,穴位处于食指、中指、四指、小指掌面,近端指关节横纹中点。

四缝所涉经脉基本上都可涉胃。小儿经络应该是弥散之带状结构,定穴不必精准,均可经络所过,主治所及。

【病案】

1.李某,女,5岁。

患儿大便干结年余,复见厌食,口气重,腹胀稍硬,形体消瘦,毛发耸立,形体肢热,唇干舌红苔显黄腻,脉滑。

诊断:疳积(经水沸溢)。

治则:调经运脾,通督降逆。

经治依疳积基础方施术。

仅治1次,愈。

2. 孙某,男,6 岁。

患儿 2 年前因食海鲜出现急性吐泻,当时经治虽愈,然留有厌食之疾,至今形体消瘦,头发黄灰且耸立,肢体欠温、腹胀,触之稍硬。

诊断:疳积(经水凝泣)。

治则:调经运脾,通督清热。

经治依疳积基础方施治。

仅治 1 次愈。时隔 2 个月复见此儿,见其体胖肤润发泽,精神已非前比。

3. 赵某,男,7 岁。

患儿 4 岁半时曾于西医做肠部手术,后经年便溏,腹胀不喜按,饮食不佳,舌淡苔腻面色黧黑,经常年中药和小儿推拿先后治疗,疗效不著。

诊断:疳积(经水紊乱 术后瘀滞)。

治则:通经化瘀,通督顺逆。

处方:①身柱穴,针刺拔罐放血。四缝穴,刺皮挤血。
　　　②中脘、天枢穴施以毫针闪针术。大肠俞、足三里、照海、太冲穴均施毫针藏针术。意至。

首治取处方①放血施术 1 次。且每隔 3 日于处方②诸穴中酌有加减施针 1 次。

再治,复治 1 个月。

续治,复治 1 个月。

经 3 个月间隔治疗、取穴酌变,患儿其便已实,其餐已常,其形已充,其神亦佳,其腹也按而无拒。

【按语】

疳积者,为小儿之常见病。因此疾属无积不成疳,就其形气病机言,是为清气不升、浊气不降。就其病气病机言,其或如病案 1 李某经水沸溢趋势之病气有余者,或如病案 2 孙某经水凝泣趋势之病气不足者。但在临床中对这种病气有余与不足之患儿俱是以身柱与四缝放血为治。因此治疗方法对疳积是有明显双向调整之作用,且效显。

病案 3 赵某者,肠部手术后遗症已 3 年,中西罔效,痼疾难消。从中医外治病机之气机理论言,究其病机,据其有腹胀不喜按之症中,同时伴有清气在下故泻、浊气在上故胀,当为邪气盛则实、实则实逆之形气有余。然则在病气病变之归属中,据其临床表现即难归为经水沸溢之病气有余,又难归为经水凝泣之病气不足。权作其为病气病变中之虚实夹杂之属。对此形气有余,病气虚实夹杂之复杂病机局面,根据《灵枢·根结》中立意"形气之逆顺奈何? 岐伯曰:……形气有余、病气不足,急补之。……形气有余、病气有余,此谓阴阳俱有余也,急泻其邪"。总之,但见有形气有余之存在,便应当属针刺可治之范畴,此必无疑。故对本案赵某之疾,笔者治取小儿疳积之基础处方①之身柱、四缝穴施针刺放血,于双向调节之治中以期恢复气机之升降运动。复在处方②之中脘、天枢、大肠俞、三里诸穴以毫针施藏针术以通经散积之用。

经治 3 个月,诸症尽失。

八、腹痛

中医认为腹之分部为胸下脐上为上腹,脐下为小腹,脐下两旁为少腹。腹痛就是患者上腹、小腹和少腹某部位之疼痛,可见于任何年龄之患儿。

古代对腹痛早有九痛之说,即寒痛、热痛、气痛、瘀血作痛、食痛、水饮作痛、注痛、虫痛、悸痛。

【临床表现】

从寒热属性言:"其热而痛者,则面赤,或壮热四肢烦,手足心热是也。冷而痛者,面色或青或白,甚者乃至面黑,口唇爪甲皆青是也。"(见《诸病源候论·小儿杂病诸候·腹痛》)

从疼痛部位言,小儿腹痛尤见于上腹和小腹。上腹痛且常伴有恶心、嗳气等症候者应责之胃。腹痛部位偏于小腹,且多伴有便秘、泄泻等症者多责之于大、小肠。

【针刺病机】

形气病机

腹内有肝、胆、脾、胃、大肠、小肠、肾、膀胱、三焦等重要脏器。腹腔是五脏气机升降之空间,也是容六腑气机下降之生理通道。

若腹痛而不喜按者,可以由诸内外因影响六腑气机以降为顺转变为不同程度反滞、反升之不顺。亦有因五脏气机之运行中心肺之当降不降、肝脏之当升需制而失制等,以影响六腑气机以降为顺转变为不同程度反滞、反逆之不顺。以上当是邪气盛则实、实则实逆者,属形气有余。

若腹痛隐隐而喜按者,多为中气不足而致当从升从降之脾土气机出现不同程度逆从之不运,此属精气夺则虚、虚则虚逆者,属形气不足。

病气病机

胃足阳明脉"……下膈属胃络脾",脾足太阴脉"……入腹属脾络胃……复从胃,别上膈",小肠手太阳脉"下膈,抵胃属小肠"。肝足厥阴"挟胃,属肝络胆,上贯膈",肺手太阴脉"下络大肠,还循胃口上膈"。且手三阴之筋皆又合于胃之上口贲门。诸多经脉可由内外病因引起胃失所降。

在经络血气不和中,凡是属经水沸溢者属病气有余。

在经络血气不和中,凡是属经水凝泣者属病气不足。

【补泻原则】

包括小儿针灸、小儿推拿在内之中医外治疗法,在对肌体中脏腑诸疾之治疗中,唯独涉于脾胃之疾病是具有双向良性之调节作用。

小儿腹痛虽有属经水沸溢之病气有余者、有属经水凝泣之病气不足者之别,但用毫针施术于中脘穴止痛每是辄效。因此乃双向调节之用也。

【取穴与施术】

中脘穴,酌施毫针留针术或毫针闪针术,或毫针藏针术等。意至。

【方义】

中脘之"脘"乃管道之意。本穴属胃之腹募穴,腑之会穴。《针灸大成》称中脘为"手太阴肺、手少阳三焦、足阳明胃、任脉之会穴"。特别中脘是阴经之海之任脉要穴,有通任降逆之用。总之中脘穴可调整腹腔中整体气机之升降运行。故《素问·通评虚实论篇》有此概言:"腹暴满,按之不下。取……胃之腹募也。"

【加减】

若呕吐者加内关穴。腹泻者加照海、太白、太冲穴。以上诸穴均施毫针藏针术。

若疼于上腹者可加上脘穴,疼于小腹者加关元穴,疼于少腹者可加章门穴。以上诸穴均施毫针闪针术。四肢清冷者布灸(将旧衣布熨热裹腹)或艾条悬灸。

【注】内科腹痛常先发热后腹痛,疼痛不剧,压痛不明显,腹部柔软,痛无定处。外科腹痛多先腹痛后发热,疼痛剧烈,痛有定处,压痛明显,伴有肌紧张和反跳痛。当出现外科腹痛征象时,应及时确诊。(见《中医内科学》)

【病案】

1. 汪某,女,8岁。

患儿上腹痛2日。不拒按。腹泻清稀1日。面色清淡,四肢欠温。口唇青,舌淡苔白,脉涩。

诊断:腹痛(经水凝泣)。

治则:调经行气,通脘止痛。

处方:①中脘穴施毫针闪针术。意至。
　　　②天枢、太溪、施毫针藏针术。意至。

经治2次,病愈。1个月后复遇患儿,知其未再患此疾。

2. 韩某,男,3岁。

患儿上腹痛已3日。痛不喜按,便秘,肢温,腹胀,唇舌红,苔稍黄腻。

诊断:腹痛(经水沸溢)。

治则:调经行气,通脘解秘。

处方:中脘穴施毫针闪针术。天枢、太溪穴常规刺,留针10分钟。意至。

经治2次,痛止。秘解。

3. 林某,男,4岁。

患儿前日生日贪食,当晚即感腹胀不舒。今晨始胃脘痛,不食且伴呕吐酸馊和腹泻各1次。查体神清,痛苦貌。腹胀而拒按,唇朱舌红苔腻。

诊断:腹痛(经水沸溢 伤食)。

治则:调经降逆,通脘化食。

处方:中脘穴施毫针刺,留针10分钟,意泻。

经治2次愈。

4. 蔡某,男,5岁。

患儿1年余常胃脘痛,每因怒,怒后则患痛,痛则厌食。本次痛作亦因怒而发已2日。

经查:上腹拒按,唇与白睛有赤,脉弦。

诊断:腹痛(肝气痛)。

治则:通脘行气,泻肝止逆。

处方：中脘穴施毫针常规刺，留针10分钟，意泻。

经治2次愈。

【按语】

治疗各类型小儿腹痛之毫针闪针术，针家施术总是弄在绕手柔也，患儿愈疾每可失笑于不觉中。腹痛诸因是不离腹中气机升降失司中有腑气之不通。故治取腑会之中脘，一穴可拨腹中诸经也。

病案1汪某与病案2韩某者，二者俱为上腹痛，一偏寒、一偏热，俱不离中脘穴以通脘行气而止痛，双向调节也。二病案中施针俱加天枢、太溪穴，一为治泻、一为治秘，因天枢乃大肠之腹募穴，太溪乃肾之原穴，肾主二阴病。亦为双向调节也。

病案3林某与病案4蔡某二者俱为胃脘痛，一因伤食而腹痛，一因怒而腹痛。二者治疗完全相同，即均以中脘施以毫针常规留针刺之泻法。对此有病机差异者其治相同，亦因毫针之治"唯独对脾胃经络之刺激具有双向良性之调节作用"。病案3者降胃为治，针中脘此胃之腹募穴，不可不言为经络所过者。病案4蔡某，泻肝为治，因肝足厥阴脉之循行"……挟胃属肝络胆……"故针于中脘，肝胃皆调也。

九、矮小症

小儿矮小症是指较同龄人比，其身高偏于矮小。

小儿矮小症与其父母双方遗传及其母孕期调养和疾病等因素或会有关。小儿出生后，会与儿童摄取之营养不当有关。

小儿出生第2年身高约为75厘米。2周岁后至12岁身高增长平稳，每年约7厘米。进入青春期后，身高增长出现第2个高峰，其增长速率约为学龄期2倍，续2~3年。

临床可用以下公式推算2岁后至12岁儿童之身高：

身高(厘米) = 70 + 7 × 年龄。

经过我们多年临床实践，证之针灸增高之治除有操作简便、无创伤、无痛苦、安全、价廉之优外，其疗效亦普遍优于中医内治和西医之治疗。

【临床表现】儿童身高未及于同龄者。

【针刺病机】

形气病机

关于小儿体禀少阳,需赖阳气始得生发

《素问·生气通天论篇》曰:"阳气者,若天与日,失其所则折寿而不彰,故天运当以日光明,是故阳因而上,卫外者也……阳气者,精则养神,柔则养筋。"

"阳气者,若天与日,失其所则折寿而不彰,故天运当以日光明":人赖阳气就如万物生长靠太阳,若天上久以不见一丸红日则一切生命都不会正常生存。所以整个自然界之运行都离不开太阳之光明。肌体中阳气即如太阳之光明。

"阳因而上":小儿萌动中少阳之体像旭日之东升,草木之方荣,这如春之少阳生发之气可使清气不断地上升中使筋柔骨壮。

"卫外者也":小儿萌动中少阳生发之气可使清气之正常出入,此如可使清气得以卫外、皮脉得以煦养。

"……阳气者,精则养神,柔则养筋。"……这阳气可养神以蓄精明洞达,养筋可致柔和灵活。

关于小儿体禀少阳中"少火生气"

小儿肌体中经过胃之受纳与脾之运化,水谷精微物质经过土德之从升,始有血气之"体";小儿肌体中少阳升发之气乃为血气之"用"。在小儿肌体这一体用之关系中,"体"是血气物质之实在,"用"是血气物质之功能及其表现。

小儿肌体必须要有充实之血气之"体"方有和气、生升中之少阳之"用"。故《内外伤辨惑论》曰:"清气、升发诸阳上升之气……皆饮食入胃,谷气上行……"。

而血气之"体"是又需赖"阳气者,若天与日"之温煦方能够转化并维系少阳升发之"用"者。这种"体"与"用"之转化与维系之过程,于《素问·阴阳应象大论篇》中妙谓"少火生气"焉。

关于"阳气当隔,隔者当泻"

"阳气当隔,隔者当泻。"这句经文是可理解为:肌体中阳气若被阻隔便会失去"阳因而上,卫外者也"之功能,此时当泻其所"隔"为治;这句经文还可理解为:肌体中阳气若被阻隔,亦会某种程度上影响有脾德所孕生之血气实在对少阳之气转化、维系之体用关系。若欲恢复肌体中此体用中二者之关系亦当取泻其"阳气当隔"为治,以复其"少火生气"焉。

故从"阳气当隔,隔者当泻"言,小儿矮小症当属小儿所具有之少阳升发之气为物所"隔",如此阻隔之势于针刺形气、病气病机理论中自当属在小儿所常见之

邪气盛则实、实则实逆之形气有余。

病气病机

督脉总督诸阳经,其脉与手足诸阳脉相会,为阳脉之海。特别因督脉络足太阳脉,使督脉被排列有序之诸脏腑背俞穴挟其中,督脉其上通元神之大脑,此属髓海,下连真元之命门,此属髓渊,而骨之生长又全赖髓之养。因经脉连通脏腑,所以督脉之不通是可影响小儿脏腑及筋骨之长养。

病气有余

从经络病机言,在督脉不通之变化中,多是呈现出经水沸溢趋势之病气有余者。

病气不足

从经络病机言,在经络不通之变化中,亦可见经水凝泣趋势之病气不足者。

【补泻原则】

凡属形气有余之阳气当隔者中,督脉紊乱之变化无论是呈现出经水沸溢趋势之病气有余者,还是呈现出经水凝泣趋势之病气不足者,俱可以于身柱穴施以放血为治。因此疗法对此患俱有令其或寒通或温通之双向调节作用。

【处方】

身柱。

【施术】

用一次性注射针头(0.7×32)刺一寸(同身寸)后拔罐放血,出血量不得少于3毫升,治中一定要注意严格消毒,并施以创可贴保护。

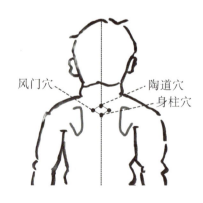

【方义】

《难经·二十八难》曰："督脉者,起于下极之俞,并于脊里,上至风府,入属于脑。"督脉从身柱穴直接通过左右风门穴和陶道穴而分别络于足太阴膀胱经。故取身柱穴以通督、通足太阳脉之阳气当隔为治。

或有问者,督脉中阻隔之物究为气、血、痰等何物之属？

以下从中医内治与针灸疗疾之差异中试以作答：

一者

以上所问是属中医内治中"邪气盛则实"病机所涉之病理产物差异者。其治需施以有针对性之中药或行气、或活血、或化痰诸纠偏为治者。

一者

因经脉通于脏腑,所以作为外治之针刺可施术于开窗之寒通与关门之温通以通其相连之脏腑,从使被阻隔之气机恢复有序中升降出入之运行。如此就可使包括郁气、瘀血、湿痰等在内之各病理产物在肌体内环境之改变中得以消失。古人"凡刺之要,气调而止"这种通过调气来消除不同病理产物之治疗机理就如阳光被阻隔,大自然会借风行之力吹开阻隔。此已"天运当以日光明",何须纠属云雾雨。

身柱穴放血无论是对脾胃消化系统疾病(如：疳积)还是对小儿矮小症之治疗俱存在良性双向调节之作用。机理微秘,读《生命不应煮》者可深究之。

【病案】

1. 张某,女,6岁。

患儿面润、神清、肢温。明显较同年龄、同性别之人偏矮小。

诊断：儿童矮小症(经水沸溢 阳气当隔)。

治则：通督释阳,柔筋长骨。

处方：身柱穴放血术。

经过1次治疗,3个月增高5厘米,1年内增高12厘米。

2. 于某,男,12岁。

患儿饮食佳,肢温。明显较同年龄、同性别之人偏矮小。于班内排队为倒数第一者。

诊断：儿童矮小症(经水沸溢 阳气当隔)。

治则：通督释阳,柔筋长骨。

处方:身柱穴放血术。

经治半年内施术2次,当年增高8厘米。

3. 解某,女,7岁。

患儿饮食佳、唇淡、肢欠温。明显较同年龄、同性别之人偏矮小。

诊断:儿童矮小症(经水凝泣　阳气当隔)。

治则:通督释阳,柔筋长骨。

处方:身柱穴,针刺放血术。

经治:每2个月身柱放血1次,共治3次。当年增高13厘米。

4. 常某,男,1岁。

患儿神丰。因尚未生牙,求治。

诊断:未生牙(督脉紊乱　阳气当隔)。

治则;通督释阳,柔筋长骨。

处方:身柱穴,针刺放血术。

经治:治疗1次,半年内牙长4颗。

【按语】

小儿为少阳之体,其除有属先天血气不足,如五迟、五软等之矮小者可责之"精气夺"之虚由,临床中所见绝大多数儿童矮小者其形神俱可,唯身未高。当属形气病机中于小儿所独有之少阳升发之气机被"阳气当隔"之实为。今日中国全面进入小康社会,从总体来说诸小儿矮小者已非由小儿"精气夺"所致矣。

对小儿少阳之体"阳气当隔"之此形气有余者中,无论是属经水沸溢趋势之病气有余、还是经水凝泣趋势之病气不足,根据《灵枢·根结》原典言,俱是属适宜微针为治者。而身柱穴放血于"血出立已"中每有对所"隔"之存在能够一荡而涤者。也可以将这种治疗现象言其为:身柱穴放血对小儿之疾即可有"开窗有风自凉"中寒通又可有风可融冰中温通之双向调节之特殊功能

寒通:就小儿少阳升发之气"阳气当隔"中属督脉经水沸溢此病气有余之热隔趋势者,取身柱穴放血开窗为治,于寒通中求"阴气隆至"。这种以寒通而治有热候趋势之疾,其治理乃"开窗有风自凉"以释"阳气当隔"。如病案1张某、病案2于某属病气有余者。

温通:就小儿少阳升发之气"阳气当隔"中属督脉经水凝泣此病气不足之寒隔趋势者,于身柱穴放血开窗为治中以反求"阳气隆至"。此时身柱穴放血已非是开窗有风自凉,而反成为风可融冰,在温通其"寒则血凝泣"中以释"阳气当隔"。如病案3解某、病案4常某之属病气不足者。

无论是寒通还是温通,身柱放血之术就是谨守了小儿少阳之体中"阳气当隔"病机之存在;无论是从寒通还是温通,身柱放血就是要达到督脉之"隔者当泻"以通督释阳之治疗机理。故身柱穴放血对一些小儿之各种久疾,只要不是属为因"精气夺"中之虚寒者,皆可适宜取此法为治,于通督释阳中对小儿少阳之体以有云开雾散后逢春化雨之效焉。

近几年来笔者于临床中对一些小儿生齿晚者(病案4常某)、小儿脱发者、尿床者乃至小儿单纯肢体欠温、面萎黄失华者,均予身柱放血以泻"隔"释阳,多见效笃,不乏治罢手足立温、面色现红且持久者。

小儿矮小症有遗传因素之疗效逊于非遗传者。

十、慢性喉痹

慢性喉痹相当于西医慢性咽炎,小儿是属阴常不足、阳常有余者,罹患多因久热伤阴、虚火炽咽,使咽喉失于润养发为喉痹。属中医学中"虚火喉痹"或"帘珠喉痹"。

【临床表现】

咽喉部时会感有不适、干痒且常伴有刺激性干咳,甚则伴有音哑,多言更甚,咽喉部可见燉红之充血现象。复可伴见鼻干、唇朱、舌红、苔无润诸候。

【针刺病机】

形气病机

肾阴不足,肾气当升不升致水不上涵,乃小儿慢性喉痹病机之源。水不涵木则肝升无制,水火不济则心火上炎,金水失生则肺金化热,水不润土则脾土燥干。特别是小儿本就阴常不足,待肾水匮乏、虚火炽热,肌体整体气机自可会有升大于降使邪结于咽,成慢性喉痹。

慢性喉痹当为精气夺则虚、虚则虚逆之形气不足。

病气病机

　　肌体诸多经脉皆循行过咽喉部。

　　肾足少阴脉其循行是"其直者从肾上贯膈,入肺中,循喉咙,挟舌本……是动则……口热舌干,咽肿上气,嗌干及痛……"(见《灵枢·经脉篇》)。

　　心手少阴脉循行是"……从心系上挟咽",所以本经的病变会有"嗌干……渴而欲饮……"(见《灵枢·经脉篇》)。

　　脾足太阴脉"布胃中,络于嗌,故腹满而嗌干……"(见《素问·热病篇》)。

　　肝足厥阴脉"……挟胃属肝络胆,上贯膈,布胁肋,循喉咙之后,上入颃颡,是动则……嗌干……"(见《灵枢·经脉篇》)。

　　任脉循行有"……自毛际行腹里关元上至咽喉面目者"(见《类经·经络类》)。

　　大肠手阳明脉"……其支者从缺盆上颈贯颊……是主津液所生病者,目黄口干,鼻衄,喉痹……"(见《灵枢·经脉篇》)。

　　胃足阳明脉"下大迎,循喉咙,入缺盆……是动则病……颈肿喉痹……"(见《灵枢·经脉篇》)。

　　三焦手少阳脉"其支者,从膻中上出缺盆,上项……是动则病,嗌肿喉痹……"(见《灵枢·经脉篇》)。

　　"胆病者,善太息,口苦……嗌中吤吤然,数唾……"(见《灵枢·邪气脏腑兵形篇》)。

　　"夫冲脉者……其上者,出于颃颡……"(见《灵枢·逆顺肥瘦》)。

　　……

　　在人之肌体经络系统中还有一套从正经别行的支脉,称为经别。而所有十二经别之循行,也多是直接或间接地与喉咽发生着关系。

　　如手太阴经别和手阳明之经别均"上出缺盆,循喉咙"。

　　如手少阴经别"出循喉咙,出耳后……"。

　　如足少阳经别和足厥阴经别"贯心,以上挟咽"。

　　如足阳明经别和足太阴经别"上循咽,出于口"和"上结于咽,贯舌中"。

　　如手少阳经别"上走喉咙,出于面"。

　　如手厥阴经别"出循喉咙,出耳后"。

　　……

　　肌体多由诸热病后余邪未尽,脏热经燔,其时虽皆不失有肾火循经缭绕于咽喉之过,然又因咽部乃诸多经脉、经别所循之处,故又必均可出现壅热互织之势,此经络互织间之紊乱中皆是为经水沸溢者,属病气有余。

【补泻原则】

小儿慢性喉痹其病机不可能是属经水凝泣趋势之病气不足者。应是属经水沸溢趋势之病气有余者,故当取"泻即开窍,有风自凉,以清诸热"之寒通为治。

【取穴与施术】

天突穴,施以埋线。用可吸收性外科缝线(规格为4-0,长度为2厘米)于天突穴向膻中穴方向埋线,深度控制在一寸(同身寸)之内。

【方义】

天突穴为阴维、任脉之会穴。其阴维脉本身就联络了手足六阴经和任脉,故其有维系诸阴可主一身之里之作用。而任脉更有诸阴脉之海之称。

刺激天突穴对虚火上炎之病机实有清热散结之用。然斯疾多为迁延日久,于天突穴仅以毫针施术实难以见效。故用穴位埋线法,长效图治,每清咽部郁火以除斯疾。

对病气中寒温气区别不明显者,取天突穴埋线亦有导气同精之治,效笃。

因喉咽部之天突穴处为诸多经络、经筋密集处,故中医针刺若效中医内治之辨证而究其属何脏腑、经络之异处,此属刻舟求剑之愚。虽说前人也曾有寻经络理论而责具体当何经为患者,可《生命不应煮》认为,若究喉痹之疾具体当归何经为患,此实属文饰,在为治中很难实锤于临床。

就以上情形言,笔者认为确应不必徒信当如何辨属何者经络之郁结,而应视为多脉互结也。此应该就是《灵枢·九针十二原》中"结虽久,犹可解也"之"结"字当有多绳乱系意也。

且从天突穴向胸骨柄方向进针一寸埋线,其刺激所涉范围已非仅为天突一穴,实乃已涉病灶之范围而可解、可清咽喉局部之热结也。

天突埋线,长效解结,多可1次显效,亦有不少治1次而终疾者。老少咸宜。

【注】

肌体肾水不能上升以涵,此乃临床所见之小儿、成人罹患此疾之主要病机。此外,此疾从理论言亦可见肌体阳虚无以化津,而有诸经脉不能输液行津而生喉痹者,此病机难于小儿所见,此处不议。

喉痹之患无论是西医还是常规中医外治与内治,其疗效均不理想。患者遍及国内四方,可称缠绵难愈之症。而取天突埋线法为治,对各种类型喉痹远期疗效均佳,经笔者临床统计,基本治愈率是超80%。如此高比例之愈病率,已让许多经年寻医之病家拍案惊奇。其治中微秘,除埋线是属长效外,似应还有更深奥医理。无奈我古稀人矣,只有待后来针家继为探讨矣。

【病案】

1. 于某,女,5岁。

患儿咽喉有不适感,喑哑1年余,唇朱、舌红、苔薄。

诊断:慢性喉痹(经水沸溢)。

治则:解结,清喉利咽。

处方:天突穴埋线。

经治中施天突穴埋线治疗1次后喑哑减轻,1个月后又埋线1次。半年后随访,症已告愈。

2. 蒋某,男,13岁。

患儿咽炎已有2年,时因喉痒而咳出声。正值2021年新冠病毒防疫期间,因上学屡有咳声而被学校动员回家已1个月,西医无策,中医曾取滋阴泻火、化痰散结、活血软坚等治,均无效。

患儿体胖,大便可,小便气臊。患儿感喉痒部位较大,可扩及天突及喉结区处,面赤、唇朱、舌尖红、苔薄黄,脉数。经查咽喉焮红。

诊断:慢性喉痹(经水沸溢)。

治则:解结,清喉利咽。

处方:天突、人迎穴埋线。

先后经治2次,时隔1个月,首次取天突与左侧人迎穴。再次埋线取天突与右侧人迎穴。

首次埋线后患儿咳声即减,学校同意复课。经2次治疗后喉痒已明显减轻,白日已很少咳。但晚间与起床咳还较明显。

3. 王某,男,10岁。

患儿咽痒咽干1年余。久有便干,多为3日一便。唇朱鼻燥,舌红、苔薄黄,脉滑。

诊断:慢性喉痹(经水沸溢 肠腑不通)。

治则:解结清咽,通腑降逆。

处方:①天突穴埋线;

②防风通圣丸。

经治1个月,曾先后取处方①埋线2次。其间取处方②根据排便情况,递增递减服用20天。

病愈。

4. 解某,男,12岁。

患儿咽痒、干咳近有1年,久有腹胀,口有异味,舌红苔薄黄,脉滑。经查咽喉充血明显。

诊断:慢性喉痹(经水沸溢　胃气失降)。

治则:清利喉咽,降胃散结。

处方:①天突穴埋线;

②中脘、天枢、足三里。

经治施处方①埋线2次,间隔1个月。其间取处方②施毫针闪针术,意泻,隔日刺,共治10次。

半年后随访,咽已无不适之感。

5. 周某,女,12岁。

患儿咽痒,望而知其咽壁充血色红。此女近三四年来,课余时间均坚持练声,以露歌唱天资。

诊断:慢性喉痹(经水沸溢　咽肌疲劳)。

治则:清热解结利喉咽。

处方:天突穴埋线。

经治为时隔1个月曾埋线2次,终无效。

【按语】

若按中医内治思维,此疾是由肾水不足致余脏熏灼以使邪热循经结于喉咽使然。

对此水亏于下、火燃于上之顽梗不解之喉疾,当今许多针灸书均主是取针照海、太溪穴以补肾育阴,并美其名曰:此乃壮水之主以制阳光之为治本而设。但笔者认为此与治本是无丝毫关系,因为用针或艾来"壮水之主"之说是逾越能量守恒定律者。所谓"壮水之主"之理论只是适用于煮无生命之中药为用之中医内治,而以通经为治之持针人当应知经络是有生命之属,生命不应煮也。

故在临床中任何腧穴都无添出肾水之能。

若仅从理论上言,通过对照海、太溪、复溜诸穴之刺激来对喉痹进行治疗,应该是因肾足少阴脉"入肺中,循喉咙"之经络所过,主治所及使然。可是真从临床效果言,对这些腧穴毫针刺激中之以通为治,其力尚逊。尚产生不了对多脉互结之慢性痼疾产生"结虽久,犹可解也"之力焉。

或有可问,肾水不复则喉痹处虚火难以得熄,天突埋线法而愈疾,此怎不可言为"壮水之主"者乎?

笔者认为从空谈理论上可以任脉为阴经之海,刺激天突穴即是触及阴脉之总司,以此来为初学针者予以搪塞。但对久已事针者言,只可博人一笑焉。

因笔者常年为各地患慢性喉痹求医人疗疾,且每多奇效,故对此天突埋线疗法之治疗机理之思考久已缭绕在心而难释。

屡思似觉或为如下:

慢性喉痹者是有肾水之当升不升、反降此形气之不足,亦是又有喉咽部多脉互结病灶处之经水沸溢之病气有余者。天突埋线赖其长效刺激是直抵邪热之巢,其治是准《灵枢·根结》之"形气不足、病气有余,是邪胜也,急泻之"也。

理否?须续屡思。

病案1 于某者,患喉痹已1年余,西中(包括针灸)医屡治未效。然经笔者天突埋线2次治疗后其症如失。此案之治可示为笔者治疗慢性喉痹之基础治法。病案2 蒋某者,因病灶较大,故取天突、人迎穴埋线为治(人迎埋线注意安全,莫针至颈动脉)。病案3 王某者,在喉痹之患中久有便秘,治不失通肠。病案4 解某者,治中见有胃气不降,故治不失降胃。病案5 周某者,因咽部疲劳不释,治未及效。

十一、久咳

小儿久咳不愈,当分是责肺还是责于喉咽也。

因小儿之体属肾常不足,肺心肝易趋热化者,久咳多由小儿正气不足、藩篱不固、屡受外侵、待外淫热化、屡耗体阴、水不足则火炽。故有虚火熏烁于肺而咳者,有虚火熏烁于喉咽而出现刺激性咳者。唯此二焉。

久咳无论责于肺还是责于喉,在小儿病中大多为阴虚欠水以继所由。

本病病机亦不排除有见脾肾阳虚无以化津、水道失于通调,从而聚湿生痰聚于咽喉而生咳者。但此中病机可见于成人,于小儿当属罕见,故不议。

【临床表现】

干咳无痰或痰少而黏,不易咯出。以夜咳、晨咳为多,并可见唇朱、鼻干,甚可结痂及肺肾阴亏之舌脉。对天气变化较为敏感,秋冬季节尤甚。

咳在肺者,常感胸闷,可于听诊中听到肺部有明显啰音。

咳在喉者,常感咽部不适而干痒,可在望诊中看到喉部有不同程度充血之焮红。

【针刺病机】

形气病机

在临床所见之久咳中,无论因是肺咳还是喉咳,其肌体均有肾水不足中出现当升而不升之逆下趋势。肺、心失涵而有了此二脏之当降而不降之逆上趋势。肝之失涵有了其气机之当升需制而失制中之逆上趋势。如此则肺心肝三脏俱属"精气夺则虚、虚则虚逆"之形气不足者。

病气病机

因十二经脉中有多条经脉循行是通过肺胸及喉咽部。久咳在经络紊乱中且当有属肺、属喉之别。

久咳属肺者,亦当责肝。肝足厥阴脉循行是"……挟胃属肝络胆……其支者复从肝别贯膈,上注肺",故其咳多由小儿肾常不足,肝常有余,木火灼金,致脏热经燔,凝痰滞气于肺手太阴脉,使咳久难愈。

久咳属喉者,亦当责心。手少阴心脉循行是"……从心系上挟咽"。所以本经的病变会有"嗌干……渴而欲饮……"。小儿肾常不足,心常有余。脏热经燔,心火循经,凝痰滞气结成喉痹,而生刺激性喉咳。故《素问·咳论篇》曰:"心咳之状,则心痛。喉中介介如梗状,甚则咽肿喉痹"。

小儿久咳,无论在肺还是在喉,其相关经络紊乱之属性几近俱是经水沸溢趋势之病气有余者。

【补泻原则】

对小儿之久咳无论是责于肺还是责于喉,其病机均应是属经水沸溢趋势之病气有余者,当取"泻即开窗,有风自凉,以清诸热"之寒通为治。

【取穴与施术】

久咳属肺者,取陈氏靶向治肺炎法。便秘者坚持内服防风通圣丸。

久咳属喉者,取天突穴埋线法,并予然谷之前放血。便秘者坚持内服防风通圣丸。

【方义】

咳在肺者,取陈氏靶向治肺炎法,妙在"污虽久,尤可雪也……闭虽久,尤可决也"(详见本书中《各类肺炎喘嗽》)。

咳在喉者,取天突穴埋线深及一寸(同身寸),埋线疗法对病灶有长效刺激。其意寓"刺结虽久,犹可解也"(详见本书中《慢性喉痹》)。然谷之前放血直涤少阴之脏经燔灼。

通便寓开窗也。

【注】

对小儿久咳者,无论是在肺还是在喉,很多针灸、小儿推拿书中主张去效中医内治而去找补肾以纳气、补脾以续源之腧穴为治。但《生命不应煮》认为中医外治与中医内治理论不应是无区别之等同。因外治是生不出什么肾精脾血诸物。所以就本病言,中医针刺中应坚持:"形气不足、病气有余,是邪胜也,急泻之"为治也。

(一)久咳在肺之治则

靶向决闭,清肺降逆。

【病案】

1. 费某,男,10岁。

患儿咳已3年,逢秋冬必剧,曾于3年前因肺炎住院后留此余症。患体消瘦,干咳,唇朱、咽干、舌红少苔,脉浮而数。经听诊发现于左侧肝俞穴附近有干性啰音。

诊断:慢性肺咳(经水沸溢　虚火灼金)。

治则:靶向决闭,清热生阴。

处方:①肺部靶向放血;
　　　②然谷之前针刺放血。

首治于处方①、处方②施术,咳即减半。

继治于首次放血相隔 1 个月后以处方①、处方②再一次放血为治。并为其开中药药方沙参麦冬汤加减,断续服用 30 剂。

1 年后随访,病愈。

2. 满某,女,8 岁。

患儿咳近 1 年。曾经于西医诊断为过敏性咳喘。内服中药半年,未愈。患儿形体消瘦,久不思食,咳而无痰,五心偏热,夜卧不宁,小便气臊,唇朱、舌红、苔薄黄,脉数。听诊于右侧肝俞穴附近有干性啰音。

诊断:慢性肺咳(经水沸溢　木火刑金)。

治则:决闭肃肺,清肝降胃。

处方:①肺部靶向放血;

②然谷之前放血;

③中脘、内关、鱼际、行间、内庭,毫针刺留针 10 分钟。

首治依处方①、处方②施术 1 次,咳即减半。

继治,依处方③治疗半月,治间曾于鱼际、行间、内庭诸穴酌施透天凉术。并在治疗最后一天,再次依处方①、处方②施术放血。

因患儿经以上治疗咳嗽近无,但仍有纳差,考虑胃不纳食,土不生金,宿疾难以根除。故于咳停半月后施身柱、四缝穴放血术,以降胃气之"当降者不降、逆上"。此治是为待患儿饮食有增、化源有顾,土以生金,斯疾远效乃可期矣。

半年后随访,见患儿形体已充,咳喘早除。

3. 马某,女,12 岁。

患儿 1 年前因患急性支气管炎,经抗生素治疗时近半月,咳虽止,然饮食却减,1 个月后咳疾复又时休时作。发作后每去医院再有抗生素之治其家长必拒之如虎。故本次发作遂来我处求治于中医外治。

经查:患儿手足欠温,面色㿠白,咳吐时有清痰,唇青舌淡,脉沉。

诊断:慢性肺咳(经水凝泣)。

治则:靶向决闭,温阳降逆。

处方:①肺部靶向放血;

②中府、关元悬灸共 20 分钟。

首治依处方①、处方②施术 1 次,咳即减半。

再治依处方②共艾灸10次。症除。

医嘱患者回家继以艾灸神阙穴1个月,每次15分钟。

3个月后随访,咳喘未再患。

【按语】

在久咳中,有近半者应属肺咳者。久咳在肺者,检查喉咽基无病灶状,而肺部听诊可有啰音显现,且啰音多会在肝俞、胆俞附近部位出现。问诊中患儿也多是会清楚回答咳时胸膺部难受而非在咽喉部难受。

其治取靶向放血施术,疗效神奇。时有经年不愈者而于一罐效显或除疾。

中医外治不应被病名所困,而是从病机图治。故《经》曰:"谨守病机,各司其属。"(见《素问·至真要大论篇》)

慢性肺咳与小儿各种肺炎咳喘,病名异而病机同,俱多为"形气不足、病气有余,是邪胜也,急泻之"。如病案1费某与病案2满某者即是,经靶向放血,咳已近无。但病案1费某者素有肺胃阴虚,故用然谷前以清虚热,更难离沙参麦冬汤以养阴虚。病案2满某者见久有胃不纳食,胃久谷气不充,咳终难除。故对此者,无不取降胃之法以续化源。而于病案3马某者言,虽说久咳多为肺热,然真若见有阳虚无以化津而凝痰者,此于中医外治中属寒则血凝泣病机趋势者,既要取靶向放血施术以"拔刺""决闭"。又当取艾灸以温通。

(二)久咳在喉之治则

解结利咽,清热决闭。

【病案】

1.汤某,男,11岁。

患儿咳嗽2年余,干咳、无痰、咽干、咽痒、活动时咳尤甚,舌红、苔薄黄,脉细。

经查患儿咽部充血焮红,肺部未发现异常啰音。

诊断:喉咳(经水沸溢 虚火结咽)。

治则:化瘀解结,清热利咽。

处方:天突穴埋线。

经治患儿埋线1次,症状渐已减轻。1个月后再次埋线,病愈。

2. 王某,男,5岁。

患儿咳嗽3个月余间干咳时作,口渴、唇朱、咽干。干咳时作,夜寐尤甚,唇朱、舌红、苔薄黄,脉细稍数。

经查:患儿咽部充血色红,肺部未发现异常啰音。

诊断:喉咳(经水沸溢　虚火结咽)。

治则:解结利咽,降逆清热。

处方:①天突穴埋线;
　　　②然谷之前施刺络放血。

经治依处方①施天突穴埋线治疗1次,依处方②治疗1次。半年后复诊言其治后咳症已无,最近咳嗽又现,应其求再依处方①埋线治疗1次,依处方②放血治疗1次。

1年后随访,病愈。

3. 翁某,女,8岁。

患儿咳嗽半年余,干咳夜甚,伴有鼻塞、咽干、唇朱、舌淡红、苔薄黄,脉滑。

经查患儿咽部色红肿胀,肺部未发现异常啰音。

诊断:喉咳(经水沸溢　鼻窍壅滞)。

治则:解结利窍,清热化痰。

处方:①天突穴埋线;
　　　②头维、攒竹、迎香、列缺、合谷,毫针刺留针20分钟,隔日施术。

经治依处方①曾为患儿时隔1个月先后于天突穴埋线2次,且于埋线期间依处方②施术10次。咳症虽有改善,但因鼻疾未愈,咳亦难痊。

【按语】

在久咳中,有近半者应属喉咳者。久咳在喉咽者,检查喉咽处潮红或嫩红、口腔干燥欠津、喉底呈粒状隆起,而肺部听诊无异常啰音显现,问诊中患儿也多是会清楚回答咳时会在咽喉部难受而非胸膺部难受。

凡此之治,施天突穴埋线(详细施术见前文《慢性喉痹》),疗效神奇,实则不分年龄之长幼。病案1汤某、病案2王某者俱为虚火结咽,故取天突穴埋线其效良殊,多可愈疾。然而病案3翁某者虽为喉咳,但亦伴有慢性鼻炎,凡涉鼻炎者,肇之临床其疗效尚逊。

十二、口疮

口疮是指齿龈、舌体、两颊、腭部等处出现深浅不等圆形、椭圆形溃疡,且感灼热疼痛之一种口腔常见疾病。是有周期性反复发作之规律。其发病无明显之季节性,任何年龄儿童均可发病,以 3 岁以下婴幼儿多见。一次患病 7～10 日多可自愈。

婴幼儿本即阳常有余之体,病则易火性燃上,且小儿又口腔黏膜柔嫩,易为其害。

外因中是由口腔不洁而招秽毒外侵。内因可由孕母曾过食辛辣厚味致孕时胎热内积。亦可由患儿因喂养不当、食多辛甘导致脾胃蕴热,心火燔烁以犯口舌者。

以上诸内外合邪,迁延不愈均可出现久热耗阴使口腔疮面时作时休。

在古称中,若溃疡面积较大,甚至满口糜烂如腐,称为口糜、口疳、口疡等。溃疡仅发生在口唇两侧称为燕口疮。

【临床表现】

实热者,口疮之溃疡周围呈鲜红色,并有口干口臭、小便黄赤气臊、唇朱、舌红、苔黄腻,脉数有力。

虚热者,口疮之溃疡周围呈淡红色或偏于淡白色,常反复发作。难见口干口臭,小便虽显淡黄却无气臊,可见唇舌、口鼻干燥,颧赤,唇朱及舌红苔黄,脉细数等阴虚诸候。

【针刺病机】

形气病机

小儿始患新疾者,应为心火炎上、胃火熏烁、热燔气逆,属心胃气机失降反升趋势中"邪气盛则实、实则实逆"之形气有余。

久疾屡患者,肾水不足以失上济,心胃失济则趋难降。肌体整体气机是火多水少之升大于降趋势者,当属"精气夺则虚、虚则虚逆"之形气不足。

病气病机

《世医得效方·舌之病能》曰:"心之本脉系于舌根,脾之络脉系于舌旁,肝脉循阴器络于舌本,肾之津液出于舌端。"

《明医杂著》曰:"齿虽属肾,而生于牙床,上下床属阳明大肠与胃。"

《素问·气厥论》曰:"膀胱移热于小肠,隔肠不便,上为口糜。"

以上所涉诸脏腑之经脉,俱可将诸脏腑积热循经上炎,熏灼口舌,致邪壅口腔内之经络而罹患,是一种气盛热燔、血热沸张之经水沸溢者,属病气有余。

【补泻原则】

小儿口疮之病机是属经水沸溢趋势之病气有余者,取"泻即开窗,有风自凉,以清诸热"之寒通为治。

【取穴与施术】

①中脘穴,施毫针闪针术或毫针常规刺留针10~20分钟。意泻。

②然谷之前刺络出血如流,未见成流者则拔罐。

【加减】

上唇、上腭疮者加人中,下唇疮者加承浆,颊部疮者加地仓,舌体疮者加廉泉。肌体体热者加曲池,易怒因肝加行间。以上诸穴俱可出针带血。便秘者结合小儿便秘针法,可揉腹,亦可内服防风通圣丸。

【方义】

中脘此属胃之腹募穴,施针可清降胃火。此治可因胃足阳明脉"下循鼻外,入上齿中,还出挟口还唇,下交承浆",而会对本疾有清热理疮而止痛之用。中脘穴又因是腑会之穴,故可调整肌体全身之逆气,以降气清热。

肾足少阴脉"循喉咙,挟舌本。其支者,从肺出络心"。然谷之前放血为治者,于平衡肾热中以引热下行而降心火。故《内经》视此为治疗口咽之要穴。

【病案】

1. 李某,男,3岁。

患儿口疮溃疡2日。经查齿龈、口角溃烂色红,流涎。高热38.5℃。唇朱、舌红、苔薄黄,脉浮数。

诊断:口疮(经水沸溢　风热侵窍)。

治则:活血清疮,清热解毒。

处方:①颅息穴,刺络出血如流;

　　　②然谷之前,刺络出血如流;

　　　③承浆、地仓穴,毫针闪针术,出针带血;

　　　④中脘穴,施毫针闪针刺,意泻。

首治依处方①、处方②、处方③共治1次,1天后烧退,口腔痛失。

再治取处方④,意泻,2次后病基愈。医嘱回家多饮水,调养。

2. 高某,男,4岁。

患儿口疮溃疡疼痛哭闹3日。经查,见两颊及舌面可见数个溃疡面如豆,其色焮红。肢热,且伴有便秘5日,口气较重、肢热、舌红、苔薄黄、脉数。

诊断:口疮(经水沸溢　胃肠积热)。

治则:降脘通腑清热,引火下行理疮。

处方:①中脘、天枢,毫针闪针刺。意泻;

②然谷前刺络出血如流;

③地仓、廉泉,毫针闪针刺,出针带血;

④开塞露灌肠通便。

首治依处方①、处方②、处方③、处方④治疗1次后,大便即排,疮痛顿减,溃疡面其色趋淡。

再治中又治疗3次,仅于处方①为治中复加内庭穴施透天凉术(出针后医者可即时触摸患儿下肢,从趾间开始到膝之方向医者若感到已有凉气侵手,兆为疗效当属理想)。

愈疾。

3. 池某,男,6岁。

患儿口疮反复发作,此次溃疡已3日。腭部及舌有数个溃疡面如豆,其色淡红,碍食。大便尚可,肢热,时有前额痛,唇朱、舌赤、苔黄。

诊断:口疮(经水沸溢　虚火炙窍)。

治则:通脘降逆,引热下行。

处方:①中脘穴毫针闪针刺,意泻;

②然谷之前,刺络放血如流;

③头维闪针刺。

首治依处方①、处方②、处方③治疗1次后,孩子哭闹即休,口中溃疡其势减半。

再治2次,取处方①复加太溪穴,均取闪针术不留针,后疼痛已失,疮面不显。

4. 徐某,女,6 岁。

患儿口疮溃疡疼痛,已 4 日,其 2 个月前也曾患是证。舌尖处有溃疡如豆数个,唇舌淡红,苔薄黄,脉细数。

诊断:口疮(经水沸溢　心火燔灼)。

治则:清心降逆,引火下行。

处方:①大陵,施透天凉术后留针 15 分钟;

②然谷之前,速刺放血如流;

③中脘穴,施毫针闪针刺。

首治依处方①、处方②施术 1 次,因大陵穴施透天凉术,故出针后患儿肘横纹以下生出凉感甚显。出后口疮疼痛减。

再治仅取处方③共治 2 次,口疮疼痛全无。

半年后随遇,知其未患。

【按语】

对小儿口疮之中医针刺病机为心、胃等经络经水沸溢之病气有余,其治均适取"泻即开窗,有风自凉"之治而施泻于中脘以通脘降逆。然谷前放血以引热下行。可不必细究当属虚则虚逆之形气不足与实则实逆中病气有余之别也。

病案 1 李某是有风热邪气侵抵口窍者,故其治当不失散热解毒。《生命不应煮》对外邪所侵以致高热者,每取颅息穴施术,此治后旋可使小儿汗出臻臻中开窗邪散。然谷之前、承浆、廉泉诸穴之治,皆为开窗之泻治。

病案 2 高某胃肠积热、循经上炎致患疾者,病机当属形气有余、病气有余者。治从:上以开窗取地仓、廉泉放血;中以开窗取中脘、天枢以泻治;下以开窗取开塞露以通便。如此三焦得通,病焉有不愈者。

病案 3 池某患疾,屡有发作乃虚火犯上,当属形气不足、病气有余者。故施然谷之前放血如流,于平衡肾气、以引热下行。中脘针之通经降逆以撤热。依医理对上唇、腭部疮者当于人中穴施针为妥,然人中针感太痛,小儿不宜,故取头维代之。取头维之意乃因胃足阳明脉其循经"……下循鼻外,入上齿中,还出挟口环唇,下交承浆,却循颐后下廉,出大迎,循颊车,上耳前,过客主人,循发际,至额颅"。故《飞针歌诀》曰:"头额功能清官窍"。

病案 4 徐某其所患疾有责之于心火之炎上,亦当属形气不足、病气有余者。依医理施泻当针在劳宫,因"变于色者取其荥",心脉荥者,劳宫也。殊不知针劳宫会生切心之痛,更何况施透天凉术也,当属小儿不宜。故于本案取大陵穴也,大陵者心包经之原穴,于五输穴中又是子穴。于此穴施针,对小儿言尚会无明显疼痛感觉,即便施透天凉施术。

十三、龄齿

本病患儿睡时磨牙,亦称戛齿。颞下颌关节功能紊乱诸症其声近可扰人,久则上下齿咬合面可会有不同程度上受损。

【临床表现】患儿睡中磨牙不觉。

【针刺病机】

形气病机

生理中,肝主疏泄,藏血,在体合筋。肝血充畅则可濡筋而利关节。

小儿肝常有余,当主升,且需升中有制。若肝气升而失制可使经筋失血养而夜挛。肝气郁逆克于脾胃以导致胃气失降可引牙关失司而夜挛。以上之肝与脾胃气机是有易升难降趋势,属邪气盛则实、实则逆上之形气有余。

凡是病久或素体不足者,每可出现不同程度肾气当升而不升中有肝胃之气当降而不降趋势者。此则应是精气夺则虚、虚则虚逆趋势之形气不足。

病气病机

作为肌体中咀嚼机关颞下颌关节处之下关穴,既是经脉系统密集交会处,同时也是经筋系统密集交会处。

从经脉言:

足阳明胃经"却循颐后下廉出大迎,循颊车,上耳前(下关穴处),过客主人(上关穴)"。

足少阳胆经"其支者,从耳后入耳中,出走耳前(下关穴处)至目锐眦"。

手少阳三焦经"其支者,从耳后入耳中,出走耳前(下关穴处),过客主人前"。

手太阳小肠经"其支者,从缺盆,循颈,上颊,至目锐眦,却入耳中",亦经过耳前。

......

从经筋言:

足阳明之筋"……其支者,从颊结于耳前(下关穴处)"。

手太阳之筋与手少阳之筋同是"本支者,上曲牙,循耳前(下关穴处),属目外眦"。

手阳明之筋"……直者,上出手太阳之前,上左角……"。

……

由以上言,有四条经络循行均经颞下颌关节所居之耳前部位,且下关穴又是胃足阳明胃经与胆足少阳经交会穴。也有多条经筋分布于此耳前部位处。所以凡是下关穴处经脉之紊乱,或下关穴处经筋之挛急均可以影响上下牙关生理功能而出现小儿之磨牙。

此经络紊乱之属性正如《灵枢·热病》曰:"龄齿者,热盛而咬牙也。"是经水沸溢之病气有余。

【补泻原则】

患小儿龄齿之病机是属经水沸溢趋势之病气有余者,取泻即开窗,有风自凉,以清诸热之寒通为治。

【治则】

通经可降热逆　解结以濡筋急。

【处方与施术】

①合谷、太冲,毫针刺,意泻,留针10~20分钟;

②下关穴锋针刺入,拔罐放血;

③然谷之前,刺络放血。

【注意事项】

下关穴放血,在该穴如指小肚般大小之陷处,令患者半张其嘴,可摸其陷。消毒后用注射针头多点刺入,深度当为半寸许(同身寸)。

【方义】

合谷、太冲二穴分别为手阳明大肠经和足厥阴肝经原穴,合称四关穴,其具疏肝理气而降逆之用。合谷尤善治面口诸疾。太冲可解肝足厥阴脉"下颊里,环唇内"之急。

下关放血,"解结"之用是为清热散瘀、营经筋利关节也。

然谷之前,刺络放血,泻志火为釜底抽薪。

【病案】

1. 安某,女,9岁。

患儿3个月来夜卧磨牙,声扰室人。舌淡苔薄黄。

诊断:龂齿(经水沸溢　肝升无制)。

治则:通经泻肝,活血濡筋。

首治于处方①、处方②各施术1次,当夜磨牙之声减弱,频率降低。

再治以处方①复加中脘,毫针刺留针15分钟,意泻。共治10次。其间于处方②、处方③各放血1次。愈。

2. 齐某,男,5岁。

患儿夜卧磨牙时作,半年余。平日伴有脾气急躁,唇朱、舌红,脉弦数。

诊断:龂齿(经水沸溢　肝郁化火)。

治则:调经泻肝,通络濡筋。

首治依龂齿基础方中处方①、处方②、处方③各施术1次,当夜磨牙频率降低,声音减轻。

再治取处方①,更针10次,在治中酌于行间穴酌施透天凉术。且于再治中曾继依处方②、处方③各施放血1次。

治后显效,然仍有偶犯。

3. 耿某,男,5岁。

患儿夜卧磨牙半年,腹胀,厌食,舌红、苔薄黄。

诊断:龂齿(经水沸溢　肝胃淤热)。

治则:通络濡筋,泻肝降胃。

经治依龂齿基础方中处方①、处方②、处方③各施术1次,效显。再治施以小儿推拿,治取清板门穴,每次20分钟。共治10次,其间以处方②与处方③各施刺络放血1次。愈。

4. 车某,男,15岁。

患儿夜卧磨牙时作时休,已近2年。便干亦2年。

诊断:龂齿(经水沸溢　肝逆肠阻)。

治则:通络濡筋,泻肝通腑。

首治依龄齿基础方中处方①针刺 3 日,依处方②施术 1 次,磨牙即减。

再治依处方①隔日针刺,共 10 次。因腑气不通,斯疾终是难除,故在再治期间每日服用防风通圣丸。且曾再依处方②、处方③施放血 1 次。

治疗结束后排便已软,磨牙亦除。

医嘱为求效恒,当坚持服用防风通圣丸,药量当根据排便情况酌为递增递减。

随访 3 个月,疾愈未犯。

【按语】

磨牙之由究竟属哪条经脉、经筋之责,要条理清晰地去判断,这对中医外治言既不现实亦无必要。因为仅可容指之咬合关节下关穴处是因"结"而不通。何言"结"?应是两条乃至更多经络"互结"。所以只要在"互结"之"结"处施以通络活血,即可达到"结虽久,犹可解也"之效,复为泻即开窗,有风自凉效焉。故笔者于下关穴凹陷处拔罐放血为治以疏局部经气之不通,其效甚佳,病愈而不再患疾者亦非鲜见。

病案 1 与病案 2 者,其治于下关穴拔罐放血中俱以通络濡筋为治,而病案 2 齐某较病案 1 安某言,其虽为肝逆无降,但已见肝郁化火,故于行间穴施透天凉术。行间者,肝经之荥穴也。

病案 3 与病案 4 者,其治于下关穴拔罐放血,亦皆为通络濡筋为治。在病案 3 耿某者属胃气不通,降胃气不降是小儿推拿之长。而病案 4 车某者则久有肠阻,对此治又是针推之效不如药效,故嘱坚持服用防风通圣丸以通腑降逆。

十四、痄腮

痄腮是以发热、腮部肿痛为主要特点之疾病,是小儿常见的传染性疾病,西医称为流行性腮腺炎。多发生于 5～10 岁儿童,2 岁以下者少见。古有称其为含腮疮。一年四季均可患病,而冬春两季较易流行。病后可获终身免疫。

【临床表现】

一侧或两侧以耳垂为中心之腮部出现漫肿疼痛、咀嚼不适,继则痄腮患处肿胀拒按、壮热烦躁、咽痛拒食、舌红苔黄腻、脉浮数或洪数。

【针刺病机】

形气病机

如《瘟疫论》曰："湿热毒邪,少阳相火上攻耳下,硬节作痛。"火性炎上,胃气亦可见有逆而难降。

凡是因邪气亢逆,胆、胃气机壅上及整体气机升多降少趋势者为邪气盛则实、实则实逆之形气有余。

病气病机

斯疾由痄腮时邪从口鼻而入,传入胃足阳明脉,后结于胆足少阳脉,邪毒循经络着于腮部,气血流行受阻,邪热壅滞而致病。

由于毒邪可由足少阳胆脉而传至足厥阴肝脉,且足厥阴肝脉"循股阴,入毛中,环阴器,抵小腹……",故此疾有并发患儿青春期之不同程度卵巢炎或睾丸炎之虞。

由于手与足少阳脉相通,故热毒炽盛、正气不支,以化风动血、内窜厥阴心包者,可引发高热神昏惊厥诸忧。

总之实热毒邪作祟以侵入诸经,自应该是经水沸溢者,属病气有余。

【补泻原则】

痄腮病机是属经水沸溢趋势之病气有余者,取"泻即开窗,有风自凉,以清诸热"之寒通为治。

【取穴与施术】

①在阿是穴、翳风穴二处,用刮痧板轻刮为度,以现痧点或痧线为止,消毒后持针于靶点处速以点刺,以破皮为度。继以拔罐,力以始出血为度。其出血量以血出至不再外出为度。

②侠溪穴、行间穴施毫针施泻。出针带血。

③然谷之前刺络放血。

【方义】

阿是穴漫肿疼痛处刺皮拔罐放血,乃有清热排毒,直捣热毒巢穴之能。翳风穴乃手足少阳之会,此穴放血有消肿散结之功。

侠溪穴,胆经之荥穴,此开窗处也。

然谷之前刺络放血,直泻相火。

【注】

痄腮流行期,小儿不宜去公共场所,当"虚邪贼风,避之有时"。可接种麻风腮三联疫苗进行预防。有接触史者应居家观察3周。患儿应及时隔离治疗,直至腮肿完全消退为止。

患儿发热应注意休息,禁食肥甘酸辣之物,以流食、半流食为宜。注意口腔卫生,多饮水,保持大便通畅。

保持居室空气流通,避免复感外邪。

【病案】

1. 王某,女,7岁。

患儿发热恶寒,认为是感冒,2日后右侧耳垂下腮部漫肿疼痛,发热39℃,咽痛拒食。唇朱、舌红、苔黄、脉浮数。

诊断:痄腮(经水沸溢　邪犯少阳)。

治则:散结消肿,清泻少阳。

首治取基础方中处方①、处方②、处方③各施术1次,当日体温已降至38℃,腮部疼痛已减。

再治,取处方②施透天凉术,共治3次。治间曾取处方①、处方③各施术1次。愈。

2. 蔺某,男,6岁。

患儿左侧腮咽部红肿疼痛2日。高热39℃,面赤,口渴,唇干鼻燥,舌红苔黄,脉浮数。且患儿有便秘宿疾,排便成球。此次诊时,大便已3日未解。

诊断:痄腮(经水沸溢　毒热壅滞　腑逆不降)。

治则:散结消肿,通腑降逆。

首治取基础方中处方①、处方②加曲池、内庭穴,处方③为治1次,并口服成人剂量之防风通圣丸,治后当夜已排便,体温降到38.5℃,腮部红肿已见颓势,疼痛如旧。

再治取侠溪穴、曲池、内庭穴为治3次,均出针带血,治间复取处方①、处方③放血1次。医嘱以小儿剂量口服防风通圣丸1周。

3. 李某,男,8岁。

患儿左右腮部漫肿疼痛5日,体温曾达39.1℃。现患儿除有腮部肿痛外,复见小腹疼痛,经查一侧睾丸微红,痛而拒按,发热38.5℃,唇朱、舌红、脉数。

诊断:痄腮(经水沸溢　毒邪侵睾)。

治则:通络消肿,泻肝利睾。

处方:①在翳风穴、腮部漫肿处,速刺拔罐放血;

②然谷之前,速刺放血成流;

③蠡沟穴速刺放血;

④于阴囊毛细血管显现处速刺放血;

⑤侠溪、行间、内庭穴毫针常规刺,出针带血。留针20分钟。

首治取处方①、处方②、处方③、处方④施术,次日热已退至37.5℃,腮部漫肿见隐,睾腹痛减。

再治,取处方⑤再针治7次,于针刺施术中也曾酌施透天凉术。且亦于处方①、处方②、处方③、处方④中酌以施术。

病愈。

【按语】

痄腮之患于中医外治中是邪毒犯经,壅滞耳下之少阳经脉,属"暑则气淖泽"无疑。故于翳风穴与腮部漫肿处施以放血以开窗为治。特别是取效之要,需找到并刺准靶点。只有如此,拔罐中出血乃盈,疗效乃大。若非靶点,即使拔罐,其量亦亏,其效亦逊。

以上各案治中多是取胆经之荥穴侠溪、肝经之荥穴行间以施透天凉术。术后医者轻触患儿之足至腿部,大多会有寒气侵手之觉。何故尔?"泻即开窗,有风自凉"于此实锤也。

病案1 王某者,邪毒外犯以侵少阳,故治中不失取颅息穴放血于臻臻汗出中驱邪外出。

病案2 蔺某者,其患属毒热壅滞,且有宿便。治不离通便为急,此亦是驱邪外出。

病案3 李某者,属毒邪侵睾,于通络化瘀、拔刺排毒之治中,尤为不失于蠡沟穴与阴囊毛细血管显现处速刺放血,此治对睾中热毒之病气有余亦是开窗驱邪,效捷每是如风吹云。何故?乃因足厥阴经别络即起始于蠡沟穴,后经胫骨上至于睾也。阴囊血络显现处恰是治疗中当"见而泻之,无问所会"之处(见《素问·气穴论篇》)之处也。

十五、脓耳

脓耳是指以鼓膜穿孔、耳内流脓、听力下降为主要特征之耳病。常见于患有慢性鼻炎、慢性咽炎及腺样体肥大之患儿者中。可发生于任何季节,尤以夏季发病率较高。可发生于任何年龄。

根据病程、病情之不同,本病有急慢性脓耳之分。本疾类于西医之急慢性化脓性中耳炎及乳突炎。

【临床表现】

是症新发者可见有耳痛、听力下降、耳感热痒、流脓腥臭。重者可见高热。久病脓耳者必有正气不足全身虚候,耳感热痒,流脓清稀。感冒时易诱发旧疾发作。

【针刺病机】

形气病机

形气有余

相火生于肝肾而寄少阳,其性当升复当升中有制。故少阳素有蕴热者,更易因感受外淫而化热添炽,以有"少阳之上,相火主之,火气上逆,故头痛甚,而耳前后脉涌而热"之变(见《灵枢集注·厥病》)。凡是新疾多属胆之相火炽而失制中之"火气上逆",当属邪气盛则实、实则实逆中之形气有余。

形气不足

患儿素体久虚者,其病机是为肾、脾无以升精,使相火失制中难降易炎,故此时病机是属精气夺则虚、虚则虚逆之形气不足。

病气病机

胆足少阳脉"起于目锐眦,上抵头角,下耳后……从耳后入耳中,出走耳前,至目锐眦"。

三焦手少阳之脉"系耳后直上,出耳上角……,其支者,从耳后入耳中,出走耳前,过客主人"。

手少阳三焦经于耳、目联系甚密,《马王堆禁书·阴阳十一脉灸经》称其谓"耳脉"。

小儿脓耳者系热毒循经结于耳膜化脓出汁,在经络血气不和之病气变化中,是属暑则气洊溢之病气有余者。

而寒则血凝泣之病气不足趋势者可出现在成人慢性脓耳患者中。小儿患此者寡。

【补泻原则】

患儿脓耳其病气病机是属有暑则气洊溢趋势者,当取"泻即开窗,有风自凉,以清诸热"之治则。

【处方与施术】

①颅息、然谷之前,速刺放血成流;

②听宫速刺放血成流;

③行间、侠溪穴闪针刺,求出针带血,意泻。

【方义】

《针灸大成》认为颅息穴"主耳鸣痛……耳肿及脓汁",且该穴被笔者尤视为小儿发汗第一穴,速刺放血成流,则有"火郁发之"之效。然谷穴、行间穴、侠溪穴均为五输穴之荥,经云"变于色者取其荥",脓耳中流出之物者,即变于色者。

【注】

小儿脓耳,毒邪深陷,见有高热烦躁者及相应热症舌脉者,莫失急则治标,先以高热之治为急。

【病案】

1. 黄某,女,5岁。

患儿有慢性中耳炎旧疾,本次耳内疼痛2日。有脓浊排出,发热38℃,鼻塞,舌红苔薄黄,脉浮数。

诊断:脓耳(经水沸溢 邪犯少阳)。

治则:通络解毒,清降相火。

首治施术于处方①、处方③。术毕患儿臻臻汗出,次日早热退。

再治,取处方③并配合使用滴耳液,共治3次。其间取处方②中之然谷之前施术1次。病愈。

2. 杨某,女,12岁。

患儿耳内疼痛3日。流脓黄稠,体温40.1℃,烦躁不安,面红唇朱、舌红、苔黄,脉滑。

诊断：脓耳(经水沸溢　肝胆火盛)。

治则：通络解毒，清泻肝胆。

处方：①颅息穴刺络放血成流；

②细摸听宫处寻找有脉络跳动处，于此处刺络放血成喷；

③行间、侠溪穴常规刺，求出针带血，意泻。留针 15 分钟。

首治于处方①施术。术毕大汗出，热未退。建议将患儿送医院治疗。

再治，经医院治疗 3 日后身热已退，耳疾依旧。再治间，以处方③施术为主治，并配合使用滴耳液，共治 4 次，其间依处方②中听宫穴施术 1 次。愈。

【按语】

小儿脓耳之治，从理论上分之有邪气盛者，有正气虚者，二者又俱为属暑则气淳泽之病气有余者。故笔者治疗此疾不失颅息、然谷之前放血以开窗为治。如病案 1 黄某、病案 2 杨某者，处方中治皆为"开窗有风自凉"意也。

于病案 2 治中，曾依处方②于听宫近处放血图效。此因凡耳疾新发，每是热疾。医者以指肚细摸于患者听宫穴，一定都能够试到指肚下是有明显跳动鼓指感，此恰经脉沸溢之征。于此脉络之动处施刺血术，当是将注射针头刺入并置于脉内且暂不将针拔出，使血以顺针管喷射流出。此种开窗之效可速涤耳中邪热。此处也是治疗成人耳鸣无不辄效处，因天下诸物，皆无热不鸣，耳鸣亦然。因小儿患耳鸣此疾者基无，故《生命不应煮》于此不多赘笔。

小儿脓耳来诊者多都会先以滴耳液为治，滴耳液与针刺结合则相得益彰。滴耳液治为消病灶处炎症，放血为治是于"开窗有风自凉"中以靖肌体邪热之内环境也。

十六、暴发火眼

暴发火眼是以白睛(眼结膜)充血发红为主要特征，多见于春夏季、秋季。双眼先后或同时发病，具有传染性。约一两周可愈。

此患若日久不愈可见转为慢性者。

其中若患于本病流行时节者，应属于"天行赤眼"。《银海精微》言其为："谓天地流行毒气，能传于人，一人害眼，传于一家，不论大小皆传一遍。"

其中若患于非流行季节者，《银海精微》称其谓应属于"暴风客热外障"。

【临床表现】

患眼沙涩痒痛、灼热流泪、眵多黏稠、胞睑肿胀、白睛红赤,严重者白睛溢血或伴发热,舌红苔黄,脉浮数。

【针刺病机】

形气病机

白睛属五轮中之气轮,肺司之。若肺之肃降、大肠之传导功能有失,如此肌体气机会生升多降少之趋势,使气有余便是火,而使白睛迫于气火熏炙而生病变,此当属邪气盛则实、实则实逆趋势中之形气有余。

亦有因肾阴不足,肾水难继中使肝升无制,木火灼金,从使白睛气轮之病迁延。此当属精气夺则虚、虚则虚逆之形气不足。

病气病机

白睛在脏属肺,肺与大肠相表里,所以白睛此疾主要当责之于肺和大肠之脏经紊乱之疾也。

肺乃肌体之藩篱,以拒邪外出之职,邪侵肺手太阴脉可使邪热之气结于白睛气轮。

阳明本乃多气多血之经,邪热入内亦可直抵白睛。故《灵枢·经脉》曰:"大肠阳明之脉……是主津所生病,目黄口干……"

若热病迁延必涉足少阴肾脉,而阴跷脉恰是足少阴之别脉。故《灵枢·脉度》曰:"跷脉者,少阴之别……属目内眦……气不荣则目不合。"

肝足厥阴之脉"上入颃颡,连目系,上出额……其支者,从目系下颊里,环唇内"。故孙思邈曰:"曲泉主目赤肿痛。"曲泉是足厥阴肝脉五输穴中之合穴。

以上诸经紊乱,皆可直接或间接导致邪热以侵白睛,当属经水沸溢之病气有余。

【补泻原则】

患儿火眼其病机是属有暑则气淖泽趋势者,当取"泻即开窗,有风自凉,以清诸热"之治则。

【取穴与施术】

眼周(多在太阳穴或以上部位)、颅息穴,均于近处寻找血缕或静脉张处,刺络放血。尺泽穴刺络放血。

【方义】

眼周、颅息穴刺络放血,通局部经气以开窗决闭驱眼热。尺泽为肺手太阴经中合穴,于此放血意为开窗以驱肺火,故《灵枢·官能》曰:"入于中者,以合泻之。"

【病案】

1. 周某,男,5 岁。

患儿双眼胞睑肿胀,白睛红赤,灼热流泪,眵多黏稠。时干咳,发热 37.8℃,鼻干、舌红苔黄,脉浮数。

诊断:火眼(经水沸溢 肺经风热)。

治则:通络泻火,清肺降逆。

处方:①眼周附近刺络放血;

②尺泽穴,刺络放血如流。

经治依处方①、处方②施术,共治 2 次,为隔日治。治毕体温已恢复正常,仅余白睛丝红微显。

10 日后随访,愈,未犯。

2. 王某,女,7 岁。

患儿 3 日前患疾,现左眼胞睑肿胀,白睛红赤,流泪,眵多黏稠,畏光羞明,半年来时有干咳无痰,便干。舌红苔黄,脉浮数。

诊断:火眼(经水沸溢 热阻肠腑)。

治则:降肺通肠决闭,活络驱邪凉睛。

处方:①眼周附近,刺络放血如流;

②鱼际穴施透天凉术;

③口服防风通圣丸。

首治取处方①施放血 4 处,效佳,白睛红赤势颓。

再治依处方②,在鱼际穴施毫针透天凉术,共施术 3 次。取处方③口服防风通圣丸,服药量需视便秘情况取递增递减,共服 10 日。

疾愈。

3. 李某,男,6 岁。

患儿右眼胞睑肿胀,白睛红赤微肿,眼眵清稀,舌红、苔薄黄,脉浮数。

诊断：火眼（经水沸溢　热毒炽盛）。

治则：开窗决闭，通络泻火。

处方：①眼周附近，刺络放血；

②颅息穴，刺络放血如流。

经治 1 次后，症轻。隔日再治。共治 2 次，愈。

4. 孙某，男，13 岁。

患儿双眼患火眼 4 日，双眼痛胀难忍，有灼热感，黄眵多黏，夜寐不安，唇朱舌红。

诊断：火眼（经水沸溢　热毒炽盛）。

治则：开窗决闭，解毒清目。

处方：睛明穴施透天凉术。

经治 3 次愈。

此案首次取独穴之透天凉施术拔针后，双眼赤红顿已减半。且患者感目有融冰之觉持续 2 小时之久矣，故效佳。

【按语】

对火眼之疾，中医针刺多会取眼周放血为治，此亦是《生命不应煮》之基础治法，其疗效明显，每可血出而效至。此种捷效非西医及中医内治者可及也。

病案 1 周某与病案 2 王某者，俱属热毒炽盛，是以眼周附近刺络放血为治中，一者妙在取尺泽放血，在五输穴中因尺泽为肺经之子穴，善泻肺热；一者妙在通腑降逆，直抵金炽。

病案 3 李某与病案 4 孙某者，俱属热毒炽盛。二者其治一为处方①、处方②刺络放血图治；一为独穴取睛明穴施透天凉术为治。二者之治虽异，然治理则同，即俱属"开窗有风自凉"，俱可"闭虽久，犹可决也"（见《灵枢·九针十二原》）。

睛明穴施透天凉术无论对小儿还是成人之眼疾每治辄愈。但此术之于小儿多会拒针而难施，本案患儿已有 13 岁，故能施且效宏。

十七、情感交叉擦腿综合征

儿童情感交叉擦腿综合征是近年出现之一种小儿疾病。小儿本就有阴常不足、阳常有余之生理特点。因有些儿童阳气偏胜,复因饮食不当,久可会遗热于厥阴而生此患。

【临床表现】

儿童擦腿综合征,亦有称为情感交叉擦腿综合征者。发病年龄一般为学龄前儿童,女多于男者。患儿智力均正常,多于睡前或醒后方有症候表现。在玩耍、看电视等注意力转移或分散时不发作。女孩多表现在双下肢交叉夹紧或叠加怒施,并配合双手握拳扭动。男孩亦可见喜卧蹭床。患儿发作时或发作后常伴有面红、出汗,甚至身体会散发轻微体臭。

【针刺病机】

形气病机

形气有余

肝于小儿乃常有余者。患病必升而失制,火木合邪,当降不降。整个肌体气机升大于降,呈气有余便是火之证,属邪气盛则实、实则实逆之形气有余。

形气不足

若火木合邪而炎烁趋势久者,本身就必蕴肾火,此又与阴常不足中之无肾水以上济有关,故此当属精气夺则虚、虚则虚逆之形气不足。

病气病机

"肝足厥阴脉……循股阴,入毛中,过阴器,抵小腹……。"(见《灵枢·经脉》)

"足厥阴之筋……结于阴器。"(见《灵枢·经筋》)

"足少阴之筋……循阴股,结于阴器。"(见《灵枢·经筋》)

足厥阴经别"上贯心"。(见《灵枢·经别》)

相火炽于肝胆而源于肾,故肝肾二脏于相火炙经中导于阴器,使生热而有斯疾。此之经络紊乱当属经水沸溢之病气有余。

【补泻原则】

于小儿擦腿综合征,其病机是属为暑则气淖泽趋势者,当取"泻即开窗,有风自凉,以清诸热"之治则。

【取穴与施术】

然谷之前、蠡沟穴,锋针刺血如流。

【方义】

《素问·调经论篇》曰:"志有余则泻然筋血者。"志者,肾之所主也。有余者,相火有余也。故从肾之荥穴然谷附近找瘀络浅现之处,针刺泻血以涤少阴相火。

足厥阴肝经主要别络起于蠡沟,别走足少阳胆经,其中别行另一支经胫骨内侧而结于阴器。故从蠡沟刺血可祛厥阴之阴器中热。

【病案】

1. 许某,女,4 岁。

患儿家长近来有几次发现患儿一人躲于室内,待从室内出时,患儿面红、有汗、精神紧张、散发体臭。来我处求治,经查患儿面色红润、体健神佳,似无一异候。

诊断:儿童情感交叉擦腿综合征(经水沸溢　相火有灼)。

治则:清泻相火。

处方:然谷之前、蠡沟穴,针刺放血。

经治,1 个月内于然筋、蠡沟穴处施术 2 次。病愈。半年后随访,未再犯病。

2. 王某,男,5 岁。

患儿近半年来有时会于其父母腿上摩擦外阴,有时以手挠之。且每次阻止,其表现烦躁不从。面红、唇朱,无明显他候。

诊断:儿童情感交叉擦腿综合征(经水沸溢　肝气郁热)。

治则:清肝泻相火。

取穴:①行间穴,施透天凉术;

　　　②然谷之前,锋血如流。

经治依处方①、处方②各施术 1 次,症除。3 个月后随访,未犯。

3. 于某,女,4 岁。

患儿近半年来夜卧不宁,时作辗转。家长本月偶见其有夹腿且后续面赤之症。经查无明显他症。

诊断:儿童情感交叉擦腿综合征(经水沸溢　相火有灼)。

治则:安神,清泻相火。

处方:①百会、本神,毫针常规刺,意到,留针 10 分钟;

　　　②然谷之前,刺血如流。

经治依处方①针刺施术 3 次,依处方②施术 1 次。

病愈。随访半年未犯。

【按语】

对本病放血施术中,然谷之前处放血多会出现如流,当任其流。对蠡沟穴放血一般尚需施挤血或小号抽气罐抽气放血乃可。

治中可对症将取穴与施术做适当调整。如病案 1 许某者只靠然谷之前与蠡沟穴施术而得治。病案 2 王某者去蠡沟而取行间穴施透天凉术,乃为加强泻肝。病案 3 于某者去蠡沟而取百会、本神乃为使患儿安神。

对患此疾之患儿,家长应当于孩子病情发作时设法转移孩子注意力,切要改变孩子之作息习惯,尽量防止孩子赖床,以减少患儿夹腿机会。

十八、淋证

淋证指小便频数短涩,淋漓刺痛。小腹亦时感拘急隐痛。多为湿热蕴结下焦,肾与膀胱气化不利为患。

中医将淋分为五证:小便灼热刺痛为热淋;小便夹血为血淋;小便有细小砂石排出者为石淋;小便混浊如膏为膏淋;少腹坠胀,排尿不畅为气淋;小便淋漓不尽,遇劳即发者为劳淋。

从中医外治之病机属性言,小儿患淋本身又与成人是有不同,急性者多,几乎又俱为"温热气多"之属。凡此正如清·陈复正《幼幼集成》中言:"小儿患淋,小便淋漓作痛,不必分五种(即中医五淋),然皆属于火。治宜清利之。"

【针刺病机】

形气病机

形气有余

三焦气机当行不行,使"阴阳气道不通,四海闭塞。三焦不泻,津液不化……不得渗膀胱,则下焦胀"(见《灵枢·五癃津液别》)。湿热蕴结下焦则膀胱气化失司,当降不降,气不驭水,尿道涩塞。以上俱为邪气盛则实、实则实逆之形气有余。

形气不足

肾主闭藏而司二便。脾为中土,主运化而制水。体有久虚,虚则气机失运而损闭藏。而使小便淋漓时作。以上俱为精气夺则虚、虚则虚逆之形气不足。

病气病机

手少阳三焦脉"……下膈,循属三焦",于下焦则主有为膀胱而行气之职。

膀胱足太阳脉"络肾属膀胱",而肾足少阴脉"络膀胱属肾"。

湿热不化以侵于经则热递膀胱,使尿道涩而难通,属经水沸溢之病气有余。

亦可偶见肾脾阳虚,脏清经寒者,属经水凝泣之病气不足。

【补泻原则】

于小儿淋证之病变中,其病机是属暑则气淖泽趋势者,当取"泻即开窗,有风自凉,以清诸热"之寒通为治。

【取穴与施术】

然谷之前、委中、委阳,放血如流。

【方义】

《杂病歌》有"淋沥曲泉然谷医",然谷之前之治可引热下出。《灵枢·四气时》曰:"小腹疼肿,不得小便,邪在三焦约,取之太阳之大络。"此经文之治,对三焦中之下焦约而有逆者,于足太阳脉中之大络,也就是在委中、委阳穴处循血络放血以通膀胱经与三焦中之邪浊。

【病案】

1. 郝某,男,3岁。

患儿3日前始,有阴茎包皮色红有痒。出现小便次频量少色黄,尿时有痛已有2日。肢热面赤,唇朱、舌红有薄苔。

诊断:热淋(经水沸溢 热结尿道)。

治则:泻络,导热,通淋。

经治,于然谷之前寻络放血成流。

1次愈。

2. 山某,女,6岁。

患儿尿频、尿短、尿赤、尿频。两个月内反复发作已经2次。昨日始又感发作。患儿颧红,肢热。咽干,唇朱,脉细数。

诊断:热淋(经水沸溢 湿热蕴结膀胱)。

治疗:泻络,导热,通淋。

首治于然谷之前、委中穴处寻络放血成流。医嘱患儿多以饮水。治后尿赤顿减。

再治,首治三日后,效不更方,又放血1次。治后小便诸候已失。

2个月后询其母,疾未作。

3. 康某,女,8岁。

患儿1周前患有尿频、尿痛,经西医诊断为尿路感染,服用西药消炎为治。症虽有减,终还缠绵。有外阴热痒感,复有肢温、面赤,大便久秘时结已月余,舌红、苔薄黄稍腻。

诊断:热淋(经水沸溢 腑热蕴结)。

治则:通络清淋,降腑顺逆。

处方:①然谷之前、委阳穴寻络放血成流;

②口服防风通圣丸。

首治于处方①放血经治1次,依处方②服用防风通圣丸,连服三日,以通腑泄热。经治外阴红肿、热痒已近如失。

再治,于3日后又依处方①施术1次。

治后隔1个月电话询访,经治病愈。

4. 焦某,女,5岁。

患儿近1周来有尿频、尿不尽感。近2日感有尿痛。肢温,唇朱,鼻干,脉弦数。

诊断:热淋(经水凝泣 热结厥阴)。

治则:通络,导热,泻厥阴。

处方:①然谷之前放血成流;

②委中放血成流;

③大敦穴放血如豆;

④行间穴毫针闪针刺,出针带血。

首治取处方①、处方③施术。治后尿痛已失,诸症均有改善。

再治取处方②、处方④施术,连续治疗2次。

经过以上治疗后患儿小便已趋正常。续治依处方①加蠡沟穴均放血1次。愈。

【按语】

　　针刺治淋与中医内治之治疗思路有异。

　　中医内治尤重清热利湿通淋,直驱肌体内湿热蕴结之邪浊。而针刺治淋并不是直驱肌体内湿热蕴结之邪浊,乃在消除肌体内环境中淋证邪浊赖以存在之"温热气多"此必要条件。

　　刺之术用于清实热,其功不让中医内治,显为其长。刺之术用于祛湿浊,其能似无法与内治相比,反露其短。

　　虽然针刺疗疾中"于祛湿浊,其能似无法与内治相比,反露其短",然而其对湿热壅滞之病机为治中其取效之速捷每是不让于内治。何由尔?此因针刺疗疾之规律自身是有扬长避短之趣焉。

　　泻即开窗,有风自凉之寒通以清热,此乃为针刺之长。肇之临床其效确如古人之云"刺出其血,其病立矣"(见《素问·调经论篇》)。此时肌体内环境之改变,便可使湿浊失去了赖以存在之"温热气多"这一必要条件,其便只馈去一途。

　　病案1郝某者,新疾有热,膀胱聚热失降,乃形气有余。

　　病案2山某与病案3康某者,素体阴虚者,虚火内燃,影响膀胱气化而滞窍,此俱形气不足。

　　不论形气有余还是形气不足。但见小便灼热刺痛及肢热心烦者,俱为腑热经燔之病气有余。其治俱应施术于泻。泻即开窗,有风自凉即是为改变淋证形成之肌体内在环境也。

　　病案3康某与病案4焦某者,前者与淋证基础方中复加口服防风通圣丸者,"开窗有风自凉"也。后者于临症基础方中复加大敦、行间者,乃肝经之井可利阴窍、肝经之荥犹可泻厥阴。皆"泻即开窗,有风自凉",是为改变淋证形成之内在环境也。

　　读《生命不应煮》者,读此按语当思也,此述虽属言淋证为治,实则寓凡适应针刺之诸病治疗中之普遍机理焉。

　　凡对小儿患有淋证之疾者,当医嘱患儿家长,应该使患儿多饮水,忌食辛辣食物,保持外阴清洁。

十九、湿疹

　　小儿湿疹是发生丘疹、瘙痒、破后糜烂、滋水浸润、瘙痒异常为特点,是婴幼儿常见之皮肤疾病。小儿湿疹常见于 1 个月至 1 岁以内之哺乳婴儿,尤以百日之内婴儿更为多见,尤多患于人工哺乳之婴儿,一般在 2~3 岁会渐得减轻而自愈。

此疾又称奶癣,古有湿毒疮、血风疮、浸淫疮之名。

【临床表现】

湿疹对称出现在面颊、额部、两眉及头皮处,亦可见有蔓延至颌、颈、肩、臂、胸,甚至扩大到腹、臀、四肢及全身者。奶癣初期常为疹子样红色小丘疹、红斑,随后融合成片状红斑,上有灰白色皮屑,可有不同程度之糜烂并形成白色或黄色渗液,反复发作。

此病亦可见于 10 岁以上青少年期,呈皮疹干燥,浸润肥厚,苔藓样变,瘙痒难忍而难愈。

【针刺病机】

形气病机

形气有余

因母孕时多食辛香、肥厚之品,或感受邪热使母体有湿浊蕴伏并递于胎体。患儿出生后中焦之脾土从升从降运行出现某种程度之当从者不从、逆从之失运,不能为胃行其津液,反聚湿以壅滞于肌肤为患。此属邪气盛则实、实则实逆中之形气有余。

形气不足

对一些患儿言,其母孕时体弱多病,胎体先天禀赋有欠,致患儿脾土中虚。亦可见有小儿后天调养不当而脾土有虚者。以上均可导致脾虚失运中清气不升、浊气不降而聚湿以生奶癣者,此当属精气夺则虚、虚则虚逆之形气不足。

病气病机

病气有余

脾主运化水液,脏腑与经络相通,待脾土湿盛经滞,可因足太阴脉"上膈,注心中",以使脾湿与心中郁火互结,二者熏蒸而上则有"心热者,色赤而络脉溢"(见《素问·厥论篇》)之火性炎上之患。可出现以头面为主,甚则延及四肢胸腹之疹面色红、肿胀与瘙痒之湿疹此患,甚或伴有烦躁、便干、尿黄诸全身热候趋势者。此属经络紊乱中经水沸溢之病气有余。

病气不足

其亦有因患儿禀父母阳虚湿盛而有皮疹暗红或淡红不鲜,渗液多、水疱多及四肢欠温、食欲不振,甚或便溏及诸阳虚舌脉者,属脾足太阴脉中"湿盛则阳微"之病气不足。

【补泻原则】

患儿湿疹其病机凡属暑则气淖泽趋势者,当取泻即开窗,有风自凉,以清诸热之治则。

凡属于形气不足复见有经络病机中寒则血凝泣趋势之病气不足者,针不可治。治也难效。

【取穴与施术】

对暑则气淖泽趋势之病气有余病机者,于患处、曲泽、尺泽、委中、然谷之前诸所能见之瘀络处(上述溢泻湿热毒邪之处多无定处),消毒后刺络放血,任其自流,不流拔罐。此治之法乃遵《素问·气穴论篇》中"以溢奇邪,以通营卫……见而泻之,无问所会"。

【加减】

以上诸穴选择使用中,亦当重视以循经择穴施以泻治。

若见头部湿疹明显者,可于颅息穴刺络放血。

若见腿部内侧及阴部湿疹明显者,可于行间穴施以毫针常规刺,意泻,并需出针带血。

若见腿部外侧湿疹明显者,可于侠溪穴施以毫针常规刺,意泻,并需出针带血。

便秘者,可用小儿便秘针法,或可用小儿开塞露,或可用揉腹法。

【方义】

古贤有云:"祛风先活血,血活风自去。"笔者认为中医外治中之放血是可以于活血中祛除属于暑则气淖泽属性之一切邪气。斯理亦如夏季疏浚大地中江河乃可还流域以生态,其水通利后不仅功为灌溉,其功犹可荡涤、排泄诸般污浊,任是何种污浊。经络放血亦实乃疏浚内属于脏腑,外络于肢节之经隧,对风热、湿热、风暑、疫气等凡是属于温热属性者俱可驱之,以还肌体以生态。故《生命不应煮》敢曰:"泻即开窗,有风自凉,可清诸热"也。

【注意事项】

孕妇其食少以甘肥,多以五谷、五蔬、五畜、五果,凡此可养五脏。忌食辛辣、海鲜之物,以清淡为宜。居室以通风明亮为宜。心情舒畅以利胎教。

【病案】

1. 李某,女,4个月。

患儿出生后,头部多处糜烂液黄,胸前及上肢内侧现红疹,痒,便稍干,唇朱。

诊断:湿疹(经水沸溢 湿热溢肤 腑热不通)。

治则:清热祛湿,调腑通便。

处方:①头部、前胸,血络显处刺络放血,任其流至自止为度;

②左侧尺泽、右侧曲泽各有隐现瘀络处放血如流。

首治依处方①、处方②施术各1次,红疹显退,糜烂黄液已现结干趋势,患儿可近睡安。

再治施小儿推拿之下推七节骨10分钟,连推3日。其间又曾依处方①、处方②各施术放血1次。

便通疹愈。

2. 王某,男,10个月。

小儿患疾已有60天。头部、胳膊内侧和腿内侧呈现淡隐色斑,似有渗出,其痒难忍,便时溏,余症热候不显。曾经寻某小儿推拿为治,便溏虽愈,湿疹反增。

诊断:湿疹(经水凝泣 湿郁肌肤)。

治则:调经止痒,通络祛湿。

处方:①头部及四肢患处,点刺放血;

②中脘、天枢、阴陵泉,施毫针藏针术,意到。

经治依处方①、处方②施术,共治2次。效不彰。

因考虑到该患儿非母乳喂养,故医嘱其家长摸索喂养规律,选择合适奶粉,应适当结合辅食喂养。

3. 于某,女,12岁。

患儿患病3年,四肢皮肤呈不规则片状、色红似肿、燥痒,夜不得安,肢温尿黄,舌尖红,苔黄,脉浮数。

诊断:湿疹(经水沸溢 血虚风燥)。

治则:通络止痒,清热息风。

处方:①曲泽、委中、然谷之前及凡患处能见之血络,针刺放血如流;

②曲池、内庭、中脘、天枢、血海,毫针刺,留针20分钟;

③穴位埋线,取穴为曲池、血海、足三里穴。

首次治疗依处方①、处方②各施术1次,皮肤中片状红肿已减轻,燥痒已感去半。

再治按照处方②治10次,其间按照处方①又施刺络放血1次。

患者燥痒已减,夜可安卧。皮疾余痕终得难净,因患者于外地所居,故再治中依处方③为其施穴位埋线治疗,1个月1次。同时依处方①放血,1个月1次。共治疗3个月。治毕,疹基除,痒不作,病近愈。

医嘱患者可停治疗,康复尽在饮食以淡、作息以常中。

4. 刘某,男,15岁。

患儿全身肌肤除面部外,几乎都是干涩粗糙生屑状,胸腹四肢均有红斑,其痒难忍,已5年。患儿久有好动致上课不能安坐,寐亦不佳,数年大便干结,唇干舌红,苔薄黄,脉弦滑。

诊断:湿疹(经水沸溢　血虚风燥　肠腑不通)。

治则:通络清热以除燥,通便降逆以排毒。

处方:①患处见有瘀络,点刺放血,即"见而泻之,无问所会";

②内庭、行间、侠溪,施毫针透天凉术;

③防风通圣丸,长期口服,务必恢复并保持大便通畅;

④穴位埋线,取穴为曲池、血海、足三里穴。

首治中按照处方①施术,每月1次,全身放血量近200毫升。按照处方②施术,每周施术3次。按照处方③坚持服药。经治3个月,其便已通,其患处疹色退半,其痒亦明显已消。

再治,继予按处方①放血为治,1个月1次。依处方④穴位埋线治疗,1个月1次。以上诸治共为4次。其间继以处方③服用防风通圣丸,量可酌调,依排便情况递增递减。

后得疹除。

【按语】

中医治疗小儿湿疹之疾属湿而兼热者,其治当是药效不及针效,特别是用放血法治疗,尤可捷效,故病案1李某者治1次而显效。小儿湿疹中虽湿盛却热不显者,当以药治,故病案2王某者针2次效不彰。特别对8个月内小儿患湿疹而热候不显者,便溏亦是排湿之过程。对此泄泻无论针刺还是小儿推拿,治后可速见泻止,同时也会见有湿疹病增,如病案 2 王某者即是。

治疗小儿湿疹久疾者,多会有久病血虚风燥转化。针刺其效虽可,但其疗效缓慢。笔者多是于刺络放血中继以使用穴位埋线疗法,从长图治,疗效多为理想。如病案 3、病案 4 者。

二十、客忤

初生婴儿神气衰弱,忽见非常之物或见未识之人,或闻鸡鸣犬吠,或见牛马禽兽,嬉戏惊吓,或闻人之叫呼、雷霆、铳炮之声,多可受惊动而患为客忤之症。

【临床表现】

婴儿有受惊史,轻症可见患儿神气有减,喜睡且易醒复睡。重者症状为患儿面色发青、神色惊恐、惊叫啼哭、口吐涎沫,甚者躯体反张抽搐似发角弓状,脉象显弦。

【针刺病机】

形气病机

小婴儿神气怯懦,而此怯懦之不足是因方生小儿之形神犹早春草木之初芽,乃于生长过程中少阳方萌中之不足,也可以说此是其成长过程中充满生命力之"不足"。在此生理阶段易由惊则气乱以扰心神,恐则气下而扰肾志。婴儿卒惊尤易忤肝而气乱以动肝魂。

以《生命不应煮》之愚见,在有客忤之侵之婴儿中,客忤按中医理论言当归为婴儿需时时避之有时之客邪,正是这种突至邪气客忤使婴儿出现气乱、气下等气机之变,当属邪气盛则实、实则实逆中之形气有余。

病气病机

心主神明,主血。肝主魂,主藏血。若外有客气忤婴,可扰动心与肝之经脉紊乱。此经脉中血气之不调,既难归天寒地冻,则经水凝泣之虚,也难归为天暑地热,则经水沸溢之实,当属"是非有余不足也,乱气相逆也"(见《灵枢·乱气》)。

【补泻原则】

对患儿客忤之疾取导气同精法以通为治。

【取穴与施术】

百会、本神穴,施以毫针常规刺,留针10分钟。意至。

【方义】

百会乃手足三阳、督脉与肝经交会穴,百病皆主,故曰百会,善清脑安神。本神内应于脑,脑者人之本,故曰本神。百会合本神可醒脑安神,有清肝涤忤之用。

【病案】

1. 赵某,男,1岁。

患儿3日前从床上滚落,啼哭不安,近2日喜睡,且易醒复睡。

诊断:客忤(客邪忤神)。

治则:清肝涤忤,醒脑安神。

处方:依客忤基础方为治。

经治3次。愈。

2. 周某,男,3岁。

患儿2日前外出时被狗扑叫所惊,面色发青,啼哭不安,睡则转辗不安。

诊断:客忤(客邪忤神)。

治则:清肝涤忤,醒脑安神。

处方:依客忤基础方为治。

首治2次后,睡见稍安。

再治2次,依处方施治中复加神门、大陵穴取藏针术。

愈。

3. 吴某,女,2岁。

患儿昨日从床上坠下后啼哭不安,后嗜睡,喘息声重于往日。

诊断:客忤(气痰忤神)。

治则:清肝涤忤,化痰安神。

处方:①依客忤基础方为治;
②丰隆、中脘穴施藏针术,意至。

经治3次。愈。

4. 辛某,男,8个月。

患儿被家中宠物狗吠叫所惊。睡不安,3 日,亦不欲食。

诊断:客忤(客邪忤神)。

治则:清肝涤忤,降胃化食。

处方:依客忤基础方为治复加中脘穴扫针术。

经治 2 次,诸症均失。

【按语】

小儿客忤其经络之紊乱难归其为暑则气淖泽与寒则血凝泣之有。对其之治当遵《灵枢·乱气》中"徐入徐出谓之导气。补泻无形,谓之同精。是非有余不足也,乱气相逆也"。

笔者施以百会、左右本神,此头三针治疗婴儿神志病变,均以留针 10 分钟。2 岁以上幼儿可酌以加时。笔者认为小儿经络形态非如成人之线状,而应是弥散之带状。故头三针施术均不强求其穴位定位之精准,形成一好看三角形即可。治中加神门、大陵穴者,为加强安定心神之用。加丰隆、中脘穴者为施化痰之用。

笔者对诸多原因引起之小儿睡不安者均取百会、本神为治。有"胃不和而卧不安"(见《素问·逆调论篇》)者,加中脘穴施术闪针术或藏针术或扫针术。

二十一、自闭、癫、狂

小儿自闭、癫疾与狂疾均属神志异常之病变。自闭、癫疾相对偏静,狂疾相对偏动,故《经》曰:"重阴则癫,重阳则狂。"斯类疾病系由或气、或痰、或火蒙蔽心窍而导致患儿"心藏神"之生理功能不同程度之紊乱而罹患。

癫疾于西医学中属于精神分裂症之抑郁型者;狂疾属于精神分裂症中躁狂型者。

小儿自闭、癫疾与狂疾诸罹患,多由患儿先天禀赋不足或异常,亦可因后天营养不当,过食肥甘厚味以化痰积热而加剧病情者。亦可由分娩时产伤或窒息,患儿头部外伤及不良居住环境久对精神产生刺激而为病因者。

【临床表现】

自闭者可见神情怫郁、个性自闭、难与环境融合等。

癫疾者可见精神抑郁,表情淡漠或哭笑无常,寡言呆滞或多疑虑,语无伦次或喃喃自语等。

狂疾者可见面红目赤、炯炯怒视、秽语不避亲疏，甚则毁物伤人、弃衣而走，渴喜冷饮等。

以上自闭、癫疾、狂疾若病久致肾阴虚而生热者，可于其各自症候中复会出现精神疲惫、时而烦躁、善惊失眠、四肢温热，舌脉也从诸实候转为舌淡红、脉细数或弦细等。

【针刺病机】

形气病机

形气有余

小儿之体肝常有余，犹忌郁逆。如《类证治裁》曰："郁则经气逆，为噫，为胀，为呕吐，为暴怒胁痛…皆肝气横决也。"肝郁气滞属自闭、癫疾与狂疾共有之基础病机。

肝气郁结是小儿自闭症之主要病机。

肝气郁结而不伸，横逆克脾，脾即会在从升从降之运动中出现逆从趋势之紊乱而聚湿生痰，且气痰相壅以蒙心神，此为小儿癫疾，亦称"文痴"之主要病机。

肝气郁逆且升而失制，致肝火亢逆以炽心、心肝火热以凝痰。正如《类证治裁》所言："火木郁则化火，为吞酸，为胁痛，为狂。"此为小儿狂疾，亦称作"武痴"之主要病机。

无论是肝郁气滞为主中小儿自闭症，还是痰气郁结以蒙心神而多见之癫疾，还是肝火亢逆痰火燎心之狂疾，从中医外治之气机病机言，此三种疾病中均离不开肝之当升需制而失制，心之当降而不降而上逆。此时肌体整体气机升降失衡，已成升易降难、升多降少之逆气以犯心冲脑。属邪气盛则实、实则实逆趋势之形气有余者。

形气不足

病若迁延，心肝火旺日耗肾阴，使肾水难以为升以上济，此时之心肝气逆当属精气夺则虚、虚则虚逆趋势之形气不足者。

病气病机

《灵枢·经脉》曰："心手少阴之脉，起于心中，出属心系……"

《灵枢·经脉》曰："心主手厥阴心包络之脉，起于胸中，出属心包络……是动则病：手心热，臂肘挛急，腋肿，甚则胸胁支满，心中憺憺大动，面赤目黄，喜笑不休。"

《灵枢·五乱》曰:"气乱于心,则烦心、密默、俯首、静伏。"其意乃为:气乱于心就会心烦,不愿讲话,低首静卧不想动。

《脉经·心手少阴经病证》卷六曰:"心病,其色赤,心痛短气,手掌烦热或啼笑骂詈,悲思愁虑,面赤身热。其脉实大而数,此为可治。春当刺中冲,夏当刺劳宫,季夏刺大陵,皆补之。秋刺间使,冬刺曲泽,皆泻之。"即取心包经之五输穴治疗。

足少阳与足厥阴之经别"属胆,散之上肝,贯心"。《素问集注》曰:"肝主语在志为怒,怒而多言,厥阴之逆气太甚,故当取足之少阳以疏厥阴肝气。"

足阳明胃脉为多气多血之经,血气充盛,其经别"上贯心"。其"络脉上络头项,合诸经之气",即阳明之络脉是经过大椎而上于元神之府。胃与脾乃生痰之源,其病机中痰气互结可循其"足太阴脾之脉,从胃别上膈,注心中"而生痰蒙心窍之变,故《经》曰:"胃足阳明脉……是动则……心欲动,独闭户塞牖而处",甚则"欲上高而歌,弃衣而走"。

"肾足少阴之脉……贯脊属肾……上贯肝膈,……从肺出络心,注胸中",手少阴心脉之经水沸溢导致肾足少阴脉之阴气不足,此乃病之必然。

在小儿神志病变中经络紊乱之血气不和之病气变化绝大多数属经水沸溢趋势者为病气有余者。

在小儿神志病变中经络血气不和紊乱之病气变化亦可或有在经脉血气之不调中,既难归为天寒地冻,则经水凝泣之虚,也难归为天暑地热,则经水沸溢之实,当属"是非有余不足也,乱气相逆也"(见《灵枢·乱气》)者。

在小儿神志病变中经络血气不和之病气变化可偶见经水凝泣趋势者之病气不足者。

【补泻原则】

患儿神志异常之病变中,其病机是属有暑则气淖泽趋势者,当取"泻即开窗,有风自凉,以清诸热"之治。

患儿神志异常之病变中,其凡病气病机中属"是非有余不足也,乱气相逆也"者,当取导气同精法为治。

【处方】

调神十三针:

百会、四神聪、神庭、头维、丝竹空、攒竹、神门、大陵、内关、太冲、太溪、中脘、丰隆。

【方义】

百会乃督脉、足太阳之会,手足少阳、足厥阴俱会于此,配四神聪可清脑安神。内关是八脉交会穴,有宽胸理气之效,其与肝经原穴太冲相伍意在疏肝而降逆。神门、大陵均为原穴而泻心火,其与太溪相伍交通心肾以清心。丰隆、中脘意在涤痰以醒脑。以上所施将疏肝降气、清心泻热、涤痰解郁之治融一炉也。

《生命不应煮》本书将小儿神志病变中之自闭症、癫疾、狂疾三者给以别类分述,此仅为方便写作而已。其实严重之自闭症与癫疾之间、癫疾与轻度之狂疾之间其病机界限是模糊不清的。正因为如此,凡是对小儿神志疾病之针治,具体取穴与施术若囿于病名、按图索骥,此非一中医外治人当为。确应当谨守疾病变化中之病机为治焉。

(一)小儿自闭

形气病机

肝气郁结是小儿自闭症之主要病机,这在形气病机之变化中包括两个方面。

一者是肝气郁而不伸导致肝气升而失制、升大于降之邪气盛则实、实则实逆趋势之形气有余。

一者是病久耗肾,使肾气无以生肝而出现本虚而标实之精气夺则虚、虚则虚逆趋势之形气不足。

病气病机

小儿自闭症其肝经、心经运行之紊乱中"所言虚实者,寒温气多少也"病气病机之变化中是极少见有经水凝泣之病气不足者,而应该多是有以下两种为患。

一者

属"夫邪之入于脉也"之经脏紊乱中,其病机变化"所言虚实者,寒温气多少也"中并没有明显孰多孰少差异。此时经络中之运行"是非有余不足也,乱气相逆"(见《灵枢·乱气》)趋势者。

一者

属经水沸溢趋势之病气有余者。

【治则】

对小儿自闭病气病机中属"是非有余不足也,乱气相逆"者取导气同精法之以通为治。

对病气病机中属经水沸溢趋势之病气有余者,取"泻即开窗,有风自凉,以清诸热"之寒通为治。

【病案】

1. 唐某,女,5岁。

患儿出生后渐以发现患儿与常童比沉默不语,行为孤僻,不予交人,善怒易哭,四肢无显热,舌苔薄白,脉弦。

诊断:小儿自闭(乱气相逆　肝气郁结)。

治则:导气同精,疏肝解郁。

处方:调神十三针时酌去丰隆、中脘穴。诸穴施毫针,施导气同精施术,意到。留针20分钟,隔日针治。

经治2个月,穴时化裁,患儿诸症有所改善,与家长交流可有双目以视,考虑到此疾疗程之长,故教会家长针法,回家后坚持为孩子针治,医嘱需隔2~3天针1次。配以心理疏导。

半年后随访,病有所好转,已与父母有感情交流。家长仍在坚持隔时为患儿针治。

2. 王某,女,4岁。

患儿自小好动于常童,情绪不宁,善怒易哭,时有自语,自语发音反复如一,肢无显热、舌淡苔薄。

诊断:小儿自闭(乱气相逆　肝气郁结)。

治则:导气同精,疏肝凝心。

处方:用调神十三针时酌去神门、中脘、丰隆穴,时酌加通里、廉泉穴。诸穴施毫针导气同精法。意到,留针20分钟。隔日针治。

首治10余次后患儿自语明显减少。

再治取隔日针,穴有酌变。又治近1个月,患儿情绪有敛。

治后患儿诸症虽有反复,但总体情况还是有向好趋势。

经治2个月余,教于家长针刺方法,可自治以恒,配以心理疏导,以慢图效。

3. 陈某,男,10 岁。

患儿自小神情呆滞,近 2 年更添叹息,胸闷痰多,体较胖、肢温、唇朱、苔薄黄。

诊断:小儿自闭(经水沸溢　气痰互结)。

治则:清心泻肝　化痰解郁

处方:用调神十三针为基础方,诸穴施毫针,意泻。留针 20 分钟。隔日刺。穴有随变,酌加内庭出针带血。

经治 1 个月后患儿咳痰明显减少,考虑到此疾疗程之久,故教会家长针法,自治以恒,以慢图效。医嘱针治当隔 2~3 日 1 次。

1 年后随访,总体向好,家长甚慰。

4. 贾某,女,9 岁。

患儿出生后不久即现两眼游离,夜卧不宁,思维迟于常童,且有行为怪异,无安全意识,不与交友。虽已在其母所任职班里上学,但时会于课上离开座位跑出教室。班级站队时其无片时静立……患儿肢温、唇朱、舌红苔黄。

诊断:小儿自闭(经水沸溢　肝郁趋热)。

治则:清心醒脑,泻肝解郁。

处方:于调神十三针诸穴施毫针刺。留针 20 分钟,意泻。且时需大陵、神门、太冲诸穴出针时带血。

经治时取隔日针刺 10 余次后,患儿夜已安卧。再治 1 个月余,患儿上课少见离开教室。以后患儿诸症虽有反复,但总体情况还是渐得向好。

后教会其家长针法,医嘱需隔 2~3 日针 1 次。穴可酌配,自治以恒,以慢图效。

【按语】

其病气病机有属肝足厥阴脉与心手少阴脉属非寒非热之紊乱者,需导气同精为治,如病案 1 唐某与病案 2 王某者均属此治。其中王某者,加通里施泻,可清心解语,廉泉穴亦为解语之用。

其病气病机有属肝足厥阴脉与心手少阴脉是有经水沸溢趋势之病气有余者,故其治当不离于心、肝二经取泻即开窗,有风自凉之寒通为治。如病案 3 陈某、病案 4 贾某者,其虽皆以调神十三针为宗,然陈某者于治中加内庭穴且需拔针带血,此治为配合中脘、丰隆以化痰热。贾某者于治中在大陵、神门、太冲诸穴出针时带血尤重清泻心火。其治中取穴相近而施术间却有差异。

此疾实为顽疾,故于笔者处治疗者,必是将针法化裁及其治疗原理、施术操作教于患儿家长,以图久治。

每治此疾,会告知患儿家长,若父母过于溺爱疏于教育引导,易加剧患儿偏激冲动之习性。家长当营造和谐之家庭环境,常给患儿以心理疏导。

(二)小儿癫疾

形气病机

肝气郁结而不伸,横逆克脾,脾从升从降之运动出现紊乱而有滞津凝痰。气痰相壅,以蒙心神。此为小儿癫疾之主要病机。这在形气病机之变化中也是包括两个方面。

一者是气痰相壅中导致肝之有升而失制、心之有升而失降,整体气机是属升大于降中邪气盛则实、实则实逆趋势之形气有余。

一者是病久耗肾,使肾气无以济上而出现本虚而标实之精气夺则虚、虚则虚逆趋势之形气不足。

病气病机

对小儿癫疾之肝经与心经运行之紊乱中"所言虚实者,寒温气多少也"病气病机之变化中是极少见有属经水凝泣之病气不足者,而应该多是有以下两种为患。

一者

绝大多数属于经水沸溢趋势之病气有余者。于此处所言"趋势"二字,也是为说明其与狂疾中之经水沸溢是有量之差异。

一者

属"夫邪之入于脉也"之经络不通中,其病机变化"所言虚实者,寒温气多少也"中并没有明显孰多孰少差异。此时经络中之运行"是非有余不足也,乱气相逆"(见《灵枢·乱气》)趋势者。

【治则】

对病气病机中属经水沸溢趋势之病气有余者,取"泻即开窗,有风自凉,以清诸热"之寒通为治。

对病气病机中属"是非有余不足也,乱气相逆"者取导气同精法之以通为治。

【病案】

1. 张某,女,11岁。

患儿表情淡漠目游离,寡言呆滞亦寡情,难与家长交流,喜窃笑。肢温、苔白腻,脉弦滑。症有2年,多方经治效不显。

诊断:癫疾(经水沸溢 气痰郁逆)。

治则:寒通经脉,降逆化痰。

处方:用调神十三针,诸穴施毫针,意泻,尤重对中脘、丰隆穴之刺激。留针20分钟。

首治半月余,穴时有抽添,眼神与人初有交流。

再治,效不更方,酌施化裁。经治1个月余,已主动呼唤家人。

又继治1个月,取穴及施术时有调整,每周内施治4次。

后患儿基本恢复正常。

教其家长针刺方法。每月需自己给患儿针刺4次,巩固疗效。

2. 李某,男,7岁。

患儿情绪焦虑紧张,多言善惊,胸闷,善太息,烦躁失眠,肢温、苔黄,脉弦滑。症有半年。

诊断:小儿癫疾(经水沸溢 气痰郁逆)。

治则:寒通经脉 降逆化痰

处方:①用调神十三针,诸穴施毫针,意泻,尤重对中脘、丰隆穴之刺激。留针20分钟;

②膻中穴附近寻络放血。

首治依处方①、处方②调神针为治。

5日后再诊时知,患儿近日与其母语,胸已好受。且治后其睡亦趋安。治取处方①诸穴,毫针为刺,意泻。共治10日。

续治,依处方①酌变为治,隔日施术。其间又施巨阙、鸠尾穴处放血成流1次。

此疾得愈,治未及2个月。

3. 来某,男,15岁。

2年多性格难控,动辄对家人发火。因在校时与同学冲突而由校方劝以退学。

回家后终日与手机为伍,从不出门。家长不敢管,管则摔手机。家长还要买,不买割手腕。其父母伴此患儿来青岛寻治。患儿形态健硕,不善语、肢温、二便可、苔腻、脉滑。

诊断:癫疾(经水沸溢　气痰郁逆)。

治则:寒通经脉,疏肝清心,解郁化痰。

处方:①调神十三针为治,诸穴施毫针,意泻。尤在丰隆、中脘穴加重施术。留针30分钟;

②双侧颞部寻络脉跳动处放血。

经治2个月期间,依处方①施治略有化裁,且时加内庭、行间、侠溪穴施泻且出针带血。先以7日为1个疗程,3个疗程后改为隔日施治。治间曾以处方②放血2次,血出成流。患儿在经针刺治疗及多方面接受家长心理疏导后,诸症均减,并已无对手机之迷恋,可正常上学。

患儿个性急、脾气易怒尚存,故教给家长针刺方法,回家后坚持每周针治2次,坚持为治。

2年后电话随访,始终能够上学,成绩也可。

4. 王某,男,10岁。

患儿3年来时与常人无异,时又失控而自语有声、胡言碎语(其母亦不知患儿是在说什么)。因影响课堂秩序,弃学已2年。乘公交车时亦是令同车人受扰。其思维未见异常,与人交流正常,肢温、唇淡红、舌少津。

诊断:小儿癫疾(经水沸溢　气痰郁逆)。

治则:寒通经脉,降逆化痰,通络醒脑。

处方:①调神十三针,加廉泉,诸穴施毫针,意泻。留针30分钟;

②双侧颞部寻络脉跳动处放血。

首治中取处方①在治疗1个月间酌有化裁,治后自语虽减,但难得无症。

再治中继取处方①隔日治,时加内庭、行间穴为治1个月。治间亦取处方②于患儿两颞部,触找明显跳动处立插入注射针头,令瘀血顺针管喷射流出,待2分钟后将针头拔出并采取按压止血。止血起床后患儿当即惊呼:头从未这么轻,天从未这么亮。隔有几日,其家长感叹放血以后孩子马上变了个样,放血后再未乱语。

病治虽效,但后来仍出现某种程度之波折。又继续给隔2日治,续治1个月,并期间于头部触找到明显跳动处,施放血2次。

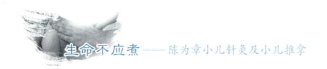

经以上3个月余间断治疗后,患儿恢复正常,已重新上学。

5. 宿某,女,15岁。

患者于5年前开始有夜间失寐现象,几个月后便生出时与人窃笑,常有独语,似乎在言其前生诸事。对父母感情淡漠。数次割腕寻短等。诸治无效,故寻我处针治。

经查患者双目游移不定,肢无烦热、二便可,舌脉亦无明显寒热之候。

患者有明显拒医倾向。

诊断:癫疾(乱气相逆 气痰郁逆)。

治则:通经安神,降逆化痰。

处方:调神十三针,毫针刺,施导气同精法。留针30分钟。对中脘、丰隆穴稍加重刺激。

经治10次,效不彰。因患者拒针,结束治疗。

【按语】

癫疾其病机是不失气痰郁结以扰心,中医针灸为治是于寒通其经脉中以清泻心肝、降逆化痰。病案1张某、病案2李某者均从此治则,于调神针中加重对中脘、丰隆穴之刺激意在重以化痰。其病案2李某者,对其膻中穴处有明显血络处施以放血为治乃为化痰解郁以宽胸也。病案3来某、病案4王某者均取两颞络脉跳动明显处给以点刺放血,此开窗是对肝与胆经之火郁发之也。

病案5宿某者,其为"夫邪之入于脉也"之经络不通,其病机变化中之"寒温气多少也"并没有明显孰多孰少差异,对此类病机施导气同精法为治,其效多不及于病机为经水沸溢趋势之病气有余者中"泻即开窗,有风自凉"为治者。因针功尤偏于开窗以清热也。

(三)小儿狂疾

形气病机

气、痰、火三者郁结是小儿狂疾之主要病机,这在形气病机之变化中也是包括两个方面。

一者

气、痰、火三者相搏中导致肝之有升而失制、心之有升而失降,整体气机亦是属升大于降中邪气盛则实、实则实逆趋势之形气有余。

一者

病久耗肾,使肾气无以濡肝济心,而出现精气夺则虚、虚则虚逆趋势之形气不足。

病气病机

小儿狂疾之肝经与心经运行紊乱中"所言虚实者,寒温气多少也"之病气病机之变化极少有能属经水凝泣之病气不足者。而应该是属于经水沸溢之病气有余者。

【治则】

从小儿狂疾中形成之形气与病气病机关系言,其治亦当遵"形气有余、病气有余,此谓阴阳俱有余也,急泻其邪"及"形气不足、病气有余,是邪胜也,急泻之"。

总之,当取"泻即开窗,有风自凉,以清诸热"之治。

【病案】

1. 杨某,男,11岁。

患儿患疾2年,现语言杂乱、喊骂不避亲疏,肢温、渴喜冷饮,便秘尿黄,舌红绛苔黄腻,脉滑数。

诊断:小儿狂疾(经水沸溢 肝郁胃热 心燥痰蒙)。

治则:寒通经脉,泻肝降胃,清心化痰,通络解瘀。

处方:①调神十三针为基础方,诸穴施毫针针刺,意泻。留针20分钟。其间取穴酌以化裁,并于大陵、行间、内庭、侠溪诸穴屡施透天凉术,且时需出针带血。

②巨阙、鸠尾穴一带寻血络处放血成流。

首治依处方①治疗10次,治间曾依处方②施放血术1次,治后患者暴躁有减。
再治依处方①隔日为治,又治10次。且于毫针治中,依处方②施放血术1次。
续治,坚持依处方①隔2日施针1次。穴有酌变,间续共治2个月,其间依处方②施放血1次。治后,医嘱患者所服西药酌减1/3。

……

陆续治有半年,治疗中西药逐渐递减,但建议常吃防风通圣丸以通腑降逆。治后患儿已如常童。

医嘱:患儿当坚持每周针治1次,以巩固疗效。

2. 高某,女,13岁。

患者1年半前因被同学欺负,回家后又被家长批评,故先有失寐2日,后始狂,已近2年。神志时清时昏,病情轻时尚可交流,病情重时夜有噩梦,白日语无伦次,与人语则时有冷对谩骂。曾诊为精神分裂症而住院治疗。现痰多胸闷、肢温、二便尚可,唇舌红,脉细数。

诊断:狂疾(经水沸溢　心肝郁逆　虚火凝痰)。

治则:寒通经脉,舒肝解郁,清心安神,降逆化痰。

处方:①调神十三针,加行间、内庭、侠溪诸穴,诸穴施毫针,意泻,留针20分钟。

治间择穴时有化裁,其间大陵、行间、内庭、侠溪诸穴间以施透天凉术。

②巨阙、鸠尾穴及然谷之前一带寻血络处放血。

首治依处方①治疗10次,治间曾依处方②施放血术1次,治后噩梦已少,胸闷已除。

再治不予更方,于处方①毫针泻中,每隔20日依处方②放血为治1次。

治疗2个月后西药已停一半,继续中医针治。从始至终共治4个月,病愈。

3. 崔某,男,12岁。

患者突然狂暴,时有2年,习性无常,其力也大,其性也暴,时头痛头胀、肢温、唇朱、舌红绛,脉滑数。患儿时语头痛难受,大便常年干结。

诊断:小儿狂疾(经水沸溢　痰气郁结　脏热腑燥)。

治则:寒通经脉,泻肝清心,化痰通腑,活络醒脑。

处方:①调神十三针为基础方,时去太冲加行间、内庭、侠溪穴,毫针针刺,意泻。留针20分钟。其间择穴时有化裁,且于大陵、行间、内庭、侠溪诸穴可间以屡施透天凉术。

②双侧颞部寻络脉跳动处放血。

③坚持服用防风通圣丸。

首治依处方①施术10次,穴时抽添依处方②施术1次,依处方③以成人量服用。治后哭笑无常、头痛头胀诸症见轻。效不更方。

再治10次,依处方①与处方②施术。以处方③以成人量服用。便已软。经治狂暴见轻。

续治,依处方①施隔2日刺,且每月依处方②施术1次。依处方③药量视排便自调。又治3个月。症除。

治后,教会患儿家长针刺方法,当每周下针1次。并医嘱当视患儿排便情况坚持酌服防风通圣丸。

4. 班某,男,15岁。

患者在5岁时得此疾,未曾上学。现时有呓语,时语头痛,时狂吼,时欲伤人。面黄唇朱目赤,脉弦滑有力。此患者始终未从西医为治,从外地来青岛寻笔者针刺为治。

诊断:狂疾(经水沸溢　肝逆气冲　心热痰蒙)。

治则:寒通经脉,泻心疏肝,泻火涤痰。

处方:①调神十三针为基础方,时有化裁。诸穴施毫针刺,意泻。留针20分钟。治间大陵、行间、内庭、侠溪诸穴屡施透天凉术。

②双侧颞部寻络脉跳动处放血。

首治7次,是以处方①治中同时曾依处方②放血为治1次,在放血治疗中患者虽对笔者进行攻击,但还是坚持为其治疗完毕。放血后患者曾与其母语,头不痛了。

再治中仅治了2天,依处方①施术。治间患者突将酒店服务员打伤,故当日被约束至精神病医院。不几日,回乡。

【按语】

在临床中,小儿患狂疾实不鲜见。其病机每是心肝郁逆,气、痰、火三者互结。其治是于调神十三针为基础方中酌加内庭、行间、侠溪,施以透天凉术,乃因"荥主身热"。将此三个荥穴伍于中脘、丰隆穴中,其治已非只在涤痰,而可直折痰火。

对患狂疾而见胸闷者,或有些患儿虽不言其胸闷,但剑突上下有按痛或于望诊中于剑突一带找到瘀络者,其一般都会有不同程度之胸闷。皆由痰热结心。对此在取调神十三针之治中,总不失于巨阙、鸠尾穴一带放血施术,其意正如《灵枢·热病》所言:"热病数惊,瘛疭而狂,取之脉……急泻有余者……索血于心,不得索血于肾,水者,肾也。"巨阙者心之腹募也,于此可索血于心。此治于病案1杨某、病案2高某者乃是。

对患狂疾而见头痛、头蒙者,或有些患儿虽不言其头痛、头蒙,但于双侧或单侧颞部可触摸到明显之络脉跳动处,其一般都是会有不同程度之头痛头蒙之候,此是因为"肝病热者……其逆则头痛员员(员员乃眩晕状),脉引冲头也"(见《素问·刺热篇》)。对此治是取调神十三针之施术中,总不失于单侧或双侧颞部寻络脉跳动处放血,放血乃开大窗,速清元神之府。此治如病案3崔某、病案4班某者。病案3崔某不离通便,亦是开窗通腑。

二十一、抽动症

小儿抽动症又称抽动秽语综合征。其临床特征为患儿出现多处运动肌甚则肢体不自主之抽动。其发病无明显季节性,男性患儿多于女性。多是6岁至12岁者患病,一般到青春期逐渐好转痊愈。疾病较严重者可影响患儿生活学习。本病类似于古称之"慢脾风""慢惊风"。

斯疾或因先天禀赋不足,或屡受外淫之侵,或受饮食不当之害,或复受久看电子产品之累,久视伤血致形神疲惫。凡此均可能导致或加剧罹患。

久病失治、误治致久以耗阴者,更易导致本病缠绵难愈。

【临床表现】

长期间时有一种或数种抽动动作,或有难以自控之发声。抽动一般从搐鼻、皱眉、眨眼、噘嘴始,逐渐发展致摇头、耸肩、挺胸、鼓肚,逐渐向身体下部蔓延。久之可有重复性咒骂和污秽词语,智力均正常。

【针刺病机】

形气病机

形气有余

从肌体之升降气机言,小儿体禀少阳,肝气是当于上升、生发中而须有制。就肌体气机运行整体言,肝之左升又待肺之右降来平衡整体气机运行。

肝为刚脏,小儿病肝则肝之气机即可呈易升而难制、失制而难降。如此又可易呈木逆而侮金,致使肺气有失肃而逆上趋势,肝气横逆而克脾更易生痰热。如此肌体整体气机便已属易升难降,升大于降。以上气痰郁逆病机当为邪气盛则实、实则实逆之形气有余。

形气不足

若有小儿先天肾气不足者，亦可有因久之肝肺心之气逆而火炽，更使包括肾水在内之整体阴气不足，凡此患儿肌体会更可因虚火熏灸而加剧整体气机之有升无降之迁延之势。以上病机当为精气夺则虚、虚则虚逆之形气不足。

病气病机

病气有余

从小儿抽动症之整体病机言：肝为刚脏，肝主筋，若厥阴经气变动，久可使肌体全身多处部位出现筋惕肉瞤诸风动。"其所以恒动，皆相火之为也……具于人者，寄于肝肾二部，肝属木而肾属水……肝肾之阴具悉相火，……相火易起，五性厥阴之火相煽，则妄动矣"（见《格致余论·相火论》）。

从人体中之经络是一种经深络浅之结构病机言：当肌体深层中经气运行之用强，久则会使肌体皮部之某些浅络因血液运行失序而形成外显之血缕。这是在小儿抽动症中常见之"久病入络"经络闭阻现象。

从抽动部位之具体病机言：因小儿本就有肝常有余、肺易化热之特点，所以在肝热侮金病机发展中必会出现脏热经炽。"肝足厥阴之脉……循喉咙之后，上入颃颡，连目系，上出额……从目系下颊里，环唇内"。手太阴经别和手阳明之经别均"上出缺盆，循喉咙"。所以在经络病变中多可见白睛隐红中眨眼、鼻咽干燥中皱鼻、努嘴、哽喉发声诸候。足厥阴之经别"上贯心"，故肝火循经贯心可见烦躁、秽语诸候……

总之，无论是从小儿抽动症之整体经络病机言，还是从经络是一种经深络浅之结构病机言，抑或是从抽动部位之具体病机言，其病几近多属经络病变中经水沸溢趋势之病气有余。

病气不足

临床中亦会偶见抽动患儿诸抽动症候中，尚伴有手足欠于温热、面色不赤而显清冷者，因"足厥阴之筋……络诸筋"（见《灵枢·经筋》）。故阳虚无以温煦厥阴者，当属经水凝泣之病气不足。

【补泻原则】

在小儿抽动症之病变中，其病机是属有暑则气淖泽趋势者，当取"泻即开窗，有风自凉，以清诸热"之治则。

因阳虚无以温煦厥阴，属寒则血凝泣之病气不足病机趋势而致肌体不自主抽动者，其症于小儿是为少见，此病机多可见于老年患者之帕金森一疾中。故本文此处涉补泻之治从略。

【治则】

寒通经络祛风火,清肝肃肺降气痰。

【取穴与施术】

①百会、本神、尺泽、合谷、太冲、照海,毫针常规刺。意泻。

②于患儿前胸(乳晕周围)、两胁肋、腰骶、然谷之前等部位寻找久病入络之血缕,施刺络放血尽可如流(出血量少可施以拔罐)。

【方义】

百会、本神可清头目中邪热而安神。尺泽为肺手太阴脉之合穴,伍与足少阴之照海意在清肺热之有余而降逆。且照海穴乃阴蹻脉所生处,善疗眼疾。合谷、太冲此四关之属伍与太溪意在泻肝气之有余以降逆。以上诸穴于"泻即开窗,有风自凉"中可泻肝、肺之脏热经炽之暑则气淖泽之病气有余。

于肌体诸处寻找久病入络之血缕,乃"久痹不去身者,视其血络,尽出其血"(见《灵枢·寿夭刚柔篇》)之治。刺络放血乃泻即开窗,有风自凉中清泻肌体诸热逆者。

【加减】

有痰者加丰隆、中脘,热痰者复加内庭(施透天凉术)。肝火盛者,加行间、侠溪(施透天凉术)。胸闷者加内关。秽语或神不安者加大陵、神门,出针可拔针带血。眨眼瞬目者加丝竹空、攒竹。白睛隐赤者加睛明施透天凉术。搐鼻加头维、迎香。噘嘴者加头维、地仓,上唇者复加人中,下唇者复加承浆。出嗓音者,加天突、人迎、廉泉。扭脖者加风池。上肢动者加外关、曲池、肩髃。下肢动者,加阳陵泉、委中。不自主出声者,加天突穴埋线。

【注意事项】对于晃身摇头之患儿,于丝竹空、攒竹、迎香穴施术时要小心别误伤其目。

【病案】

1.李某,男,4岁。

患儿搐鼻、眨眼已3个月,情绪急躁,肢温,唇朱、鼻干、舌红、苔黄,睛白隐红,脉数。

经查:前胸及两胁可见清晰血缕。

诊断:抽动症(经水沸溢　肝肺逆热　热邪入络)。

治则:寒通经脉,泻肝清肺,通络涤热。

处方:于基础处方①加攒竹、丝竹空、迎香穴,施毫针刺,意泻。留针15分钟。时亦会择加鱼际、行间、睛明穴施毫针透天凉术。于基础处方②在前胸两乳晕、两胁及双眼睑处,见有血缕,需锋针刺皮出血。

首治依处方①毫针施术,穴有酌变,共10次,其间依处方②放血1次。抽动频率已明显减少。

再治中依处方①隔2日施术1次,穴有酌变,为治1个月。其间依处方②放血施术1次。抽动虽有反复,但整体病势趋愈。

由于患儿为外地人者,故将毫针针刺方法教给其家长。嘱其回家每周为患儿治疗1~2次,以继续为治。

半年后电话随访。患儿抽动已失。

2. 楚某,男,10岁。

患儿搐鼻、眨眼、耸肩、踢腿已1年,肢温、舌淡苔稍黄,脉滑。曾于西医口服抑制精神类药物,虽效但停药复发。

经查:双眼睑可见清晰血缕。前胸两乳晕及后腰大肠俞穴以下均可见清晰入络血缕。

诊断:抽动症(经水沸溢　肝肺逆热　邪气入络)。

治则:寒通经脉,清肝肃肺,通络涤热。

首治于基础处方①加丰隆、中脘、丝竹空、攒竹、迎香、肩髃、曲池、阳陵泉、委中穴,毫针刺中诸穴择日酌以抽添,意泻。留针20分钟。共15次。其间于处方②及眼睑处,凡见有入络之血缕处针刺出血1次。治后两眼抽动已明显好转,余症未除。

再治依处方①为基础,时有化裁,毫针刺,复时于尺泽、行间、内庭、侠溪诸穴施透天凉术。穴有抽添,共治疗15次,隔日为治。其间依处方②施放血1次。

经治后症状已除。然此疾缠绵,极易复发,故教会家长毫针术,并医嘱坚持针刺半年,每周2次。

半年后随访,诸症基本未犯。

3. 徐某,女,10岁。

患儿搐鼻、眨眼、时有发声已半年,肢温、唇朱、舌干,脉弦。

经查:前胸及两胁可见清晰入络血缕。

诊断：抽动症（经水沸溢　肝肺逆热　邪滞喉痹）。

治则：寒通经脉，清肝肃肺，通络活血，解结利咽。

处方：于基础处方①加丝竹空、攒竹、迎香，施毫针刺。意泻。留针20分钟。

　　　②前胸、两胁肋处显现之血缕处针刺放血。

　　　③天突埋线。

首治依处方①毫针施术，意泻。共10次。其间依处方②放血1次、处方③埋线1次。搐鼻、眨眼减轻，出声如旧。

再治，在处方①之基础上酌有调整，隔日治。意泻。治疗1个月余。其间依处方②放血治疗1次、依处方③埋线治疗1次。

治后诸症近无。

后续，每月依处方③埋线治疗1次。又治2个月。

半年后，患儿偶染感冒小疾来诊，知抽动治后未曾再患。

4. 牛某，男，19岁。

患者2年前曾经患有皱眉、搐鼻诸症候之抽动症，在经中、西医多种治疗后，面部抽动已无。近1年多来症候改为腹部抽动，腹部抽动时因常会突然伴有打嗝且声如雷，故从不敢乘公交车。若以坐姿言，每次发作时都会从椅面上弹起。若以躺卧言，每次发作都会从床面上弹起。因其是住校大学生，已影响学校正常秩序，故校令休学。

多方求治无果。故家长开车将患者从南方送来青岛（不敢坐飞机、高铁）寻笔者治疗。

患者形体健硕，精神佳，谈吐自若。腹部不拒按，至阳穴有明显压痛点，二便正常。肢温、唇朱、舌红苔黄、脉滑。

诊断：抽动症（经水沸溢　胃逆肝郁　痰热互结）。

治则：寒通经脉络，通任抑冲降胃，清热化痰平肝。

处方：①内关、气冲、中脘、上脘、下脘、天枢、丰隆、公孙、太冲、太溪诸穴施毫针常规刺，时有抽添，意泻。

　　　②内庭、行间、侠溪，施透天凉术。

　　　③至阳、尺泽、然谷之前，针刺放血。

首治依处方①中之诸穴时抽添治之。时择处方②内诸穴施透天凉术，以清腑脏诸热。经治1个半月，其间曾依处方③放血2次，血量或盈罐或成流。

病愈,乘飞机回家乡。

1年后电话随访,病愈症无。

【按语】

小儿抽动症之中医外治中整体病机是肝肺"当降者不降、逆上"趋势之形气有余。肝、肺二经之血气不和中属暑则气淖泽之病气有余。治中采取之"泻即开窗,有风自凉,以清诸热"之治则,取合谷、太冲、行间、尺泽诸穴施泻肝肺二经之逆热。

于出现在前胸、两胁肋等处之血缕放血可起到祛风先活血,血活风自去之治,同时这种放血也是有"开窗有风自凉"之用。尤不可忽视处是这种放血与毫针中常规泻法相比,放血若是大开窗、开整扇窗,那么常规刺就是在小开窗、开半扇窗。故二者同是"泻即开窗,有风自凉"却又各有其趣。凡此读《生命不应煮》者可从病案1李某、病案2楚某者之治中得以体会。

病案3徐某者,其治是有小儿抽动症共同治疗中之毫针施泻和刺络放血之开窗为治,对其发声者笔者是于天突穴施埋线术,其长效之治亦如常有开窗,故此治多数可愈。而病案4牛某者通过①气冲、中脘、太冲、公孙等穴施术以抑"冲脉为病,逆气里急"(见《素问·骨空论篇》),于降胃泻肝中屡施透天凉、刺络放血术,皆不离"泻即开窗,有风自凉"之治则。

二十三、斜视

小儿斜视是指两眼视物时会有一目中黑睛向外侧偏移,视轴呈分离状态。

【外治病机】

形气病机

《灵枢·五癃天津液别》曰:"五脏六腑之津液,尽上渗于目。"《外台秘要》亦曰:"其眼根寻无它物,直是水耳。睛膜裹水,圆满精微,皎洁明净,状如宝珠。"小儿肾常不足,当升不升,使津液不足于上渗于目,当为形气不足。

病气病机

"十二经脉,三百六十五络,其血气皆上行于面而走空窍,其精阳气上走于目而为睛"(见《灵枢·邪气脏腑病形》)。其中:

手足阳经均走于头而与眼目有直接或间接之关系。

心手少阴脉"……从心系上挟咽,系目系",并且"其手少阴之别,属目系"。手少阴之正合目内眦,与手太阳经之脉合于睛明穴。

肝足厥阴脉"……循喉咙之后,上入颃颡,连目系,上出额,与督脉会于巅"。

任脉入目框下。

阴跷、阳跷交于目内眦。

……

目中阴津不继则火炽,使诸脉热闭于眼区,此当为"暑则气淬泽"之病气有余。

【补泻原则】

于小儿斜视之病变中,其病机是属暑则气淬泽趋势者,当取"泻即开窗,有风自凉,以清诸热"之寒通为治。

【取穴与施术】

①听宫、睛明、合谷穴(必须是双合谷,以防患儿抬手触针伤目),毫针刺。酌以留针。意泻。

②眼周皮部寻络放血如流。

【方义】

听宫穴,其为手足少阳、手太阳之会穴。贺普仁治疗斜视所习用之穴,其曰:"在听宫不仅通调太阳经气,又可枢转少阳,通行经气。"睛明与合谷穴者,因睛明穴善泻眼热,手阳明"其别者,入耳,合于宗脉",故《席弘赋》曰:"睛明治眼未效时,合谷光明安可缺。"

【病案】

1. 关某,女,5岁。

患儿于2年半前,在向前方看时右眼始有向外斜视,后渐以严重。西医建议手术治疗,未从,寻我处为治。

患儿除斜视以外,复有肢温、面红、唇朱,整个面部上半部血络显见。

诊断:小儿斜视(经水沸溢 头部热闭)。

治则:通经活血,决闭清热。

首治5次,依处方①,其睛明穴施透天凉术后,留针20分钟。疗效未显。

再治,于患儿头面部凡见络脉显处俱寻络放血。如喷、如流。

放血后,斜视之角度顿以减半。

续治,为患儿1周施毫针刺2次。时于睛明穴施透天凉术,为治3个月。其间每月于眼周择络放血1次,如喷、如流。

治后症除。

2. 任某,女,3岁。

患儿于1年半前右眼始有斜视30°,每是于睡醒后半个小时后才会出现是症。复见肢温、唇朱。切诊发现于右侧太阳穴处,有脉搏明显跳动。

诊断:小儿斜视(经水沸溢　经络热闭)。

治则:通经活血,决闭清热。

首治依处方①,其睛明穴施透天凉术后,留针10分钟,隔日刺。共治5次后依处方②于太阳穴脉搏显处刺络放血如喷,于右侧上眼睑、鼻梁处及依处方③于双侧然谷之前寻络放血如流。

治后,患儿斜视立有显著好转。

后治为患儿1周施毫针刺2次,时于睛明穴施透天凉术。共治3个月,其间每月于眼区、额、颞部择络放血1次。

症除。

3. 梁某,男,4岁。

患儿1年半前始有左眼斜视,且向外斜度逐渐加大,现已经达40°许。唇朱鼻干,白睛可现隐隐红丝。

诊断:小儿斜视(经水沸溢　经络热闭)。

治则:通经活血,决闭清热。

经治10次,取处方①为治,留针10分钟。其间睛明穴酌施透天凉术。依处方②于眼区之额、颞部酌施寻络放血,黑血如流。治后斜视顿现减轻。

因此患儿家居深圳,只是治10次即回,1年后其母来电告之:"患儿放血后斜视已见好转,3个月后复患,后去医院动手术为治,基本已愈。"

【按语】

小儿斜视一疾,其治取放血为治,其为何理?

小儿阳常有余、阴常不足者,此疾之患乃经络且闭、且热之病气有余也。

"闭虽久,犹可决也"。取放血决闭之治,其实不必纠其阳跷、阴跷之别,太阳、少阳诸异也。眼周之血络乃"闭虽久,犹可决也"之外候,自当"见而泻之,无问所会"也。

"闭虽久,犹可决也"。决闭乃决"天暑地热,则经水沸溢"之热闭也。今经过"泻即开窗,有风自凉"之治后,眼区可复回"天地温和,则经水安静"之生态,此斜视安得继有之理乎?

《经》曰:"治病必求于本。""本"即"谨守病机"于"所言虚实者,寒温气多少也"。"本"即于肌体之阴阳得以平衡也。悟得疗小儿斜视中之此理可举一反三于诸疾之治,即:

百病皆当谨守于经脉"所言虚实者,寒温气多少也"之病机也。

百病皆当恢复于经脉"天地温和,则经水安静"之通也。

小儿斜视多为经年久疾,故当经月慢治,如病案 1 关某、病案 2 任某者。否则难愈,如病案 3 梁某者。

治疗小儿斜视,当医嘱患儿家长:患儿需少看电视、手机以防眼睛疲劳也。

第三篇

中医外治质疑录

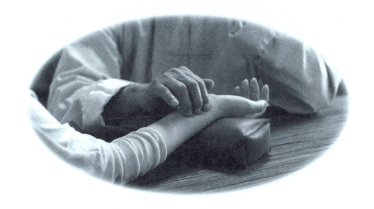

一、谈针灸学对新型冠状病毒性肺炎之治疗应该是显效者

(一) 针灸学是科学

应说明中医外治是否也与西医一样都是科学

在全球蔓延之新型冠状病毒性肺炎,在对其综合性治疗中,幸有广大西医工作者之强力介入,使民终得救于水火。

在此次对新冠肺炎综合治疗中,中医内治也当仁不让冲在了前线。再次于临床实践中证明了我国明清时之温病学说中辨证论治对不同传染病之普适性、科学性,向全世界彰显了以中医学为主要内容之中国传统文化之智慧与伟大。

当然作为一个中医外治人,笔者此文并不是为西医与中医内治而劳笔。笔者认为:在人类遇到如此猝不及防、如此广泛之传染病,且尚没能够发明出专用药物时,我们有数千年悠久历史之中医针灸学不应该袖手旁观。

要说明中医针灸学应该参与到此新型冠状病毒肺炎治疗中之可行性,若仅从针灸能不能治疗此疾,或从如何治疗此疾来呐喊,恐怕是徒劳之为。中医针灸人自己应该首先要说清中国针灸学是否也与西医学一样都属科学。

如果你自己不仅连此问题都言之不确,还总是以"针灸之廉、验、便、效、安全"来搪塞于世。这种针灸怎能会被社会所倚重。

中医针灸在此次抗疫中所处之尴尬是咎由自取矣。

不同维度之西医与中医外治都是科学

本《生命不应煮》前面文章提到过,宇宙四维时空之存在使人类产生了维度各异之西医学、中医内治学和中医外治学。

空间是运动中物质之存在形式。空间之特点是三维性,即任何物体都有长、宽、高三个方向。西医是属于三维空间之医学,其理论建立在具有一定形态、结构、位置,有一定功能之心、肝、肺、胃、大肠、小肠、甲状腺、眼、脑等肌体物质存在与变化中之医学,可以称作结构医学。

时间是物质中运动之存在形式,时间之特点是一维性,其只有从过去、现在到将来一个方向。中医针灸学是属于一维时间之医学,它之理论基石是建立在宇宙"周行而不殆"运动存在中。它是属将理论纲领建立在五运六气、子午流注之时间概念中之经络不得不通、升降出入气机不得不顺之运动医学。

从以上看,作为三维空间之西医学与作为一维时间之中医针灸学二者都应是科学。只不过此二者是属不同时空维度之科学,故人们不宜不科学地将二者去做相互间之比照,更无理由去做相互间评说甚或诋毁。

不同认识论之西医与中医外治都是科学

以往在科学之发展史上,曾经将通过还原论方法取得之系统化知识视为科学,在中医外治理论中根本就没有什么细胞、细胞间质之组织,更不用说由此而分成之上皮组织、结缔组织、肌组织和神经组织这些组成肌体最起码之单位了,如此就不能将中医外治学归为科学范畴。

但当人类对科学范畴有了超越还原论之广义科学观后,才在人类认识论中定义了规律之学就是科学。按照还原论之狭义科学观,中医外治学不属于科学范畴,而从广义科学观来看,中医外治学早于几千年以前就有了全面而详备之系统理论。是属于离不开阴阳应对、天人相应之典型整体论科学。

从以上看,用还原论方法形成之系统化知识之西医学是科学,用整体论方法形成之系统化知识之中国针灸学也是科学。只不过此二者是属着眼于不同认识论之科学,故不宜不科学地将二者去做相互间之比照,更不能去做相互间之诋毁与评说。

包括针灸、推拿在内之中医外治学是典型之整体论科学,且也是属于有中国传统文化底蕴之科学,是人类至今尚保存之理论与施术手法严谨配套使用之唯一颇具生命力之古老医学。

我们祖先早就对瘟疫有了探讨

我国古代文献中有数千年之久关于瘟、瘟疫、瘟热、时气、时病、时疫、时症、岁热时行、天行、寒暑瘟疫、寒暑诸毒、寒暑疫毒、瘴疠、五尸等探讨之内容。

早在《内经》时代开始，我们历代祖先即对瘟疫流行疾病进行过理论与治疗之探索。如《素问·刺法论篇》曰："人肺病，遇阳明司天失守……有赤尸鬼犯人，令人暴亡，可刺手阳明之所过，复刺肺俞。"其意乃为：人体中素有病肺气虚弱，遇到阳明司天不得迁正，失守其位……会有称作赤尸鬼之瘟疫犯人，使人突然死亡，可以先刺手阳明脉之合谷，再刺背部肺脏俞穴肺俞。

如《千金翼方》曰："诸烦热，时气温病，灸大椎百壮，针入三分泻之，横三间寸灸之。"

……

近一百多年来，针灸治疫，更是已经跳出了理论探讨之层面，而屡于拯民中而建勋。

……

唯物者心中改变不了之历史事实

笔者有一西医之友，他于此疫情初起时曾电话中如此问我："此次新型冠状病毒性肺炎之所以难治，是因为这病毒在此之前是从未进入人类肌体以形成危害。只有知己知彼，方能百战不殆。既然人类对它不了解，应该暂时没有对应的治疗手段，所以只有靠西医才能够弄清它的来龙去脉并研究出药物治疗这病。你们针灸能够研究乎？治疗乎？"

我知此君之问是出自其囿于西医之思维模式。我诙谐答谓："你不仅对此新出现之病毒尚未了解，你对自己民族之针灸学也完全不了解，仅此你对针灸能否治疗新冠肺炎一事便无质疑权矣。"

仅从有文字记载之历史言，不同岁、不同时之病原体（可指中医之各种邪气，也可以指西医中不同类型之病毒、细菌等）总是会变，而《黄帝内经》中九针和艾草自古至今从没有变，以后也永恒不会变。中国文化这种"永恒"医术在我们中华民族及亚洲地区诸多民族中为保障人类健康与民族之繁衍长期地做着贡献。

华夏老祖宗留下之针与艾就是寓有一种我以不变应万变、病毒你变我不变之中国文化之古老智慧。今天无论是作为西医人还是作为中医人,只要你还是信奉辩证唯物主义与历史唯物主义者,虽说你对这种以不变应万变之治疗理念可以持怀疑态度,可你之世界观是绝不允许你去否认各种病原体自古在变,可与疾病做斗争之金属针、艾草自古从未有改变之历史事实。

为什么各种病原体始终在变,而中国古有之九针、艾草始终在以不变应万变乎?这里面所存何种科学规律?这正是以下《新冠病毒肺炎中之宿客与宿主二者关系》一文中要探讨之问题也。

(二)新冠病毒之宿客与宿主二者关系

西医学是灭某一种病毒,中国针灸学是改变凡是病毒赖以寄活之生态

按照西医学认识论行事,西医人认为应一定要弄清在疾病形成中是有何种不同病原体之存在,若非此则无处下手治疗。

按照中国针灸学之认识论行事,某些不知名之病原体之所以能够长久以客居于宿主、变异于宿主,其宿主内一定是有了病毒所能生存、变异之生态。所以只要廓清患者体内之不良生态环境便自会消除寄生于宿主内之各种宿客。

若从"援物比类、喻以道理"言:这就如在反贪中,西医为治就如同主张应该稳准狠地打击贪污分子,于官场以儆效尤。可现实中往往是道高一尺魔高一丈,贪腐者会隐藏很深让你没法找到;中医针灸主张治病必求于本,应该去改变贪污分子赖以滋生之环境。

换言之,西医杀死病毒前必须先予验明正身,若非此便不叫西医学。中国针灸在灭病毒前不必去验明正身,若非此也不叫针灸学。

新冠病毒赖以寄活宿主中之生态环境是"肺热"

笔者因没有机会使用中国针灸之方法参与到对新冠肺炎之治疗中,所以只有通过其他方式来确定此次瘟疫中之病机属性。也就是新冠病毒赖以寄活宿主之内环境是属何种生态。

以下,依照笔者收到之山东省卫健委权威文件给以分析。

山东省中医疫病防治方案(2022冬春季补充版)(见《鲁卫生中西医指导字〔2022〕1号》)

为进一步提高中医药对新冠病毒奥密克戎变异株感染和冬春季呼吸道流行病的防治能力,减少疾病传播,发挥中医药参与处置重大传染病的优势,保障人民群众健康,结合山东气候及流行病特点,制定本方案。

一、新冠病毒奥密克戎变异株感染的治疗方案

根据国内外多方面临床观察,新冠病毒奥密克戎变异株具有传播快、传染力强等特点。参考国内中医药治疗感染奥密克戎毒株病例的有关临床经验,针对无症状感染者、轻型和普通型患者,治疗中可结合患者实际情况,参照下列方案辨证论治。

症状:发热、恶寒或未发热,咽红不适,鼻塞流涕,周身酸痛,乏力,伴有咳嗽,痰少,大便秘结,舌淡红,苔薄少津,脉数,或舌红,乏力或无明显自觉症状。

治法:疏风解表,清热解毒。

方药组成:金银花15g,连翘15g,大青叶9g,酒大黄6g,荆芥6g,薄荷6g(后下),桔梗6g,炒牛蒡子9g,芦根18g,炒杏仁9g,生甘草6g。

加减:发热者,加石膏15~60g、知母12g、葛根15g;咳嗽明显者,加前胡12g、蜜紫菀12g;咽痛者,加玄参15g、锦灯笼9g;伴有恶心、呕吐者,加用紫苏叶12g、炙枇杷叶12g;乏力明显者加黄芪15g、党参12g;口渴伤阴者,加生地12g、北沙参12g。

中成药:复方西羚解毒胶囊(片)、连花清瘟颗粒、蓝芩口服液、银翘解毒颗粒、清瘟解毒丸等。

若疾病初起,表证明显,未见入里化热者,可根据表证的属性酌情选用葛根汤颗粒、荆防颗粒、感冒清热颗粒等中成药。

二、流感治疗方案

症状:发热,咳嗽频剧,痰黏稠或黄或有血丝,咽喉肿痛,口渴,目赤,恶心呕吐,便秘,舌红或绛,苔黄或腻,脉滑数。

治法:宣肺化痰,清热解毒。

药物组成:生麻黄6g(先煎去沫)、炒杏仁9g,桔梗12g 生石膏30~60g,黄芩12g,金银花15g,连翘12g,蒲公英15g,沙参12g,生甘草6g。

加减:痰黄黏稠量多者,加竹茹12g、浙贝片15g;痰中带血者,加白茅根15g;大便秘结者,加栝楼15g、生大黄9g(后下)。

中成药:莲花清咳片、清解退热颗粒、蒲地蓝消炎口服液、柴银颗粒、苦甘冲剂。

若疾病初起,表证明显,未见入里化热者,可根据表证的寒热属性酌情选用葛根汤颗粒、荆防颗粒、感冒清热颗粒等中成药。

……

虽说《山东省中医疫病防治方案(2022冬春季补充版)》(后称《补充版》)所载之内容是对中医内治所言者,但无论是从"发热、恶寒或未发热,咽红不适,鼻塞流涕,周身酸痛乏力,伴有咳嗽,痰少,大便秘结,舌淡红,苔薄少津,脉数。或舌红,乏力或无明显自觉症状"之临床症候及"疏风解表,清热解毒"之治则来分析,还是从《补充版》所指出之此病会有"入里化热"趋势来分析,俱可得出以下结论:

"具有传播快、传染力强等特点"之新冠病毒奥密克戎变异株侵入人体后之临床表现与《素问·刺热篇》所载之"肺热病者,先凄渐然厥,起来毫毛,恶风寒,舌上黄,身热,热争则咳喘,痛走胸膺背,不得太息,头痛不堪汗出而汗……"多有吻合。

总之,《素问·刺热篇》所言之"肺热"病机之形成与延续即是新冠病毒赖以不断寄活、变异于宿主中之生态。

这种"肺热"病机之存在不仅在《内经》成书时期疫病流行中有之;在唐宋元明清时之疫病流行中亦有之;在2003年非典时期有之;今天在新冠病毒出现之如德尔塔、奥密克戎等变异株为害时亦是有之。

甚至可以言:在今后人类再有以呼吸道为病变之疫病出现时,其病毒种类之变异还会发生变化,可是这些新病毒赖以寄活宿主中之生态环境不会变,还当是《内经》所言之"肺热"趋势。

西医治疫,治宿客中偶然　针灸治疫,治宿主中必然

病毒变异之"变"与病毒中"肺热"此生态之"不变"二者是如影随形之关系,这是符合辩证唯物主义之物质观者。

任何事物发展中之因果联系永远是有偶然性之联系与必然性之联系这两种形式之结合存在:如豆田里之豆子总是要结出豆荚,这是种不变中之必然,但在哪一天能够结出哪一株之豆荚？一株能够结出几个豆荚,哪一个豆荚大、哪一个豆荚小、哪一个豆荚存在着某种程度变异之可能性,这一些又俱存有着可变中之偶然;有生命之物种都会有生命之终结,这是种不变中之必然,可某个生命体以何种形式、于何时能够结束其生命,其又有着各自之可变中之偶然;社会主义必然要在全世界实现,可社会主义制度终要在哪个国家先得以实现,在哪个国家后得以实现,甚至说在哪个国家实现后又会出现资本主义复辟,这一些又都存在着可变之偶然性。

病毒也是回避不了这种物质规律,不同之病毒株于宿主之寄活中要使宿主形

成并延续"肺热"趋势,这是不变中之必然。正是在这种必然中才使病毒会有不同形式之变异、不同时间之变异和突然在某一个国家或地区之偶然出现或变异(如果病毒没有突然出现在某一个国家或地区之偶然现象,那么人类历史就永远没有瘟疫发生之必然),这又是一种可变中之偶然。

作为宿客,且有别于常规病毒之新冠病毒奥密克戎变异株此突变宿客之偶然出现,也是一定有着形成于或存在于宿主中"肺热"此共有之必然。

西医学治疫与针灸学治疫二者之思维方向决然不同:西医学"就要穷究病毒此宿客不断变异中之偶然",可无奈的是在这次疫情中西医至今也未能识破庐山真面目,于是西医在此次疫情中至今也未能显其长也;针灸学就是要"'谨守病机'于《内经》古训中'肺热'之必然",可遗憾的是在此次疫情中,中国针灸学竟晕头转向地让这新发之偶然而一叶障目于《内经》古训中之必然,至今也未能显其长也。

在历史上中国针灸学屡于抗疫中创有可彪炳史册之贡献

虽然在此次对新冠肺炎之治疗中中国针灸至今也未能显其应有之长,但不能就此便可说针灸不能治疫,因中国针灸学曾屡于人类抗疫史中做出可彪炳史册之贡献。

我们针灸先贤所采取之针治思路就是要改变宿主中所赖之生态。如此,其治效之屡得还曾去辨识是属何种宿客乎?

在临症中,这些先贤正是谨守宿主内"肺热"此共有、不变之必然生态病机,于"热者寒之"之治则中采取"泻即开窗,有风自凉,可清诸热"之放血疗法,这种放血疗法之施泻与单纯毫针施泻相比,其给淫热之廓清是有开大窗与小窗之比,其涤邪之力尤大,古谓:"血实者宜决之"(见《阴阳应象大论》)也。

《生命不应煮》坚信,在人类与瘟疫之斗争中,中国针灸学中之放血疗法对于"热"蠲除后之治效,无论是与中医内治者相比,还是与西医今后发明之专用药物相比,总会以"血出立已"之捷效而一骑绝尘(其理可参考本书《小儿常见病各论·各类肺炎喘嗽》)。

此就如倾巢之下速无完卵般,待宿主"肺热"生态一倾,宿客焉不骤失者乎(放完血即可化验血象以证之)。

由于版面所限,于以下仅录数则中国历史中使用针灸学刺血疗法治疫之文章,以启今人、警后人也:

《针灸逢源·卷五·瘟疫》:"瘟疫六七日不解,以致热入血室,发黄身如烟熏,目如金色,口燥而热结,砭刺曲池出'恶'血,或用锋针刺肘中曲泽之大络,使邪毒随'恶'血而出,极效。"

《针灸集成·卷二·伤寒及瘟疫》:"瘟热大炽,咽肿闭塞,口噤不语,不食,颔下也肿……急以三棱针贯刺头额上当阳血络及太阳血络,多出恶血,继以绸系其肩下臑上,即针刺左右尺泽大小血络及委中血络,并弃血如粪,则不日而饮水,神效。"

《痧惊合璧》载:"触犯时气传染,或秽污之气相犯,必兼痧症,或多痰喘,或咽喉如哽,或心腹胀闷,烦躁发热,且治其痧,方可治本病……左腿弯有青筋数条,故昏迷痰喘,先刺其痧筋,出其毒血,倍用宝花散,微冷饮之。"

承淡安所著《针灸治疗实验集·第一期》:"民国二十三年初春,敝处鼠疫盛行,沿门阖户,传染急速……十二井穴、尺泽、委中、太阳,各刺出血……发疮者于肿毒处三棱针出血。"

……

周楣声用艾灸对传染病治疗中之历史突破

周楣声曾于1985年连续4年在安徽砀山县传染病流行性出血热灾区进行艾灸治疗之临床与研究。当时人们对这一突发之传染病还不知道怎么去应对,因此周楣声此研究项目被纳入到"七五"科研项目中,并得到了国家卫生部之奖励。周楣声曰:"我们连续3年的临床实践,取得了可喜的收获,为流行性出血热的治疗开辟了一条新路。为灸法的适应证开拓了广阔的前景。这也是医学史中新的起点与新的突破。"(见《灸法治疗流行性出血热应用与研究》)于此,《生命不应煮》需强调:周楣声从中医外治之治疗原理出发在对流行性出血热之治疗中,并不是去探究是何种病毒为害,也不是根据病毒之变异为治,是完全依靠《内经》中"火郁发之"之古老智慧。此"火郁发之"不就是要去改变宿客赖以寄活宿主之内环境中之生态乎?

(三)逻辑推理

逻辑可帮助人类推出未知科学知识

逻辑推理是人类在无条件参与实践活动时获得间接知识或探求新知识时之一种工具,同时逻辑推理也是对一种已存但尚不熟悉之现象其科学性给予肯定或否定评价中经常使用之工具。

逻辑推理之作用是可以适用于自然科学、社会科学及思维科学中,所以它也必然适用于在世界医学体系中有鼻祖之谓之中国针灸学。

虽说对这次新型冠状病毒性肺炎之治疗中,我们中国针灸学没有像中医内治般彰显其应有之风采(疫情期间凡发热、咳嗽等患者一律去发热门诊诊治),使中医针灸学错过了这次应面向世界拍胸脯说话之机会,但今天我们仍可以通过逻辑推理方式让自己去拾回中国针灸学之底气。因恩格斯曰:"如果我们有正确的前提,并且把思维规律正确地运用于这些前提,那么结果必定与现实相符。"(见《马克思恩格斯文集》之第九卷)

逻辑推理中之前提内容

一个前提内容:靶向治疗肺炎是以廓清生态病机为治

正如本文前述:"西医学就是要穷纠病毒宿客不断变异中之偶然";中医针灸学就是要"'谨守病机'于《内经》'肺热'中之必然"。

笔者在常年临床中对肺炎,特别是对小儿肺炎治疗时,无论是对属于西医中细菌、病毒、支原体、真菌诸异之偶然,还是属于中医外感风邪中或夹热、或夹暑、或夹痰、或夹瘀诸别之偶然,笔者俱是抓住肺病有化为"肺热"之必然性病机趋势,从而在治疗中使用中医针灸学中之靶向放血为治,以于"泻即开窗,有风自凉"中廓清宿主中"肺热"之必然生态,从使各偶然中宿客之病毒无以生存。

一个前提内容:"以溢奇邪"之靶点

《素问·气穴论篇》曰:"孙络三百六十五会,亦以应一岁。以溢奇邪,以通荣卫。荣卫稽留,卫散荣溢,气竭血著,外为发热,内为少气,疾泻无怠,以通荣卫,见而泻之,无问所会。"对以上经文,笔者理解简述为:人体孙络与肌体内三百六十五穴内外相合,也与自然界一岁之天数相应。在外之孙络是经络系统可以溢泻肌体内脏腑中奇有之邪气,可以通行营卫之血气。对外邪侵卫,营血热溢,气血内著,可有外有发热,内有短气诸候……在临症中只要寻找到孙络"溢奇邪"之靶点处,即可见而泻之,不必再问有无固定所会之穴处。

笔者在对不同类型之肺炎患者(不包括本次新冠肺炎型肺炎)进行治疗时,通过轻巧拔罐法寻找"以溢奇邪"之靶点(见本书《小儿常见病各论·各类肺炎喘嗽》),并于此靶点以放血图治,每可愈疾。特别是对有咳喘憋气之痰热阻肺者,此疗法更是有血出痰消、咳喘顿止之治妙。

周楣声曰:"瘟疫……在发病过程中多见有皮疹出现,故瘟疫这一热性传染病又有瘟疹、痧疫与疫疹诸名。中医所谓之痧与疹均是指在许多热性传染病中,出现隐约皮内或高出于皮外的小红点或出血斑块。"(见《灸法治疗流行性出血热应用与研究》)

笔者窃认为:虽然针灸并没有本质上参与此次新冠病毒性肺炎之综合治疗,但是笔者根据自己对《内经》经文之理解,根据自己常年对非属新冠肺炎之其他各种类型肺炎之中医外治治疗之经验,根据周楣声"中医所谓之痧与疹均是指在许多热性传染病中,出现隐约皮内或高出于皮外的小红点或出血斑块"之论述,认为在本次疫情中就应该在患者之肺区之皮肤上直接显现、隐现出,或用《生命不应煮》中拔罐寻痧法(见本书《小儿常见病各论·各类肺炎喘嗽》)找出"出现隐约皮内或高出于皮外的小红点或出血斑块"这些"以溢奇邪"之靶点。

侵肺宿客各不同,宿主"肺热"总相同,有内必有外,有"肺热"就应该有、或隐现有"见而泻之,无问所会"之靶点。

逻辑推理

《生命不应煮》敢有以下两个形式逻辑学中之三段论推理,以此来证明中国针灸学在此次抗疫中应该有之贡献。

第一个推理

在第一个三段论推理中,一个推理前提是:凡是属"肺热"病机之肺炎都会寻找到隐于孙络"溢其邪"处之靶点。

在第一个三段论推理中,还有一个推理前提是:新型冠状病毒性肺炎是属"肺热"病机之肺炎。

由于三段论中之思维规律是:肯定或否定了全部,也就是肯定或否定部分或个别。这时第一个符合推理形式之三段论推理便可形成。即:

(大前提)凡是属"肺热"病机之肺炎都会寻找到隐于孙络"溢其邪"之靶点。

(小前提)新型冠状病毒性肺炎是属"肺热"病机之肺炎。

(结论)所以,新型冠状病毒性肺炎是会寻找到隐于孙络"溢其邪"之靶点。

第二个推理

在第二个三段论推理中,一个推理前提是:凡是属"肺热"病机之肺炎都可以在"溢其邪"处之靶点取放血为治,且效显。

在第二个三段论推理中,还有一个推理前提是:新型冠状病毒性肺炎是属"肺热"病机之肺炎。

由于三段论中之思维规律是：肯定或否定了全部，也就是肯定或否定部分或个别。这时第二个符合推理形式之三段论推理便可形成。即：

（大前提）凡是属"肺热"病机之肺炎都可以在"溢其邪"处之靶点取放血为治，且效显。

（小前提）新型冠状病毒性肺炎是属"肺热"病机之肺炎。

（结论）所以，新型冠状病毒性肺炎是可以在"溢其邪"处之靶点取放血为治，应效显。

结语

《生命不应煮》认为中国针灸学对新型冠状病毒性肺炎之治疗应该是效显者。所以中国针灸学是应能参与进对新型冠状病毒性肺炎之综合治疗中去。

（载有本文主要思想、内容之《生命不应煮》稿书，在2020年12月31日于国家版权局完成版权登记后，曾经印刷装订3000册发往全国各地。且同时将《谈针灸学对新型冠状病毒性肺炎之治疗应该是显效者》原始文章及时上呈相关部门。）

二、谈新冠病毒肺炎之"谨守病机"为治

中医人（包括中医内治者和中医外治者）对于肺炎之治疗思路都不应该因出现了新冠病毒而改变。因中医治疗疾病之思路永远是"谨守病机，各司其属"（见《素问·阴阳应象大论篇》）。

《内经》"谨守病机"此语意为：自古以来作为疾病原因之各类病原体（中医统称为邪气）在不断地变化，其症候也会随之有变，可于中医理论中之病机规律却是有恒定之不变性。

以肺炎言之：作为肺炎病因之病毒会有常见各种病毒和突发之罕见病毒（如此次新型冠状病毒）诸变，这些病因导致之症候也会有相应之变化（比如此次疫情中新冠病毒变异株奥密克戎之出现就有发病潜伏期短，传染性更强等特点），然而各类肺炎中表现在中医学中之病机规律却有着穿越时空之恒定性，此即数千年前由《素问·刺热篇》中所界定之"肺热"病机规律之恒定。正是因为疾病之病机规律是恒定不变者，所以我们中医人视谨守病机为治即可执疾病之牛耳。各种疾病俱有之病机规律之恒定性趋势应该是《中医基础》中之一条常识性知识。

在对疾病治疗中,中医学与西医学二者各有不同之认识观:

中医学对不同疾病之治疗中是遵《内经》之"谨守病机"。

西医学始终是谨守病因。

西医与中医"谨守"之差异表

病因	病候	病机规律
可变	可变	不变
西医谨守病因为治	中医谨守病机为治	

正因笔者是遵"谨守病机"为治(见本书《小儿常见病各论·各类肺炎喘嗽》),故在新冠病毒性肺炎出现以前常年治疗且治愈过大量之各种类型之肺炎患者。所以笔者就相信中医针灸学就应适宜于治疗与新冠病毒出现前有着共同病机规律之新冠病毒性肺炎。

并且针灸学之治疗操作简便、疗程短、疗效佳,且绿色又廉价。

三、谈用《内经》原理去分析病毒之变异

为了从逻辑推理中证明在治疫中针灸与西医各有自己之病机规律,以下做出两段必要条件之假言推理:

第一个推理是关于天热与蚊蝇等之关系

如果天热便会滋生蚊蝇等虫害为害人体;

天热消尽;

便无从再会有蚊蝇等虫害为害人体。

第二个推理是关于"肺热"与病毒之关系

如果有"肺热"(《内经》所言之肺热)内环境之存在便易使西医称谓之临床常见病毒、新冠病毒(包括各种变异体)等于呼吸道赖以寄活为害;

"肺热"消尽;

于呼吸道便无从再会有任何病毒寄活为害。

必要条件之假言推理是指:无前件便无后件。

必要条件之假言推理是指:"如果不存在前件所断定之事物情况,就不会有后件事物所断定之情况。"此可简言:无前件便无后件。

数千年来《内经》文化就是延用援物比类。

以上就是用天热（前件情况）与常见蚊蝇与可能出现之突变蚊蝇等虫害（后件情况）之关系来援物比类,以分析"肺热"（前件情况）与之临床常见病毒、新冠病毒等于呼吸道赖以寄活为害（后件情况）之关系。

第一个推理中无前件便无后件

在第一个推理中,天热是有蚊蝇等为害之必要条件,根据必要条件假言推理中"无前件便无后件"来分析：只要天热（前件情况）消尽而不再存在,便无从再会有任何蚊蝇寄活为害（后件情况）。

第二个推理中无前件便无后件

在第二个推理中,有了"肺热"内环境之存在是临床常见病毒、新冠病毒等于呼吸道赖以寄活为害之必要条件,根据必要条件假言推理中"无前件便无后件"来分析：如果中国针灸能够使得"肺热"（前件情况）消尽而不再存在,便无从再会有任何病毒于呼吸道寄活为害（后件情况）。

针刺疗疾不必穷究属何种病毒为害

除非我们可以否认《内经》中"见而泻之,无问所会""此攻邪也,疾出以去盛血,而复其真气,……刺出其血,其病立已"（见《素问·离合真邪论篇》）诸多千百年之基本治疗理论与治效之存在；除非我们可以否认中医针灸于近代历史中总是能够通过针刺放血,以达对各种瘟疫流行之有效治疗之历史事实之存在（《生命不应煮》认为：凡是否认者,其应是不屑于或不知道去读明清至二十世纪八十年代于许多针灸名著中治疫文献之记载）；除非可以否认本文以上之推理违反了必要条件假言推理之规则……否则,通过针刺放血以无"肺热"之"无前件",就会达到"便无后件"任何病毒之存在。

……

"就会达到'便无后件'任何病毒之存在"就是：针灸学是不需去效西医学去穷究属何种病毒、属病毒何种变异之别而可疗疾求愈也。

甚至可言：就算将来西医已经研究出来了新冠病毒是一种何物之为,这对中国针灸学为治也不存在指导价值。

昨日、今日、明日

《生命不应煮》之作者相信：中国针灸学中之针刺放血疗法在人类与瘟疫做斗争至今之千百年中,我们今日虽然未能再创历史上昨日之辉煌,但我们历史之明日一定会再现《内经》中这一中国文化辉煌。

四、谈对中医当弃"嘻嘻"而效牛顿

曾经有一个苹果落在了牛顿头上而激起来他深入思考,在通过了逻辑与数学为工具之分析后,从而使人类科学史上有了万有引力定律。

当苹果落在牛顿头上那一刹那恰若被一个懒人看到,这个人也许只会想到:"牛顿君,你真是倒霉,嘻嘻……"

有一种科学现象就如一个苹果一样不断地落在中国人头上有数千年了,对此当今不少之国人还在无厘头之"嘻嘻"。

这苹果就是《内经》中之放血疗法。《内经》九针中之"锋利针"就是专门为泻热放血而备置者。

《内经》书中估计不会少于50篇文章中均有涉及放血疗疾之文章,记载了许多放血疗疾之具体方法。

如《灵枢·杂病》曰:"厥挟脊而痛者至顶,头沉沉然,目晾晾然,腰脊梁强,取足太阳腘中血络……中热而喘,取足少阴,腘中血络……颇痛,刺足阳明曲周动脉见血,立已……"其意乃为:经气上逆后出现脊柱两侧疼痛,一直痛到头顶,头感沉重,两眼视物不清,取腘中委中穴近处血络放血……有内热而喘者,刺足少阴脉有关腧穴并于腘中委中穴近处血络放血……腮部疼痛,于足阳明脉颊车周围之血络放血,疼痛立会停止。

可是这些几千年来在华夏大地曾普遍使用之放血疗法现在却因国内外诸多因由被逼之几近销声匿迹,今天只在极个别个体诊所还曾偶见此术,且还会时时遭到一些公立大医院之"嘻嘻"。全国各大公立医院之医疗环境已使此《内经》之绿色疗法术几乎集体绝迹。

若按化学反应理论,只有靠抗细菌、抗病毒药物才能消除细菌、病毒等存在之思维惯性去理解,这些疾病是不可能通过放血就能够解决者,因这样不是科学。

于此笔者认为:正能量之科学态度不应是去对客观存在且又让你不解现象给以"嘻嘻",而是应该像牛顿那样去思考,去全面、系统地理论创建。

并且,这种有可能成功之理论创建一定会对人民健康产生极大益处。因为任何药物之使用都是需要肝来进行分解,而中医外治之放血疗疾正是与体内化学反应理论无关之疗法,所以其愈疾过程不会有肝脏之排毒负担。

作为一个传统中医外治人,笔者只能够在临床实践之基础上,通过《内经》提倡之援物比类方法去理解放血疗法奇特疗效之治疗机理,并提出了本人"泻即开窗,有风自凉"之见解。

笔者不解西医,对这种放血疗效只能有以下浅显之理解:刺络放血疗法实则对血液系统有良好双向调节之用。刺络放血可促进肌体新陈代谢,刺激骨髓造血功能,使代谢加快,改善微循环和血管功能,有利于排除血液中有害物质,并使肌体中有益物质及时补充到血液循环中去,促使肌体重新建立内环境稳态而恢复正常生理功能。通过改善微循环,还可以阻止炎症过度反应和促进炎症恢复。

作为一个针灸人,以上这些门外之思总是会不如门内西医人思得深。

不管什么人,就怕不思。在世界科技领域之竞争中不思则退。

如果我们无视几千年来总是落在中国人自己头上放血疗法这个苹果,甚至无视如透天凉、烧山火……中医疗法中这些更多苹果存在,而尽予"嘻嘻"搪塞之。笔者只得冒谓:对我们自己传统文化而言,这是在叶公好龙。

中国人应该有牛顿般对科学之激情。

五、谈小儿患疾应该提倡放血疗法

在小儿疾病中:涉于肺系病变时几乎没有不化热者;涉于心肝系病变时也是存在化热趋势者;脾胃中之宿食之发展趋势亦唯化热之一途。并且由于小儿之体素为阴常不足、阳常有余者,所以在久病之体十之八、九中均能及肾,以使肾气"当升者不升,逆下"之水不上涵而出现虚中夹实病机趋势者。

《经》云:"谨守病机,各司其属。"在有别于中医内治病机之外治针刺病机归属中,以上这些涉于肺系、心肝系、肾系诸病机趋势在"所言虚实者,寒温气多少也"病机分水岭中,当非属寒清气多之虚证,而当是属温热气多之实证。《生命不应煮》认为:无论是对小儿还是对成人中这种"实证"之治疗,中药、西药之疗效多有不抵针刺之效捷者,而针刺之效捷又远不及刺血为治也(中药、西药各有其长)。

"疾虽久犹可毕也。"即便对一些久热时休且迁延数日而不得愈疾者,只要谨守"所言虚实者,寒温气多少也"中属温热气多之病机为治,于然谷之前寻络后用注射针头轻巧刺血如流,每必多会"刺出其血,其病立已"矣。

小儿诸疾中肺患最多,已病每多化热,其于针刺病机皆会当属"温热气多"者。《灵枢·杂病》云治:"中热而喘,取足少阴、腘中血络";《灵枢·官能》云:"入于中者,以合泻之"……

小儿肌体五脏如房寓,若寓有温热,开窗可有风自凉。于肾足少阴脉然谷与胭中之血络或肺手太阴脉中之合穴尺泽放血,皆为清肺脏中之热。笔者肇之临床,遵《内经》以上所云为治,疗效之迅捷是西医抗生素之所难比者(我们不能够否认针刺放血疗法与抗生素之作用各有其长)。

如果舍《内经》所倡之此援物比类,而以西医百年之久之治疗机理去理解"取足少阴,胭中血络""以合泻之"等有数千年之久之放血疗法,则就会越思越晦。

今,小儿患疾应倡放血疗法:

若从微观言:《内经》中放血疗法不是经过注射或口服给药,故无药物成分肝过之过程,在化学药物为绝对主流之今天,"刺出其血,其病立已"这一中国智慧是当今每个儿童难求之福音。国人何由不顾乎?

若从宏观言:为避免再出现前些年社会上抗生素滥用之害而倡放血疗法,此也是对我国全民大健康久远之施为也;也是能够提高我们民族生育能力久远之施为也。圣人赐福,后人宁不惜乎?

小儿放血为治当注意处:

(1)患有血小板减少症或血友病诸相关血液系统疾病者,不当刺血拔罐。

(2)如对患艾滋病、肝炎等可通过血液传播之疾病者,不建议用刺血拔罐。

(3)心肝肾功能不全之患者,不宜刺血拔罐。

(4)患者局部有严重皮肤病或皮损溃疡及骨折脱位处不宜刺血拔罐。

六、谈针刺之单向调节与双向调节

——写在前面

笔者于临床带徒中屡会遇问:"师施针中何以总问患者是体感有热乎?体感有凉乎?"

翁为其答:"问寒热者,师乃于针刺中施单向调节手法为治,单向调节为治就应使寒者生热,须'针下热乃去针'(见《灵枢·针解》);使热者生寒,须'针下寒乃去针'也。此速效妙在'效之信,明乎若见苍天'(见《灵枢·九针十二原》)也。只知针之双向调节而不知单向调节为治者方有'感有热乎?感有凉乎?'之惑焉。"

又有问"单向调节易学否?"翁却答:"斯来师处有悟得一招鲜者,此可谓得战术之悟;斯若将针刺之单向调节与双向调节之二者关系悟始清晰者,斯已得战略之悟也。"

翁继答:"欲学,可用心读师之《谈针刺之单向调节与双向调节》一文也。"

……

(一) 对针刺之单向调节与双向调节之探讨

1."谨守病机,各司其属"

"虚实" 在中医内治与中医外治病机理论中非同义词也

《生命不应煮》认为:在中医病机学理论中是应有中医内治病机与中医外治病机之区别。

"'虚实'一词在中医内治与中医外治之病机理论上是同形、同音而非同义"也。(见本书之《小儿针灸篇·针灸学病机》章)

中医内治以 "正邪气少与多"作为虚实病机之分水岭

在中医内治,应谨守"邪气盛则实、精气夺则虚"之病机观,以"正邪气少与多"作为虚实病机之分水岭。

凡精气少趋势者为虚。

凡邪气多趋势者为实。

中医外治以 "寒温气多与少"作为虚实病机之分水岭

在包括针刺在内之中医外治,应谨守"夫邪之入于脉也"中"所言虚实者,寒温气多少也"(见《素问·针解篇》)之病机观,以"寒温气多与少也"作为虚实病机之分水岭。

凡于"夫邪之入于脉也"中有"寒清气多""温热气少"趋势者为虚。

凡于"夫邪之入于脉也"中有"温热气多""寒清气少"趋势者为实。

相同病症于中医内治与外治中有着不同病机之存在

因病机存在着中医内治与中医外治两个不同之分水岭,所以在针对一个共同患者病症时,中医内治医者与针刺医者会面对两个不同之病机存在,二者当"谨守病机、各司其属"。且不可去谨守一个相同之病机。如:

风寒束表之麻黄汤证:在中医内治病机以"邪气盛则实、精气夺则虚"作为虚实病机之分水岭中,此症属外邪客侵之实证,治取辛温解表以驱邪之泻治;在中医外治以"所言虚实者,寒温气多少也"作为虚实病机之分水岭中,这种寒邪客表且尚未及入里化热者,不可能是属"温热气多"之实证,而属"寒清气多"之虚证,针治当取温通之补治。

小儿属阳常有余、阴常不足者,其久患肺疾每有化热、化燥而耗肺阴之趋势存在,这在"谨守病机、各司其属"之治中:中医内治在以"邪气盛则实、精气夺则虚"为分水岭之虚实分类时,此病机当为"精气夺"之虚证,宜取甘凉滋润之补治;针刺疗疾在以"所言虚实者,寒温气多少也"为分水岭之虚实分类时,其不可能将耗肺阴之虚热归属为"寒清气多"之虚寒证者,而当归属为"温热气多"之实热证者,针治应取寒通之泻治。

……

针刺中:挪用内治病机是黄帝所摒弃,谨守外治病机是黄帝所许用

正是因为在同一个患者病症中会有多个不同之病机认识之同时存在是一种客观之有(疾病中会有西医内科病机、西医外科病机、中医内治病机、中医外治病机、中医祝由病机,甚至还会有藏医病机、蒙医病机、壮医病机……以上这些不同之病机是不能够互相代替),所以黄帝才能于《灵枢·九针十二原》中立"可传于后世,必明为之法"此"勿使被毒药……欲以微针通其经脉……"千年之中医针刺法典。

可纵观当代针刺之主流学识在疗疾中所之谨守之病机,已不知道还会有什么中医内治病机和中医外治病机之别,甚至可言是尚不知还会有一个与中医内治病机相对独立之中医外治病机之同时存在。于是便将中医针刺应当谨守之"夫邪之入于脉也"中"所言虚实者,寒温气多少也"此中医外治病机,去越俎代庖于了"邪气盛则实、精气夺则虚"之中医内治病机矣。就此,读《生命不应煮》者若不信,就请翻翻当代各种版本之《针灸学》中记载之各个病种,这时你会发现哪一个版本俱在挪用煮中药之内治病机述理,哪一个病种俱在挪用煮中药之内治病机去辨证论治。

《生命不应煮》于此需特别强调:"勿使被毒药"就是黄帝绝对不允许出现"哪一个版本俱在挪用煮中药之内治病机述理;哪一个病种俱在挪用煮中药之内治病机去辨证论治"之现象存在。

所以:

在中医外治中挪用了中医内治病机这是中国针灸学长期陷进理论混乱之渊薮;

在中医外治中挪用了中医内治病机这是中国针灸学于世界医学之林中久以背负有违人类科学公理罪名之渊薮。

结论

在针刺中挪用中医内治病机早为黄帝所摒弃,在针刺中谨守中医外治病机早为黄帝所许用。

2. 在针刺中挪用中医内治病机早为黄帝所摒弃:包括双向调节和单向调节

在挪用中医内治病机中是分有三类

针刺中挪用中医内治病机属黄帝摒弃者,其是可分有三类。

一类:属"精气少"趋势者。

一类:属"邪气多"趋势者。

一类:属"非有余不足"趋势者。

关于挪用中医内治病机之双向调节

若仅从理论空谈述之

作为挪用中医内治"邪气盛则实、精气夺则虚"病机之双向调节为治,虽然是面对百病中或"邪气盛"、或"精气夺"、或"非有余不足"差异性病机之存在,而在治疗中却又可无视这三者病机中存在之差异。因"双向调节"一词顾名思义,其在治疗中就是一种:凡见"邪气盛"者自可有见实泻实;凡见"精气夺"者自可有见虚补虚;凡见"非有余不足"者自可有"平补平泻"之作用。这种同样一种术式可补虚、可泻实、可"平补平泻"之左右逢源为治,是一种经络自觉之疗疾过程。

关于挪用中医内治病机之单向调节

若仅从理论空谈述之

作为挪用中医内治"邪气盛则实、精气夺则虚"病机之单向调节为治,在面对百病中或"邪气盛"、或"精气夺"、或"非有余不足"之差异性病机存在之治疗中是一种:泻术只能是泻其"邪气盛"而不可能是补"精气夺";补术只能是补其"精气夺"而不可能是泻其"邪气盛";导气同精施术只能是调其"非有余不足",而不能去补其"精气夺"与泻其"邪气盛"。以上治效取得是由医者有意识地选择使用补法、泻法、导气同精法之不同针刺术式而产生。

中医针灸挪用内治理论更有隐蔽性、持久性之戕害

关于中医之垢语

如今有一种对中医内治之垢语,就是一些中医内治者已被西医化,这种西医化对中医内治会产生极大戕害。其实于中医针灸之整体学识中虽不会被西医化,却已经被中医内治化则属不争之事实。中医针灸理论之内治化对中医针灸会产生更

大、更具有隐蔽性、更持久性之戕害。

今天在一些医者中之中医内治西医化,还仅是停留在不伦不类之临床操作之层面,远未及形成理论之雏形。而中医针灸学之内治化却是迷信了一套针就等同药之怪论,且又是一种有着完备理论体系之怪论。

《生命不应煮》认为这种挪用中医内治病机观之针刺疗疾理论是种错误,这种理论创建之越趋完备则越远《内经》、远临床矣。

挪用"邪气盛则实、精气夺则虚"内治病机之双向调节与单向调节之治疗俱违背中国针灸学之客观规律

针刺疗疾与"精气夺则虚"之关系

当今于针灸普遍学识认同中之挪用中医内治病机之针刺理论是违背了能量守恒定律者。所以无论其是双向调节中凡见"精气夺"者自可有见虚补虚……是一种经络自觉之疗疾过程,还是单向调节中补术只能是补其"精气夺"而不可能是泻其"邪气盛",二者俱属脱离了针灸学客观规律之空谈,俱不可能对"精气夺"者有补虚之用。持针人本就不应该去奢想通过针刺之捻转、提插等就可改变物质世界中之科学定律。

针刺疗疾与"邪气盛则实"之关系

在谨守"邪气盛则实"(见《素问·通评虚实篇》)此内治病机之中之"邪",需赖中药以偏纠偏为治,是用"实则泻之"此单一之"泻"来解决"邪气实"此单一性病机之存在。

在谨守"夫邪之入于脉也"(见《素问·调经论》)此针刺病机中之"邪",却不再是单一性病机之存在,而是进一步出现了"夫邪之入于脉也,寒则血凝泣,暑则气淖泽……"之差异性且相反性病机存在。

由上见,中医内治中"邪气盛则实"之此"邪"与属于针刺疗疾之"夫邪之入于脉也"中之彼"邪",二者虽俱言谓"邪",但此二"邪"之内涵与外延却不存在相同。所以主张挪用中医内治病机为治之针家,无论你是相信双向调节之泻还是相信单向调节之泻。请问你是在泻"邪气盛则实"之邪,还是在泻"夫邪之入于脉"中抑或之"寒则血凝"抑或之"暑则气淖泽"……之邪为治乎?

……这应是个谁也回答不了之问题。因为这种将"邪气盛则实"之中医内治之此邪与"夫邪之入于脉也"之中医针刺之彼邪给予混淆,这已经是犯了一种混淆概念之逻辑错误。

在此仍以援物比类述理:橄榄球赛有球,足球赛也有球,因此二"球"之概念中也是不存在有共同之内涵与外延,所以在踢足球时一个教练员在布阵应局时若混淆了橄榄球赛与足球赛二者之规则……那么这场比赛一定是无法进行。若这场比赛还真的完成了比赛,还踢出来了冠军,还……只能说是这场足球赛中之裁判员、教练员、球员乃至球场观众都陷进了一种混淆概念之逻辑思维中。

结论:今日,球还在飞……

总之,《生命不应煮》认为:针刺疗疾只要挪用中医内治"邪气盛则实、精气夺则虚"病机行补泻,无论是双向调节还是单向调节,这俱是违《灵枢·九针十二原》:"余欲勿使被毒药……欲以微针通其经脉"这针刺疗疾中不许使用中药理论治病之黄帝之令法。这就如要在足球之赛事中"勿使被橄榄球"般也。

……今日,球还在飞……

3. 在针刺中谨守中医外治病机早为黄帝所许用:包括双向调节和单向调节

在谨守中医外治病机中是分有三类

针刺之谨守"夫邪之入于脉也"这中医外治病机是黄帝允许当用者,其是可分为三类:

一类:属"寒清气多"

患体之病机状态属"夫邪之入于脉也"中之"寒清气多"者,属虚寒趋势者。

一类:属"温热气多"

患体之病机状态属"夫邪之入于脉也"中之"温热气多"者,属实热趋势者。

一类:属"非有余不足"

患体之病机状态属"夫邪之入于脉也"之"寒温气多少也"中几无寒热之差异,仅属"非有余不足"趋势者。

关于谨守中医外治病机中之单向调节

谨守中医外治病机为治之单向调节,在以通为治中分为三种类型。

一类:属"寒清气多",当以温通以补为治

如果患体之病机状态属"夫邪之入于脉也"中之"寒清气多"趋势者,治当取以温补施术,以达"阳气隆至"之病机转化,或可言使肌体出现"阳气隆至"之向愈指征(此"阳气隆至"之指征,可有患者顿感体生温热、面赤等趋向)。这种病机转化中出现之"阳气隆至"就是单方向之治疗机理及应效。

一类:属"温热气多"当以寒通以泻为治

如果患体之病机状态属"夫邪之入于脉也"中之"温热气多"趋势者,治当取以寒泻施术,以达"阴气隆至"之病机转化,或可言使肌体出现"阴气隆至"之向愈指征(如本《生命不应煮》一书中所载对诸眼疾之治疗,于患者睛明穴施以泻术时多会于术中旋可生出目有融冰之感。或于陈氏靶向治疗各种肺炎中之放血施术后顿可改变诸不良之血象指数)。这种病机转化中出现之"阴气隆至"就是单方向之治疗机理及应效。

一类:属"非有余不足也,乱气相逆也",当以导气同精为治

如果患体之病机状态属"夫邪之入于脉也"之"所言虚实者,寒温气多少也"中几无寒热之差异,仅属《灵枢·乱气》所言"非有余不足也,乱气相逆也"此血气运动中属非虚非实之紊乱,通过亦补亦泻之导气同精施术达到以通为治。这种病机转化中出现之"通则不病"也是单方向之治疗机理及应效。

导气同精施术是于单向调节中只应对"非有余不足也,乱气相逆也"一类病机存在,而应与"寒清气多""温热气多"者无涉。

单向调节中三类病机向愈转化结果,俱是医者在心手间选择不同针刺术式而产生之必然

在谨守中医外治病机之单向调节中,无论是对"补乃关门,无风自温"之温通施术;还是对"泻即开窗,有风自凉"之寒通施术;抑或是于门窗既开又阖之导气同精中以通为治之施术,三者所施俱是在促使"夫邪之入于脉也"中"所言虚实者,寒温气多少也"不同属性之病机趋势向各自对立面单方向转化。这三类有着不同方向且又俱是向自己对立面转化之结果,俱是医者于心手间有意识地驾驭不同针刺术式而产生之必然。

《内经》单向调节中寒泻与温补之治是一把双刃剑

理解了《内经》中单向调节之要义就如学会了一新款数码相机之使用般,索效便可熟稔在心手之操作中焉。这时针家于临床施术中就会:当补则补不予泻,当泻则泻不予补。如此就能够产生极佳疗效,甚至对一些疑难杂症经过针刺也会出现优于中医内治、西医之治效。可是若不理解《内经》中经义,使用了错误之单向调节去当补不补反用泻,当泻不泻反用补。如此就要出现不同程度之医疗失误乃至医疗事故。从上言:谨守中医外治病机之单向调节之治就是一把双刃剑(毫针之双向调节是没有医者主观选择或补或泻之意识,仅是调动了经络之自觉为治,其难有单向调节之效,也不会有单向调节在操作失误后之"出现不同程度之医疗失误乃至医疗事故"之忧,所以双向调节与单向调节施术比,双向调节则就如一款容易操作之老式傻瓜相机)。

"泻虚补实,神去其室,致邪失正,真不可定,粗之所败,谓之夭命。补虚泻实,神归其室,久塞其空,谓之良工"此《灵枢·胀论》中之所言是以胀疾而阐针用与针害也。

关于"泻虚补实,神去其室"

如若针家疗疾违背了当"补虚泻实"之规律而采取了反向之"泻虚补实"为治,也就是对"温热气多"者给以"关门无风自温"之温通为治、对"寒清气多"者给以"开窗有风自凉"之寒通为治,这种反向之单向调节,就会使神气外散而不内守,反助长邪气、有损正气,此粗工所成,会损害人之生命。比如对患有"目为火户,目不因火不病"之眼疾患者,可于睛明穴施毫针透天凉一类泻术则效显;若对此类目疾不是采取诸寒泻之治则,而是俱采取关门之治为气入,气入则实,气实则热之温补,其后果也一定是"粗之所败,谓之夭命"矣。再比如对小儿肺炎中有痰热闭肺之病机患儿,当给以《生命不应煮》中靶向放血法一类之寒泻为治则;对此疾若不是采取诸寒泻之治反而采取了艾灸此温补之治,医者就要承担"粗之所败,谓之夭命"之风险矣。

关于"补虚泻实,神归其室"

如若针家疗疾采取正确之"补虚泻实"之治,也就是对"寒清气多"者给予"关门无风自温"之治以使肌体"阳气隆至"(对"寒清气多"者施以补术后,患者肌体多会有应时且明显温热之感);对"温热气多"者给予"开窗有风自凉"之治以使肌体"阴气隆至"(对"温热气多"者施以泻术后,患者肌体多会有应时且明显寒凉之感)。如此正确之单向调节为治,就会让正气内守,形体充实,此乃为良工也。

关于谨守中医外治病机中之双向调节

谨守中医外治病机为治之双向调节,在以通为治中可以统治三种类型:

对"夫邪之入于脉也"中属"温热气多""寒清气多"与"非有余不足"之诸趋势者,俱可施双向调节中之平补平泻为治而在一定程度上愈效其疾。

双向调节对以上三种类型之病机趋势俱给予平补平泻施术中,其虽有既能够对某人之"寒清气多"者给予温通之补用,又能够对另人之"温热气多"者给予寒通之泻用,可这种仅是出于经络自觉中左右逢源为治,是很难达到针家于心手间主观所求中或"阴气隆至"或"阳气隆至"之单向调节之针效程度。虽言在双向调节为治中"很难达到……单向调节之针效程度",却又不能因此便可忽视双向调节存在之特殊性之一面,这是下段文章需要探讨的内容。

在对脾胃消化系统疾病等之治疗中双向调节与单向调节疗效差异却不甚明显

谨守中医外治病机之双向调节施术,其可以治疗"夫邪入于脉也"中一切病症。双向调节为治虽多是难达单向调节中之针效程度,可是在对脾胃消化系统疾病等之治疗中双向调节与单向调节疗效差异又不甚明显。肇之临床包括脾胃消化系统等疾病,任其病机是有"寒清气多"还是"温热气多"之不同,包括针刺、放血、小儿推拿等在内之一切中医外治法,俱可以于无刻意补泻差异之施术中,实现对"寒清气多"者给以温通,对"温热气多"者给以寒通之治,以效愈其疾。

谨守中医外治病机为治中之单向调节与双向调节二者疗疾之同异表

二者相同处	二者相异处
从病机言: 二者俱是谨守"夫邪入于脉也"中"所言虚实者,寒温气多少也"病机存在。 从治用言: 二者俱有温通以补、寒通以泻之治用	单向调节中补泻为治,是一种"此术只有寒通而不是温通;彼术只有温通而不是寒通"之治。这种非此即彼之治效是由医者于所求中使用不同针刺术式所产生。其治当有"阴气隆至"和"阳气隆至"之应效。 双向调节为治,"既可温通以补,同时又可寒通以泻",这种左右逢源为治是一种经络自觉之疗疾过程。其治难有"阴气隆至"和"阳气隆至"之应效

谨守中医外治病机之施术中导气同精法与平补平泻法之同异表

①二者俱是谨守"夫邪入于脉也"中"所言虚实者,寒温气多少也"之中医外治病机为治 ②二者施术手法无异	导气同精法属单向调节范畴	于针刺中仅对"非有余不足也,乱气相逆也"进行单向调节,与"温热气多""寒清气多"应无涉
	平补平泻法属双向调节范畴	对针刺中对"温热气多者""寒清气多者"及"非有余不足也"俱可进行调节,且有某种程度上见虚寒可温痛以补、见实热可寒通以泻之双向调节之治用,但其治难有"阴气隆至"和"阳气隆至"之应效。应多使用于脾胃消化道疾病。

4. 单向调节之使用率应远超双向调节

"粗守关、上守机"

"粗守关、上守机"(见《灵枢·九针十二原》):何为"粗守关"?即粗工施针"守四肢而不知血气正邪之往来"(见《灵枢·小针解》)也。粗工对任何疾病之治疗就是在四肢下针,"而不知血气正邪之往来"有别也,针家不知须予得气后取开窗以寒通、关门以温通之单向调节分别为治也。故"粗守关"此乃仅知守双向调节为治也。

何为"上守机"?即上工施针"知守气也"(见《灵枢·小针解》)。即是知守"夫邪之入于脉也"中"所言虚实者,寒温气多少也",知于心手间于得气施以或当开窗以寒通或关门以温通也。故"上守机"此乃知守单向调节为治也。

工施有差

下工施针唯知双向(且今又是挪用中医内治病机之双向调节),上工寻趣单向中觅。

单向调节之使用率应远超双向调节

谨守中医外治病机之单向调节可治包括脾胃消化疾病在内之一切"夫邪入于脉也"之针刺适应证。

特别是对属"所言虚实者,寒温气多少也"中有"寒""热"属性较为有偏重趋势时,逮效更是捷在单向调节为治,虽说此时双向调节亦可涉效矣。

对小儿疾病之治疗机理与成人比,绝不是一种人形小大之关系。小儿属"阴常不足、阳常有余"者,在中医外治病机中小儿肺、心、肝属常化热(包括久病伤阴而化热)者,其肌体整体气机亦多为"当降不降而逆上"之气有余而化热者。故于小儿针治较大人比,应更多地使用"泻即开窗,有风自凉"之单向泻术为治也。

总之,无论是在小儿还是成人之针治中,单向调节之使用率应远超双向调节也。

5. 针家对"廉、验、便、效、安全"之推崇是对中国传统文化之不敬畏

针灸疗疾中之"廉、验、便、效、安全"

许久以来,在不少针灸医者心中早已习惯了将挪用中医内治"邪气盛则实、精气夺则虚"病机给以双向调节为治视为了一种涉病"廉、验、便、效、安全"之治疗。

正因为如此:早在二十世纪"十年动乱"期间全国就有不少地方开展过轰轰烈烈学针灸之群众运动。

正因为如此:今时在我国每年举行之中医确有专长医师资格考核中,将针灸项目考核之及格标准必须要有一条:此术要"廉、验、便、效、安全"。于是在数年之考核中便产生了堪为后人笑资之怪现状:凡是谙熟于《内经》之谨守中医外治病机中

单向调节者反倒因涉嫌不安全而不予及格。给予及格者全是只知挪用中医内治病机双向调节为治之"廉、验、便、效、安全"者。

笔者在为全国各地学生辅导其中医确有专长医师考核中会千叮万嘱地告诉他们："考核时用'廉、验、便、效、安全'之双向调节；临床时用'泻虚补实，神去其室……补虚泻实，神归其室'之单向调节。"

当然，笔者会忍着诡笑去教这些考生。

天下没有免费之午餐

在应使用谨守中医外治病机之单向调节为治中反使用了"廉、验、便、效、安全"此双向调节为治，这时因已经不会再有"泻虚补实，神去其室"此单向调节中之针害，其代价便也就很难生出单向调节中"补虚泻实，神归其室"宏效焉。

百业俱为效益与风险并存者。

"天下没有免费之午餐"。

针刺不应该廉而应该有信心不廉

司人命之针灸疗疾中谨守中医外治病机之单向调节为治，针家之操针技术应是足有含金量者。医家对一些疑难病之治疗并不应该是"廉"而应该有信心"不廉"矣。因病家是期盼能够找到一个"不廉"之上工，就怕遇到一个"廉、验、便、效、安全"之下工也。

且古今有很多行之有效中一针疗法，就是因"廉"而导致了这一利国利民之方法在部分医院难以推行。

作为一个针灸人如果相信了自己从事之神圣事业是"廉、验、便、效、安全"者，这就是一种对中国传统文化之不敬畏、不自信也。

"廉、验、便、效、安全"不应该是针灸学之原罪

在中华民族与疾病之斗争史中，我们祖先始终认为针刺之用是"必欲治病，莫如用针"（见金元·窦汉卿《标幽赋》）。"移疼住痛如有神，针下获安；暴疾沉疴至危笃，刺之勿误"（见金·何若愚《流注指微赋》）。在历史上我国于多次瘟疫泛滥时也屡有针灸之术以担当拯民之大任也。

在西方世界一些科技发达国家已涉足于针灸领域之今天，天下唯我中华才应该理所当然地是针灸这一学科领域之学术带头人之国。也正是这个理所当然才使得一些外人侮今日之中国针灸不行。外人侮我中华也罢，可我们为什么也瞧不起自家文化且也在不住地家丑外扬，将针灸此国术臭为"廉、验、便、效、安全"之雕虫小技哉。

半个多世纪以来,为什么会有不止一代针灸人麻木于去将有"治不法天之际,不用地之理,则灾害至矣"(见《素问·阴阳应象大论》)此科学思想之针灸学,整体修正为了是有违能量守恒定律之学术思想?为什么在学术思想中因偷梁换柱而出现之针灸疗效整体不振现象,人们不予反思,反倒将此现象归咎为是针灸本就有"廉、验、便、效、安全"之原罪?

针灸学作为我国四大发明尽被西方世界超越后已剩余无几之传统科技项目,已是我们国人心中再也毁不起之精神家园。今天我们不应还将当今因违科学普世公理而导致之"廉、验、便、效、安全"视为古老针灸学之原罪,而继续去"商女不知亡国恨,隔江犹唱后庭花"矣。

这种"继续",会遭外国人会耻笑

再继续去"商女不知亡国恨,隔江犹唱后庭花",在当今世界只会亲者痛,仇者快……

(二) 对《针灸学·针灸法各论》一文中捻转、提插基本针刺手法之探讨

1.《针灸学·针灸法各论》中是将所载之捻转、提插术式俱言为是单向调节中之基本术式

在《针灸学·针灸法各论》(后文简称《各论》)中将所载之全部针刺术式俱应言是为:分别具有或补或泻功能之单向调节之范畴。

其单式针刺手法包括:捻转补泻、提插补泻、徐疾补泻、迎随补泻、呼吸补泻、开合补泻等(复式手法有烧山火、透天凉等)。

《各论》于文中所载之众多单式手法中只将毫针之捻转补泻和提插补泻此两种施术形式作为针刺施术中基本补泻术式。其中:

捻转补泻法:"……针下得气后……拇食指捻转时,补法需大拇指向前,食指向后,左转为主;泻法需要以大拇指向后,食指向前,右转为主。"

提插补泻法:"针下得气后,先浅后深,重插轻提,提插幅度小,频率慢,操作时间短者为补。先深后浅,轻插重提,提插幅度大,频率快,操作时间长者为泻。"

2. 单向调节施术中要有形式与内容之统一联系

形式与内容之统一联系

辩证法认为:"有形式就有内容。没有脱离内容之形式,也没有无形式之

内容。"

针刺中单向调节之形式

针刺中单向调节之形式就是：施术时医者于心手间有明确治疗取向之或是补、或是泻等不同针刺手法（双向调节不存在医者心手间或是补、或是泻等不同差异）之各种术式（如捻转补泻、迎随补泻、开合补泻等）。

针刺中单向调节之内容

针刺中单向调节之内容就是：其治中不违能量守恒规律；其治时医者于心手间有或"阳气隆至"或"阴气隆至"之追求及不同程度"隆至"后"针下热"、"针下寒"之临床应效。

《内经》中单向调节之区分标准

或可问，几千年以来针刺中有补泻对应手法之单向调节，从表现形式上言可谓千变万化、蔚为大观。是否会有一种统一之标准来鉴别、区分这些自称是单向调节之术式，究竟是不是符合《内经》经义之单向调节之术式乎？

《生命不应煮》认为：针刺中任何形式之单向补泻术式之操作（实际操作中应该是多种补泻术式之结合使用，如提插、迎随、开合等术式之结合使用），能够经常性地于医者心手间之期求中使患者产生出"气实者，热也"中之"阳气隆至"，或"气虚者，寒也"中之"阴气隆至"这种治疗机理与应效，此即已达到了辩证法中形式与内容之统一联系，为真。这种以臻形式与内容统一中之补法施术、泻法施术就是《内经》所倡之单向调节施术。

《生命不应煮》认为：针刺中任何形式之所谓单向补泻术式之操作（实际操作中应该是多种补泻术式之结合使用），医者心手间不知要追求并经常地产生出："气实者，热也"中之"阳气隆至"，或"气虚者，寒也"中之"阴气隆至"这种治疗机理与应效，此即未达到了辩证法中形式与内容之统一联系，为假。这种未臻形式与内容统一联系中之补法施术、泻法施术就已名不副实，不应属《内经》所倡之单向调节施术。

3. 以"形式与内容统一联系"为标准分析《各论》基本手法中捻转、提插术式于挪用中医内治病机与谨守中医外治病机中之真假

《各论》中捻转、提插术式只要涉挪用中医内治病机为治，无论是单向调节还是双向调节，其俱为假

《针灸学》不仅是将《各论》中捻转、提插乃至所载之其他一切术式，俱是明文言为是挪用中医内治病机者，在《针灸学·治疗篇》中所列之内科病证、妇儿科病

证、皮外科病证、五官科病证、急证等文章中,对任何一种具体疾病之病机分析也俱不离挪用"邪气盛则实、精气夺则虚"病机者,其治更是俱不离使用《各论》中之捻转、提插诸术式来泻"邪气盛"、补"精气夺"者。

《生命不应煮》认为:包括《各论》在内之天下任何形式之毫针单向调节和任何形式之毫针双向调节之术式,只要其涉挪用"邪气盛则实、精气夺则虚"此中医内治病机为治者,这种治疗理论就已踏进了人类科学之雷池。如此这些违背能量守恒定律之单向调节与双向调节便俱失去了其形式与内容之统一联系。故俱为假。

《各论》中捻转、提插术式若属谨守中医外治病机为治之单向调节,其必为假

若设想《各论》中所载捻转补泻、提插补泻是属谨守"所言虚实者,寒温气多少也"此中医外治病机中之单向调节为治者。从"有形式就有内容"之因果关系分析:有捻转、提插之单向调节施术之形式存在就应经常地产生出"夫实者、气入也;虚者、气出也。气实者、热也;气虚者、寒也"(见《素问·刺志论》)中之"阳气隆至"与"阴气隆至"应效之内容。

可实际上,《各论》中所载之"左转为主""……先浅后深,重插轻提,提插幅度小,频率慢,操作时间短"等所谓施补形式,其于临床中是几乎不太可能产生出单向施补后经常会有之"气实乃热"中"阳气隆至"(施双向调节时也可能会出现某种有限程度之热感,这种热感并不是医者主观取向之所求,而是双向调节中经络疗疾之自觉调治所偶现)之应效之内容。

可实际上,《各论》中所载之"右转为主""……先深后浅,轻插重提,提插幅度大,频率快,操作时间长"等所谓施泻形式,其于临床实施中也是不太可能产生出单向调节施泻后,经常会有之"气虚乃寒"中"阴气隆至"(施双向调节也可能会出现某种有限程度之凉感,这种凉感亦非是医者主观取向之所求,而是双向调节中经络疗疾之自觉调治所偶现)之应效之内容。

从以上分析可知:《各论》所载之基本术式中捻转、提插若设想为属谨守"夫邪气入于脉也"中"所言虚实者、寒温气多少也"此中医外治病机之单向调节术式,因这种术式并不存在形式与内容之统一联系,其必为假。

《各论》中捻转、提插之各种操针术式,实则当属谨守中医外治病机中之双向调节为治

若设想《各论》中所载捻转补泻、提插补泻是属谨守"所言虚实者,寒温气多少也"此中医外治病机中之双向调节为治者。从"有形式就有内容"之因果关系分析:

此时毫针之捻转(任其拇指向前、拇指向后)、提插(任其先浅后深、先深后浅)术式形式,在临床中确实存在双向调节中"其治可左右逢源:既会有温通以补,还会有寒通以泻之趋势"之治疗机理与治效。此时却难于生出且也不必生出单向调节中之补可"阳气隆至"、泻可"阴气隆至"之治疗机理与应效之内容。

从以上分析可知:《各论》所载之基本术式中捻转、提插法客观上应属谨守此中医外治病机中之双向调节术式。因这种术式客观上存在了形式与内容之统一联系,所以其必为真。

结论

《生命不应煮》认为:《各论》毫针基本术式中之捻转、提插法不应属挪用中医内治病机中之单向调节与双向调节为治者,也不应该属谨守中医外治病机中之单向调节为治者,而客观上应当属谨守中医外治病机之双向调节为治者。

《生命不应煮》对《各论》基本术式捻转、提插法真假定性表

《各论》中捻转、提插手法若属于		《生命不应煮》真假定性及理由	
挪用中医内治病机理论	单向调节	假	《各论》捻转、提插手法无论是属单向调节还是双向调节,俱已违背能量守恒定律,且已被黄帝摒弃。故皆为假。
	双向调节		
谨守中医外治病机理论	单向调节	假	《各论》中捻转、提插手法虽有温通以补、寒通以泻之趋势,但难生出"阳气隆至""阴气隆至"之治疗机理与应效,故为假。
	双向调节	真	《各论》中捻转、提插手法是"其治可左右逢源:既会有温通以补,还会有寒通以泻之趋势"。却难于生出也不必生出"阳气隆至""阴气隆至"之治疗机理与应效,故为真

——写在后面

本文整体文章已经写完,再叙当恐成赘言也。故《写在后面》中数语似已画蛇添足。可笔者复思忖:或非为添足,或可为拙作点睛以利读者之悟也。

(1)近几年本翁与同道叙针中屡会袭问:"君针刺疗疾当取单向调节为治还是双向调节为治乎?"所问人中几乎俱是不假思索地答谓"当取双向调节为治",几乎就未曾见过"当取单向调节"为答者,甚至诸君有不少人之脑洞中就不存在单向调节之概念。以上便驱我写就本文也。

(2)本文仅限于对针刺中之单向调节与双向调节之理论进行讨论。至于本文所言之谨守中医外治病机为治中可生出"阳气隆至""阴气隆至"之单向调节施术之如何操作,可参考本书中相关之操针内容及诸多放血术式。

(3)《谈针刺之单向调节与双向调节》是为管窥,希望同道不吝指正。

七、谈"经络者,所以决生死,处百病,调虚实,不可不通"

中医人应未有对《灵枢·经脉》篇"经络者,所以决生死,处百病,调虚实,不可不通"此经文不知有者。此段经文若直译,即是通过经络能够决定人之生死,调处人之百病,调理人之虚实之疾,不可不畅通。

笔者认为此段经文之含义并非如以上直译般直白。为陈明其理,首先就要涉及中医学中之病机问题。这就是"虚实"这一对概念在中医内治与中医外治之病机理论上是同形、同音而非同义也。正基于此,中医内治人与中医外治人二者对"处百病,决生死,调虚实,不可不通"之经文就应该分有不同理解。

可当今许多针家对此段经文之理解中没有了中医内治与外治之区别,多是依中医内治虚实观来理解与分析此段经文,且又以对此段经文之如此理解来指导自己之临床工作。此是不妥矣。

中医内治所遵之虚实是以《素问·通评虚实论篇》中"邪气盛则实、精气夺则虚"为分水岭。在根据中药四气五味理论施予补或泻之纠偏为治中不失有对经络之归经、引经报使等理论之应用。故于中医内治中是适应于"经络者,所以决生死,处百病,调虚实,不可不通"之说。

若中医外治者也能以《素问·通评虚实论篇》此"精气夺则虚"之理论来指导毫针如拇指向前、食指向后之左旋针为添、慢插疾出针为添或小儿推拿徒手向心推为添,这就要闹出违背能量守恒定律之笑话。

中医外治之虚实病机主要是涉及与"邪气盛则实、精气夺则虚"中"邪气盛则实"有联系之"夫邪之入于脉也"范畴之"百病"中,再以"所言虚实者,寒温气多少也"为分水岭,以确诊"夫邪之入于脉也"中之寒热之病机属性。

在以通为治中对"寒清气多"之不通给以"补乃关门,无风自温"之温通为治;在以通为治中对"温热气多"之不通给以"泻即开窗,有风自凉"之寒通为治。

因针不补"精气夺则虚"之虚、艾火悬灸不治久病耗阴之虚,所以针灸疗疾与中医内治中,二者是各有属于自己之"百病"范围。

"经络者,所以决生死,处百病,调虚实,不可不通",此经不欺人。只会针灸人在自欺欺人也。

八、谈在中医外治中小儿肺常有余

对病机虚实之判断,中医内治、外治非相同也

小儿少阳方萌,新邪、久患皆易干肺。

从外邪侵肺之新疾言,因小儿本即肺娇肤嫩,卫外易失,故无论风寒、风热乃至温病诸由始,肺、肤首当其冲。伤寒六经辨证中是以"脉浮头项强痛而恶寒"之太阳表证为首,温病初期亦是"温邪上受,首先犯肺"。

从脏腑久疾言,"五脏六腑皆能令人咳",凡小儿脏腑诸疾更易传肺。

《育婴秘要》中认为"小儿肺常不足"

明·万全之《育婴秘要》站在中医内治角度以"正邪气多少"为分水岭以言虚实,故其主张小儿肺常不足。这是视正气虚为主要矛盾。如果结合于临床之治言,小儿肺疾多有耗阴以化热,于中医内治中当不失养阴以清热。故曰,万全之小儿肺常不足当属中医内治中病机规律,确为中肯。

清·徐大椿于《医学源流论》中亦是站在中医内治角度言:"肺为娇脏,寒热皆所不宜。太寒则邪气凝而不出;太热则火烁金而动血;太润则生痰饮;太燥则耗精液;太泄则汗出而阳虚;太湿则气闭而邪结。"

此时若因中医内治需不失养阴以滋补,所以中医外治也就应如中医内治去给予滋阴为补,斯不仅属刻舟求剑之愚,此说因违背能量守恒定律而根本就无法实现其养阴之用。

因为中医内治之补,是对"精气夺"之添补,而任何中医外治之施术俱无此添用。更何况中医针刺之补乃是对经脉中外感新寒此"寒清气多"之温通,寓"关门无风自温"意也。

当今诸多关于小儿疾病之中医外治书中,每言病机尽是小儿肺常不足,而在治疗中又俱是主张以清肃肺机之泻为治,俱是叶公好龙辈也。

《生命不应煮》认为在中医外治中应是"小儿肺常有余"

《生命不应煮》站在中医外治角度以"寒温气多少也"为分水岭以言虚实,那么小儿外邪新感中无论邪之偏寒、偏热,外淫入肺皆易趋热化。肌体脏腑属有宿疾传肺者亦是多致肺热成痰而至标实者。故笔者认为在中医外治病机中不应该继续东施效颦于内治小儿肺常不足之说,相反而应该是小儿肺常有余者。

对以"寒温气多少也"为中医外治分水岭之病机归属中,"夫经言有余者泻之、不足者补之,今热为有余,寒为不足"(见《素问·虐论篇》)。小儿肺疾就是多属于"热为有余"者,属于经水沸溢趋势者,针刺只能够酌施以寒泻施术。绝是不应该因古人曾言"小儿肺常不足",中医外治人便执意要将此"不足"也等同于"寒温气多少也"中"寒为不足"之"不足"。就如将元旦过年与春节过年,也去执意地认为俱是在过同一种年般。皆以辞害义也。

同样,若中医内治去效中医外治之小儿肺常有余之病机理论对小儿肺疾常给以所谓寒泻之治,斯亦属刻舟求剑之愚。势必亦会出现"补泻反,则病益笃"之害也。

总之

"小儿肺常不足"当符合中医内治病机规律,其治宜常需润肺以养阴之添。而针刺之补术是"补乃关门,无风自温"恰与养阴之治悖也。读《生命不应煮》者,读至此又需是驻心思忖也。

"小儿肺常有余"当属中医外治病机,治中施术"泻即开窗,有风自凉",其寓火去水来之用也。

所以,属于对中医内治中小儿肺常不足之"虚热"者,到了针刺疗疾需"中热而喘,取足少阴,腘中血络"(见《灵枢·杂病》)。其意乃为:体有久热而喘者,其治需于然筋、委中或委阳诸穴施放血之泻治,可期火去水来也。此又是读《生命不应煮》者需掩书细思处也。

九、谈悬灸之治疗机理

本文所谈之艾灸非古书所载于肌肤着艾之创伤灸者,而是当今普遍使用之艾火悬灸,亦可称谓温和灸。

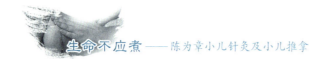

笔者于此还是使用中医学中援物比类之方法来陈述艾火悬灸之治疗机理,其当是:灸能关门温寒清、火可破窗透实热。

灸能关门温寒

《灵枢·经脉》曰:"陷下则灸之。"明·汪机对此经文之解释为:"天地间无它,唯阴与阳二气而已,阳在外、在上,阴在内、在下。今有陷下者,阳气下陷,入阴血之中,是阴反居其上而覆其阳。脉症具见寒在外者,则灸之。"

笔者认为汪机所言"今有陷下者,阳气下陷"即指有四肢欠温、唇舌清淡诸候之寒凉病机趋势者。故:

对外寒新受诸疾者,悬灸可温腠理、温通经络以愈之。

对《灵枢·官能》篇中"阴阳皆虚,火自当之。厥而寒甚,骨廉陷下,寒于过膝,下陵三里"中"厥而寒甚"之阳久有虚者,悬灸亦有某种程度之温煦、温通作用。

对疾病过程中突生肢厥、昏冷之阳气式微者,悬灸亦有某种程度之回阳救逆之功能。

总之,艾火悬灸存灸能关门温寒清之治疗机理。

火可破窗透实热

火可破窗透实热是言悬灸对新热实火可通过较长时间之悬灸,在对邪热"放而出之"(见《灵枢·九针十二原》)、"火郁可发之"(见《素问·六元正纪大论篇》)后,以使肌体"阴气隆至"。可对阴虚久热之体,本即已属水亏难继,医家复取艾火来以热引热,必有水亏更煎之虞。故《伤寒杂病论》有曰:"微数之脉,慎不可灸,因火为邪,则为烦逆,追虚逐实,血散脉中,火气虽微,内攻有力。焦骨伤筋,血难复也。"仲师此语虽是针对在肌肤上之创伤灸言,但肇之临床悬灸对阴虚火旺者亦属当为慎用者。

若从小儿言,小儿之体本就阳常有余、阴常不足者。小儿心肝易升难降、易趋热化,特别是小儿之肺尤娇,肺疾每趋热化。凡此,小儿施艾于久有肢热、唇朱、舌干、鼻燥诸阴虚体征者,其灸只得浅尝辄止以达开窗透热。若取久灸,则不失能有"火气虽微,内攻有力。焦骨伤筋,血难复也"之害矣。

"水能浮舟,亦能覆舟。"火亦是理。

总之,艾火悬灸存"火可破窗透实热"之治疗机理哉。

生命不应煮

施艾火悬灸以起到灸能关门温寒清之治疗作用,这是一种正治。同样还是这种适宜"寒则温之"之艾火悬灸施术又会有火可破窗透实热此"火郁发之"之作用,这又当是一种反治。

从艾火悬灸这种即可"寒则温之"正治又可"火郁发之"反治中,我们可以看出艾火之施术对经络之刺激是可激活肌体经脏中双向调节之功能。

中医内治之中药之所以称其为属以偏纠偏为治者,是因其治疗原则是属仅有正治而无反治者,而艾灸则是一种即可正治同时又可反治者,所以艾灸之治疗中是不适用八纲辩证为代表之中医内治之辨证论治理论。

持艾人于此亦可格物"生命不应煮"也。

十、谈小儿敷贴治疗机理不同于中医内治

小儿敷贴避免了药物内服中之肝过作用,大幅度减少了药物之代谢过程,避免了口服药之刺激胃肠道副作用,避免了过度注射给药特别是静脉给药对肌体之潜在不利。且其又有操作简便、效捷经济等优点,所以使用者越来越增。

如此也总有患儿家长向我提出质疑。

问:"我们孩子使用你们的小儿敷贴,不会伤了孩子阴气吧?"

答:"你听谁说敷贴会有伤阴气之忧?"

问:"我们这里一个老中医说会伤阴,他说你们的小儿贴有一些热性药,不是孩子本来就易上火吗?"

……

我听其问,久无语。

我所以无语是因为我知道那位老中医一定是个中医内治医者,他当然了解热性药会有伤阴之虞。我也知道,那位老中医一定是一个善知小儿疾病之中医内治医者,其谙熟小儿阴常不足、阳常有余之道理。若非如此便不会说出孩子本来就易上火此语。

由于近几年笔者总是在涉足小儿药贴研发,所以便会时时得到全国各地一些小儿家长们有关是否"伤阴"之问。对这诸多宝妈之追问,我确实没有办法与这些家长去说清楚小儿敷贴机理不同于中医内治、不可能出现伤阴之道理,最后只有向

她们搪塞谓:"你们当地那老中医一定是一个开中药方之高手,可他唯不懂古人敷贴中之机理。"

"五脏之道,皆处于经隧,以行血气,血气不和,百病乃变化而生。"(见《素问·调经论篇》)所以血气不和就是包括小儿敷贴、小儿针灸、小儿推拿等中医外治中所共有之必然病机趋势。这里面有经络不调之必然和升降出入气机逆行之必然,这两种趋势。以下将分别言之:

香药通经气

由于存在经络不调之必然病机趋势,那么中医外治之通经调气就成为治病愈疾之必然。

为了应对经络不通之必然病机存在,作为属中医外治法中膏贴之治疗机理,在清·吴尚先之《理瀹骈文》中俱言为:"膏药功用一是拔、二是截。"

"拔"于《理瀹骈文》其文中解释为:"凡病所聚之处,拔之则病自出,无深入内陷之患。"此当符合"五脏之有疾也,譬犹刺也……刺虽久,犹可拔也。"(见《灵枢·九针十二原》)

"截"于《理瀹骈文》其文中解释为:"病所经由之处,截之则邪自断,无妄行传变之虞。"此语也当符合"五脏之有疾也……犹污也,犹结也,犹闭也……污虽久,犹可雪也。结虽久,犹可解也。闭虽久,犹可决也。"(见《灵枢·九针十二原》)

吴氏对膏药治疗机理解释中之"拔之"与"截之"俱不失有类似于毫针疗疾之双向调节中以通为治。

当然小儿敷贴疗疾与毫针施术比,其除有无肌肤之痛外,因小儿经络是一种弥散之带状结构,如此使药物贴敷形成之刺激量之宏是传统毫针难以所比,故其效亦不应逊。

小儿敷贴所能够起到之疗效除了与小儿经络是一种弥散之带状结构有关外,与选择相应之中药品类也有必然关系。这就是要选择既要有较好透皮作用,又要有推动经隧中经气运行之药物。

在具有四气五味之别诸中药中,只有辛温香窜之品方在小儿敷贴中以胜其任。于此姑且称其为"香药"。也可以言:若不使用偏于温热属性之香药便不可能有方便于小儿使用之敷贴。故吴氏有曰:"膏中用药味,必得气味俱厚,方能得力。必得通经贯络,开窍透骨,拔之外出之品,如姜、葱、韭、蒜、白芥子、花椒……轻粉、穿山甲之类,更不可少,不独冰麝也。膏中用药味,必得气味俱厚,方能得力。"

群药调逆气

小儿常见病中各种症候之出现无不是有肌体中升降出入气机之运行出现向对立面转化之趋势,如肺、心之气当降而不降之逆上,脾气之当运而不运而逆运……

小儿敷贴中是有针对某种症候而选择不同种类调气之中药,于此姑且称其为"群药"。如于咳贴中之百部、杏仁、黄芩以降肺顺逆,如退热贴中黄芩、大黄等以降火顺逆……

因为对小儿之常见病中只要是气机顺从、症状消除,即可谓之肌体之阴阳已经或已趋于平衡。

以香药率领群药

如此将香药与群药融一贴中,香药使之"率领群药,开启行滞,直达病所"(见《理瀹骈文》)。

生命不应煮

一些医家不知中药于外用中有香可行气、臭可滞气之道理,反将皮肤给药与煮后直接饮用之中药同等加以评说实有偏颇。

更何况在小儿敷贴配方中香药之香窜是有苦以降逆诸群药相伍,这种香开苦降绝不是一种药力之抵消,而是一种制约中之平衡。

其实这时之香药对腧穴之刺激作用实如毫针在对经络之激活、激发中以增强小儿自身之免疫功能。也可以说小儿敷贴中若舍此辛香偏热之物就不可能产生对小儿经络中生命活力之激发。

所以,我们不应该以煮服后以偏纠偏为治之中药理论来评价中药敷贴之治疗机理,中药敷贴是直接对经络之刺激而疗疾。经络有生命,生命不应煮。

十一、谈"小儿忌灸三里"是伪命题

对古人文化遗产需有选择地吸收

讨论中凡是将不能于临床适用之命题而臆想为可应用,这本身就应该是一个伪命题。古已有之且至今仍有提及之"小儿忌灸三里"此命题即是属此类不严肃之伪命题。

以此可见,对古人留给我们之文化遗产尚需于去伪存真中有选择地吸收。

对"小儿忌灸三里"讨论是脱离临床

对明·马丹阳"人过三旬后,针灸眼变宽,取穴当审谛,八分三壮安"中对"小儿忌灸三里"问题讨论先做以下两种分析:

一者"三壮安"

在古汉语中"三壮安"之"壮"与"创伤"之"创"是为通假修辞。"壮"者"创"也。是用艾火去将肌肤每烧出一次创伤便为一"壮"。

一者"当审谛"

医者意也、仁术也。对小儿患疾,自古至今任何一个家长均不会弃内服中药、小儿推拿、小儿针刺等而在少小之体施灸煳成创伤之术(古时曾经有用此术于"凡觉手脚挛痹,心神昏乱,将有中风之候"中之救急。见《类经图翼·针灸要览》),更何况再于二创、三创之数矣。

从医家言,能够于少小之体施艾灼肌之人绝非"手巧而心审谛者,可使行针艾也"(见《灵枢·官能》)之手巧心明者,其必是"爪苦手毒,为事善伤者"(见《灵枢·官能》)之徒,此辈人不当从事针艾矣。

这几年先后会有一些人,他们无视"三壮安"中之"壮"乃古汉语修辞中通假于"创"之存在,他们无视"当审谛"经文之存在,不时出现讨论小儿于三里是否宜施创伤灸之事,此般讨论已是一种无稽之谈。

"人过三旬后,针灸眼变宽"

在临床中我们用针刺或悬灸于足三里穴施术,这对有一些成年人出现之视物不明确实能起到术后双目视物明朗之效果。这种效果出现之机理于《外台秘要》曰为:"凡人年三十以上,若不灸三里,令人气上眼暗,所以三里下气也。"

从升降之气机运行之病机分析:脾之气机运行是从升从降。以从升言,脾主升清,可使"五脏六腑之精气皆禀受于脾,上贯于目"(见《素问·兰室秘藏篇》)。以从降言,脾主降浊。三里为治以恢复脾胃之降浊同时必也促使有生、升清气者。故会有"人过三旬后,针灸眼变宽"此施术后现象出现。

从经络循行病机分析:《灵枢·经脉》曰:"胃足阳明之脉,起于鼻交頞中,旁约太阳之脉,下循鼻外,入上齿中。"即足阳明胃经之本经起于眼下鼻旁之迎香穴,与手阳明大肠经相交,上行而左右至鼻根部,过内眦睛明穴,与旁侧之足太阳膀胱经交会,再循鼻外侧经眼下方正中下行,经承泣、四白、巨髎,入上齿中……此经行至目眶下,所以于三里施术可有经络所循于目以使眼变宽。

"小儿忌灸三里"

因小儿阳常有余、阴常不足,这与张从正所认为之"眼为火户,无热则不成疾也"有着潜在之联系,故于小儿是不宜再通过艾火以添热加炽。若暂于小儿灸煏之苦而不谈,仅从理论中分析,古之"小儿忌灸三里……不尔反生疾"(见《类经图翼》)之说也是有道理者。

对此目疾无论是从中医内治还是中医针刺、中药敷贴言,均当执以凉润,而忌温热矣。即便仅是从眼睛保健言亦当以凉润,而忌温热。

但仅从艾灸言,若欲求凉润之效果而忌温热,施术确有难度。

从创伤灸分析:在三里着艾施火之创伤灸犹比一双刃剑,若暂于小儿灸煏之苦而不谈,仅就目疾之治需施以凉润而忌温热论,通过创伤灸中数日流渍溢脓之破窗为治,对有眼疾中实火确有"火可破窗透实热"此凉润之用,可如果灸疮化脓生腐,热毒循经侵目则又可能会使目疾更甚。所以,如何能够驾驭此双刃剑疗疾,这对古人恐怕也是会有些难度。

当然理论可尽探讨,涉治即越雷池,因古书中此术非仁术也。

从悬灸分析:今人若欲赖悬灸足三里而泻目中实热,以起到"火可破窗透实热"之效,需复加大椎穴,并且需久以悬灸至通身汗出方效。若不见通身汗出反可通过三里以循经导热而可更添目火。而对阴虚而致目热之疾欲以灸为治,势必火烧连营,使目疾"补泻反,则病益笃"焉。

十二、谈睛明一穴疗眼疾

"目为火户,目不因火不病"

笔者对各种眼疾基本都是于睛明一穴治之,疗效甚为理想。

从病因上讲,眼之为患是有感于外淫者、内伤七情者,亦可见外伤者。从眼疾病机分析,眼疾虽有外感风寒、风热诸异,肝肾不足、脾实肺热诸别,可在针灸医者目中更是要重视在复杂之叠加病机趋势中不可忽视会有一种共有之必然病机,这就是金代医家张从正在《儒门事亲》中曾言之"目为火户,目不因火不病"。

一个好中医内治医家对以上叠加之病因、病机之治会取或补或泻或补泻兼施,均要面面斟酌为治。可作为一个以通为治之施针医者,应重视"目不因火不病"这一叠加病机中共有之必然性病机趋势。笔者在解决这个必然病机趋势中是将睛明穴当做治疗中之牛耳,每可有四两拨千斤之效焉。

在眼疾复杂之病机变化中,为什么睛明一穴于治疗中可担执牛耳之任乎?

一者是由于睛明穴在肌体复杂经络系统中所位居得天独厚重要位置所决定。

一者是由于针刺有泻即开窗,有风自凉之功能所决定。

一者是由于在睛明穴对透天凉针刺手法之敏感效应所决定。

总之,在睛明穴施透天凉术是安全有效解除患者眼疾之术。

从睛明穴在经络系统中所处位置言

"胃足阳明之脉,起于鼻交頞中,旁约太阳之脉,下循鼻外,入上齿中……"胃足阳明脉是经鼻根部至睛明穴后会于足太阳膀胱经。并且"大肠手阳明之脉……其支者,从缺盆上颈,贯颊,入下齿中,还出挟口,交人中,左之右,右之左,上挟鼻孔"后也接上了胃足阳明脉。

"膀胱足太阳之脉起于目内眦,上额,交巅",而"小肠手太阳之脉,其支者别颊上,抵鼻,至目内眦",此二脉亦于睛明穴相会。

阴跷脉起于肾足少阴脉照海穴,阳跷脉起于膀胱足太阳脉申脉穴。阴跷脉、阳跷脉又终是交会于目内眦之睛明穴。

而阳跷脉更是再上行进入发际,向下到达项后风池穴与胆足少阳脉相接。

睛明穴是手足太阳之脉、足阳明之脉、阴跷脉、阳跷脉之会穴,且又与手阳明、足少阳脉也有着较近循经联系。由上见睛明穴对涉诸阳经之眼疾之治是有其充实理论依据,同时由于阴跷脉是阴经之海,主一身左右之阴,而对涉诸阴经之眼疾亦应该有必然之调治作用。

《灵枢·热病》曰:"目中赤痛,从内眦始,取之阴跷。""其意当乃:一切目中热疾均可取阴跷脉中之睛明穴为治也。

从针刺有泻即开窗,有风自凉之功能言

下面文章是以泪液溢出睑外为主要特征之流泪症为例,来分析毫针治眼之

机理。

在中医内治认为,流泪症其病机主要为肝血不足、泪窍不密、风邪外引以泪出,古人内治对此迎风流泪之疾多有离不开祛风之药者。

笔者治疗此疾是以针灸病机"所言虚实者,寒温气多少也"中是属"温热气多"者。凡属此病机者尤适宜毫针之泻即开窗,有风自凉为治。

或有可问者:取睛明一穴泻即开窗,有风自凉为治,此可比中医内治中苦寒之药为用。根据迎风流泪之内治病机中有风与热挟之存在,其治是不是应该需再加上风池、风府等散风诸穴方为不失乎?

笔者答谓:此问者还是在以中医内治思维去理解中医针治,其尚不解古人于微针开窗散邪之意焉。

就斯问之愚,笔者是否可以反问此君,你在家是会于开窗以"通"后只散室热而可留湿于室内乎?

对一间房子言,"通"就是在开窗中实现了对室内不良空气之良性换气,这个"良性换气"其意乃指:开窗不是针对某一种不良气体之换气,而是对具有热属性之全部不良气体给予换气。

对人之肌体言,"通"也就是调动起了经络所具有之潜能,即经络系统对肌体中多种邪气具有整体换气之智慧。在开窗之治这一中医外治之理中,虽说其治更显效于清热泻火,可又绝不是仅限于清热泻火。在肌体风热湿等邪之相搏、痰血气等滞而郁结中,邪热若祛余邪便无从依附,只余遁去一途焉。或可言:泻即开窗,有风自凉乃为改变肌体不良之内环境。热既荡然,余邪焉再存乎?

从睛明穴对透天凉针刺手法之敏锐感应言

毫针透天凉术对肌体中之一切热疾均有较理想之治疗效果。

人之肌体三百六十余穴中并非任何一穴都能做出毫针透天凉之效应(毫针烧山火术亦是如此),而睛明穴却是于诸穴中属少有对毫针透天凉术有敏锐感应之穴。

本书前面讲过"泻如提勺、如开窗",睛明穴透天凉术后患者目内多旋可生出融冰之感,甚至受术者四肢顿生寒凉(少数虽未生凉感亦有疗效),在此"气出则虚,气虚则凉"之感应中已经起到了对"目不因火不病"之寒通之治。

此受术者目内多旋可生出融冰感之捷效,这应该是其他任何一种疗法俱为望尘矣。

或可有问者:取一穴而疗目中百疾,理何由尔?

笔者答谓,《素问·至真要大论篇》曰:"谨守病机,各司其属。"中医针灸学疗疾,可不辨病名,不可不辨病机也。目疾病名各异,然病机几乎俱为"目为火户,目不因火不病"也。即明斯理,当悟得《生命不应煮》中取一穴而疗目中百疾之趣也。

对眼疾病机之诊断

笔者认为除了老年人出现之退行性目疾外,其余诸眼疾无论是小儿还是成人,绝大多数当属"目不因火不病"者。

临床诊治中,对温热病机之存在是可于中医四诊中得以坐实。然笔者尤为重视对患者眼目之望诊,即凡于患者白睛可见血丝出现乃至似见隐隐血丝者,笔者均将此类眼疾归为"暑则气淖泽"趋势之"温热气多"者。均于睛明穴施透天凉针术,以求速解患者之苦,久除病人之害也。

毫针透天凉注意事项

睛明穴消毒后进针深度应小于一寸,在进针接近一寸遇有阻力时不可继续进针,否则针尖突破眶内缝到达硬脑膜从而引起脑膜血肿。

由于眼周围毛细血管丰富,针刺时易有皮下出血而致眼周青紫现象,对此可当日做冷敷处理,次日可用热敷,五日左右淤血可消除。

初学者于睛明穴进针时,可用左手食指轻轻推其眼球向外侧固定,右手于眶内侧壁进针,进针后不宜左右大幅度捻转。(可参照《各种小儿针刺手法与意法·小儿针刺手法》中所涉相关内容)

十三、谈手太阴肺经中"横出腋下"

今人有认为是从喉咙横出

肺手太阴脉循行有"上膈属肺,从肺系横出腋下,下循臑内。"(见《灵枢·经脉》)

"从肺系横出"中之"肺系"按照《正常人体解剖学》(全国高等中医药院校教材)中之解释是:"与肺相连组织,相当于气管、喉咙"。

对《内经》中"从肺系横出腋下",此语在《中医基础理论》中之解释是"于肺,上至喉部,而后横行至胸部外上方(中府穴),出腋下"。见图:

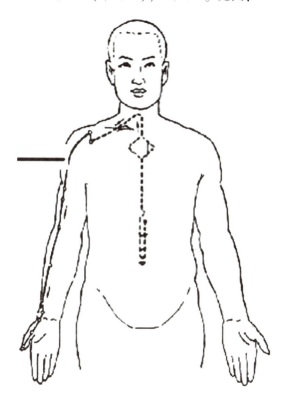

古人曾认为是从气管横出

古人认为肺系就是气管,从古人留下之经络循行图看,肺手太阴脉之循行并不是从喉咙横出,而是从气管横出,然后经锁骨下缘抵中府穴。见图:

《生命不应煮》认为是从气管横出

《生命不应煮》认为《中医基础理论》之观点错误,古人观点正确。

一者:经隧乃疏通血气之管道,亦是肌体祛除污浊、邪气之通道。此可取类比象为世间河道,河道急拐弯处恰又都是漩流回水易藏污纳垢处。如果肺手太阴脉真如《中医基础理论》所示图中般之循行,则从喉咙至中府穴已经形成了不会大于

45°之锐角,这样将不利于肺之生理宣肃功能。如此可以说女娲造人并不完美。

一者:《中医基础理论》虽然用文字解释为"于肺,上至喉部,而后横行至胸部外上方(中府穴)"。可是,于图示中却看不到与"纵"相应之"横"中走向。真若是从喉咙横出,只会横出至了体外。

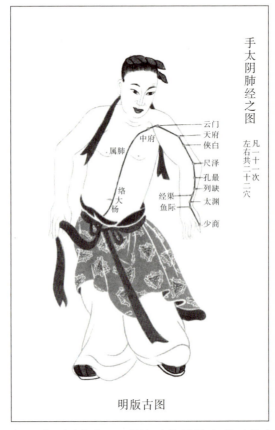

明版古图

就以上所示图中两种不同走向,二者孰对孰错是应当于临床中验证。

当今任何一个初学针人均可学到"经络所过,主治所及",如点刺少商穴可使喉痛顿失。这些初学针人在课堂上由此也会相信《中医基础理论》中肺手太阴脉循行是"于肺,上至喉部"后而"横行"(虽然"横行"可出体外)者。

然,对此笔者仍不主张由点刺少商穴可使喉痛顿失来佐证肺手太阴脉是可从喉咙横出之"横行",而是相信古书中所载从气管横出。因为"经络所过,主治所及"是当涵盖了经络、经别、经筋等者。于少商穴施术亦可通过手太阴之经别而及喉,太阴之经别循行是"上出缺盆,循喉咙,复合阳明"(见《灵枢·经别》)者。

十四、谈针之补虚与捻灯芯

古人夜点油灯,当油将燃尽欲续其亮,只有续添灯油,虽说此时捻灯芯亦可立得现亮,毕竟灯不久亮。

中医亦是此理,当肌体虚时只有或服以补血气之剂、或以食补,即古语曰:"谷全形全、形全神全。"

医者仅赖针或艾甚至徒手推拿以给"精气夺则虚"之肌体以添补,那不仅违背《内经》经意,现实中那也不可能实现,因为中医外治是不能够改变能量守恒定律者。

可一个持针、艾之医者,在临床中确屡会见有针或灸百会后头清,针或灸三里后眼明,针太溪后喉咽生津……小儿推拿也是在推了上三关后,受术者立即可现面容红润等,这些似乎俱能够证明中医外治是可有中药之"虚则补之"之治效。

对这种补效,笔者不予认同。

笔者认为:中医外治通过手法能够起到与中医内治般"虚则补之"之效果,那是脱离临床实际者。因为无论是药补还是食补,当一个患者实现虚以得补后,他各种虚候就可以得到不同程度消除,且是一种持恒或较长时间之消除,此如灯已添油。而任何中医外治方法治疗后所出现之得补现象仅应该是捻灯芯,其焰俱不会持久,甚至会瞬而复失。肌体更会越补越虚。

中医外治只能够使患者降胃纳谷后使肌体得谷、消谷以使血气得复。谷者,灯油也。血气复者,灯复焰也。

而无论是针灸还是小儿推拿诸治,凡是能够达到降胃消食治效者,都应该属泻法或平补平泻法,而唯不可言属对"精气夺则虚"之补法也。

十五、谈"病热少愈,食肉则复,多食则遗,此其禁也"

《素问·热论篇》有曰

帝曰:热病已愈,时有所遗者,何也?

岐伯曰:诸遗者,热甚而强食之,故有所遗也。若此者,皆病已衰,而热有所藏,因其谷气相薄,两热相合,故有所遗也。

帝曰：善。治遗奈何？

岐伯曰：视其虚实，调其逆从，可使必已矣。

帝曰：病热当何禁之？

岐伯曰：病热少愈，食肉则复，多食则遗，此其禁也。

其意乃为：

黄帝问：热病已愈，然余邪尚留，何故？

岐伯答：凡是余热未尽者，俱为在发热较重时强以进食，所以有余热遗留。如此者，俱是病势虽衰，但尚有余热蕴藏于内，如强为入食，则必因饮食不化而生热，此与残存余热相和，则两热相合使余热不尽。

黄帝问：怎样治疗余热不尽？

岐伯答：应诊察病中虚实，或补或泻，予以适当治疗，可愈疾。

黄帝问：发热病有何禁忌？

岐伯答：当病人热势稍衰时，吃了肉食病易复发；饮食过多，易余热不尽，这都是热病当禁忌者。

"病热少愈，食肉则复，多食则遗，此其禁也"

此中经意非仅指小儿，也包括成人。可小儿尤当慎之。

因有二焉：

一者：小儿胃肠成而未全、全而未壮，当以清淡食物为主，亦忌寒凉。此如《幼科推拿秘书》所言："欲得小儿安，长带饥与寒，肉多必滞气，生冷定成疳。"

一者：小儿患疾，外淫皆从火化，又每烁阴伤肺。故从以上分析，小儿更当"病热少愈，食肉则复，多食则遗，此其禁也"。

十六、谈气志穴治疗慢性腰痛

"气志"之穴名，古今书中并无记载，此穴是笔者家学中专用穴也，屡以治疗各类慢性腰痛。效佳。

何以称其为"气志穴"？乃因此穴在膀胱经上第 3 腰椎棘突下旁开 1.5 寸之气海俞与第 2 腰椎棘突下旁开 3 寸之志室穴二者纵横延长线之相交点上。笔者为于本文述理方便，从气海俞与志室穴此二穴名字中各取一字而言其谓：气志穴。

今日有些针家是趋中医内治之辨证思维将慢性腰痛之病机多归为肾虚，也许其认为凡病当是久病皆虚,于是其治便多是取太溪、复溜、肾俞诸穴且需施以慢插快提、左转为主之所谓虚则补之为治。

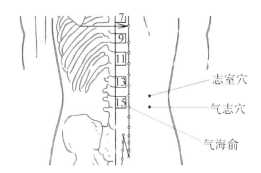

既然要从虚证为治,那么临床中就必须要有虚之指征。如无虚性指征,甚至出现了实性指征,如此我们就要对慢性腰痛中之"肾虚"此病机定性给以重新审视。

在中医诊断学中,对腰痛、腹痛、头痛等疾病之病机虚实定性均是以痛而喜按者为虚、拒按者为实。若按照此理论,医者在为慢性腰痛此久病为虚患者之切按诊查中,其腰部之疼痛处应该是得按则舒。

可是,笔者常年对各年龄段患有陈旧性腰痛者于腰部按诊中,却没有遇到过腰部喜按者,俱是拒按者。

笔者相信,任何一个医者若按照笔者以下文章中之切按方法,也会听患者因拒按而发出痛喊之音。

笔者对慢性腰痛之切按方法实为简单,就是医者与患者相对而立(面对面),医者将双手分别置于患者两肋下左右腰间,呈为患者掐腰状,这时医者左右手之食指、中指、无名指、小指就可正好处在患者约第12肋骨与髂前上棘间腰窝处。这时医者两个中指指尖基本也是对准左右腰椎第3横突端之外侧(可以扩大到腰椎之第2横突端或第4横突端),也可以说是接近了笔者提到之"气志穴"部位。随着医者从患者左右之气志穴处各向腰椎横突端处施以较用力对挤,此时患有慢性腰痛者都会有因医者用力对挤而产生不同程度痛喊之音。

这痛处正是古人所言之当施针之"应手处"。

据以上,《生命不应煮》认为:在中医外治病机中慢性腰痛无虚证。

笔者对慢性腰痛皆以于气志穴穿刺为治,乃"结虽久犹可解也"中解结之泻术治之。患者数年腰痛而失笑于一针者实不为鲜。

治疗方法如下:用规格0.7毫米×50毫米圆利针,消毒后从气志穴进针顺腰部肌肉层多向穿刺为治，不得使针尖空落腹腔。

进针后可在第1腰椎到骶骨处依次进行扇刺寻结。寻结也就是寻"应手处"。这一扇刺寻结之过程本身就是松解腰部肌肉之过程。

在对某个病灶结节之寻找中要求持针医者精力高度集中，用心手去感悟针尖所能探到之肌肉结节硬软状况，此正是古人所强调之"令志在针"。

医者用心手去感悟针尖所能探到之肌肉状况，无外乎有二：

一者是针尖所到处虚滑无物，软无阻挡，在针尖穿过此区域时患者也几无痛苦状。

一种是针尖所到处，突生沉滞有物之阻挡，这阻力感是因针尖已经触到一硬结之外缘，需要再增加施针之力度方可穿透此结节物。可进行反复数次穿针解结。

在医者增加施力力度将病灶中所有之结节给予穿透之同时，患者也会产生较痛之针感(针不刺结不痛)。

为减轻患者此时之刺结痛感，针家此刻当有"手如握虎"之势快速扇刺解结、顿以拔针结束治疗。整个过程于一两分钟内一气呵成，其精力之高度集中乃当是针家"勿忘其神"之习矣。

十七、谈允许养家糊口之人去拼命学中医、干中医，中医之春天到矣

中医学院教育对《内经》中诸多规定存在不易对接

我们国家中医教育从客观上言，应该主要是有两套教育体制存在：即有始于《内经》三千年，至今仍在我国城乡各地屡有可闻之中医传承民间教育。(《内经》是用天人相应，援物比类、通和道理之思维模式去学中医，对中医实用型人才之培养是不需将一半之精力放在English、高等数学之学习上)，更有直接承接西方教育体制而与西医相同之中医院校教育。正是因为全国是有这两套教育体制客观、同时存在，所以坊间常年便有中医之民间派与学院派之议。

作为我们传统文化重要内容之中医学，之所以能够相传于数千年而不衰，且又会代代时有名医辈出，历史实事足以证明了于《内经》中所倡之中医传统教育之科学性、实用性。如果否认不了历史上这种有着中国文化基因之教育模式之科学性与实用性，我们就不应该再去漠视当今在中国各地以师徒相承、父子相继、自学，这

种风清气正之公序良俗中传统中医教育之合理性。

《生命不应煮》认为：源于《黄帝内经》为宗旨之中医传统教育与当今中医学院教育，俱应视为是对继承与弘扬中华传统文化之施为。这不仅是一种实事求是，更是一种我们不应失去之文化自信。

当代与西医教育几无差别之中医院校教育体制，其在建立后半个多世纪中，确实是曾培养出了大量技高之医者及教授、专家。同时我们也应该思考：由于中医不属现代科学技术（其也不可能违背现代科学公理），所以用这种更适合于现代科学技术传播之西方式教育体制来完全去代替对古老之中医文化之传承，已使《内经》中诸多具有中国文化底蕴之中医传统教育之优越性，没法得到继承。这种带有一定程度水土不服之院校教育体制亟需予以扬弃，从而让它更好地于西为中用中去有利于我国中医事业之发展。

中国传统底蕴之优越性没法得以延续主要是指

医者，仁人之仁术也。需"得其人乃传，非其人勿言"（见《灵枢·官能》）。《内经》中之择何人入门为徒唯师者一人定夺，认徒后要有严格之拜师仪式……未达为师者心中标准者，师不会收其为徒。对难成器者，即便是自己之儿女，师也只能"可著作于竹子帛，不可传于子孙"（见《灵枢·病传》）。

1.《内经》中择徒要求是重视对其禀素之评定：这种禀素除了指个人品资还当有其天生之悟性与敏学，当然也要看其有否对中医事业之酷爱且……黄帝在《素问·气交变大论》言及中医学传授时曰："余诚菲德，未足以受至道，然而众子哀其不终，愿夫子保于无穷，流于无极。"其意乃为：黄帝自称其德才菲薄，不够资格传授医学知识。但黄帝可怜天下苍生有疾而难度天年，寄希望于岐伯等有德才之人为保苍生，要将其德、其术招徒传授而无以断失。

《内经》"令可久传后世无患，得其人乃传，非其人勿言"优良传统，在当代中医院校教育体制中存在着不能对接。

2.《内经》中这种师徒相对教授模式，是更加强调老师之责任与担当："得其人不教，是谓失道，传非其人，慢泄天宝"（见《素问·气交变大论篇》）。其意乃为：师者若得到一个欲求"手下有活儿"之徒而不能倾囊相授，没有将其培养成为一个如师自己般"手下有活儿"之人，此便是为师者失道。而对不应该教授者而施教，便是浪费了宝贵资源。

《内经》言中：医家有"上工""粗工"之别。属"上工"之针家要有优于"粗工"

之技能。既然是技能,"上工"之师对徒弟就要呕心沥血于用心手施教,让为徒者学就后以成为"手下有活儿"会治病者。而不是靠"嘴上有活儿"会写论文评职称者。这种传统式教育才能更快出人才、出适用型人才。这种传统教育一般也不会出现人才流失。

为解释师者当如何予心手施教之问题,于此笔者结合本书中《谈睛明一穴疗眼疾》一文给予分析:笔者为来我处求学者讲述睛明穴治疗诸目疾时,从病机言至施治施术,费时不需半日。若再予理论考试诸学者也多会成绩优良。但于掌握临床施术言,为徒者且须许久地跟诊于师;且需师亲自动手施术于求学人之睛明,使其以一个患者之身份来体会于睛明穴透天凉施术之感觉及目中要生出融冰感之过程;且需在师之指导、监督下为徒者择对互相于睛明穴毫针施术;且须……

本古稀之人于此何由会有如此多之"且须"乎?吾家传之此传统国术若不加紧外传,此国术明日或会将失矣。

就如世界法制体系中,既然有不同之实体法就要有相应配套之诉讼法,否则法将不法;世间既然有不同之医学体系就要允许存在与其相应之知识传播体制,否则会医将不医(如西医照搬《内经》所倡民间中医教育方法去传播,其发展亦必会医将不医)。

恕笔者直言:当代中医学院教育中是否会有如此现象,这就是对伤寒、温病之不曾有过临症接触者亦可讲伤寒、温病;本属传统中医所长之中医骨伤科、中医外科等学科之老师,其也许是并不熟稔用中医技术为治者。如此教出之学生不可能是"手下有活儿"者。

"得其人不教,是谓失道,传非其人,慢泄天宝",经年任其出现许多大学中医专业毕业生因"手下无活儿"难以就业,从而改行于他业,这现象在我国已是司空见惯。这种"慢泄天宝"不仅仅是对国家教育投资之浪费,也是对这些毕业生青春年华之浪费。出现如此现象者若仅集中出现在某一个大学或某一部分大学则当谴其校长之无能、老师之不为。若整个国家中医药大学皆是如斯,《生命不应煮》则认为:斯乃尽由《内经》中"得其人不教,是谓失道,传非其人,慢泄天宝"之圣人训在当代中医院校教育体制中也是存在着难以对接也。

3.《内经》之中医传统教育是提倡因材施教者:《灵枢·官能》曰:"明目者,可使视色;聪耳者,可使听音;捷疾辞语者,可使传论;语徐而安静,手巧而心审谛者,可使行针艾,理血气而调诸逆顺,察阴阳而兼诸方。缓节柔筋而心和调者,可使导引行气;疾毒言语轻人者,可使唾痈咒病;爪苦手毒,为事善伤者,可使按积抑痹。

各得其能,方乃可行,其名乃彰。不得其人,其功不成,其师无名。故曰:得其人乃言,非其人勿传,此之谓也。"其意乃为:如在战场,让眼睛明亮者去察色;让听觉灵敏者去听音;口齿伶俐、思维敏捷者可以让他到敌方去传信论事。在中医择才施教中,细声慢语、性情安静且手巧而心亦缜密者,可以教其从事针灸,以调理气血之逆顺、观察阴阳盛衰,兼以处方施药;肢节和缓、筋骨柔顺、心气平和者,可以教其按摩以直接导引血气;嫉妒成性、言语刻薄而目无他人者,可以教其"唾痈咒病";手爪狠毒、做事常损器物者,可教其按摩久痹痼疾。因材施教方乃可行,徒弟可学成而彰名。反之,如果不是因材而教,会择人不当,学不能成,亦损师者名声。故言:遇到合适者便传、不合适者不传。此乃为师之道也。在《内经》中这种因材施教之制度在当代中医学院教育体制中也是存在着不能对接。

让愿拼命人去拼命,中医事业之辉煌指日可待

现在,"继承与弘扬中国传统文化"已经上升为我们举国之策。如何去继承和发展中医学也引起了国人广泛关注。于此,《生命不应煮》仅依据"得其人乃传,非其人勿言"此经文,就中医人才之培养提出一己之见,实乃管窥。

目前我国中医学习之途径主要有三:一者由国家投入教育经费之学院培养;一者由国家组织之西医学中医之培养;一者是通过家传、拜师、自学(西医教育需要借助于要各种实验和仪器检测去了解生理、病理特点;接受中医教育只需要一颗大脑,中医学有其自身独有之"天人相应"认识论,所以其方法论就是《素问·示从容篇》中所言之"览观杂学,及于比类,通合道理"。这种几乎不靠任何实物教具、只靠取天人间诸事来打比方之教学模式,以来进行中医之传承。正是中医学有这种别于西医之传承模式,反使神秘之古老医学大道至简。也正是因为这种大道至简,所以在改革开放初期出现过有十年之久国家倡导之中医学自学考试制度,对考试及格者发给国家承认学历之大学文凭,从这种只是适用中医却不适用西医教育模式中,在我国各地挖掘了大量民间优秀中医适用人才)等形式之于民间自觉学习。

这三者是俱应有存在之理由:由学院培养者,可言为我国中医事业之发展就要从少年抓起而作出贡献;西学中者,是为我国中西医结合之卫生事业作出了贡献;民间自发学习者存在之理由与前二者比似乎没有这么忧国忧民,反仅是凸显了自我个体之需求。这些人在学习与疗疾之路上之所以会历尽艰险而百折不挠,这就因为:他们学习之目的不仅是有其个人对中医之酷爱,同时他们几乎俱不属衣食无忧阶层者,这是些为了明天之生活,连做梦都会背诵《黄帝内经》之人者。

为了"要从少年抓起"与"为我国中西医结合事业之发展"而学中医者,他们之学习目的可能是因爱好、理想追求、技不压人、评职称、更好从事医师工作……这些人中不乏会有持振兴中医伟大使命担当者……可于民间学医者之担当更加落地,这些人之使命几乎尽是要想赖中医去养家糊口。

《圣经》曰:"一生之效果是由心发出"(见《箴·4:23》)。这些在民间求学者,只要坚持"赖中医去养家糊口"之这一己之使命感就会有"一生之效果"。这种效果就是会对继承与弘扬我国中医事业做出贡献,这种效果也是对离不开使用化学药品之国人之福音。

欲赖中医去养家糊口者与"要从少年抓起"和"为我国中西医结合事业之发展"而学中医者比,他们也许更当属《内经》中"得其人乃传"者,所以总会有一天能允许于全国各地(包括港澳台地区)城乡、于各民族,众多是为养家糊口而愿拼命于中医者去拼命学中医、拼命干中医(这种中医传统教育模式之回归不仅会是一种历史必然,也是对中医院校教育之有力补充乃至促进),只有如此中医事业之辉煌必有可待也。

笔者于上文中所言"必有可待"者:"必"者非可能,是必能也。这就像当年为解决贫穷不是社会主义之问题,就是去允许担养家糊口为使命之农民去拼命……有邓公如此之举后,便揪一发而动全身,农民富了、中国强了、世界变了……

伟哉,邓公此"允许"是一种符合中国国情之举,利在当世,功在千秋焉……

中医确有专长考核制度应是一种对中国传统文化之回归

于2017年开始施行之《中华人民共和国中医药法》规定了中医确有专长考核制度,这使当今民间中医人看到了希望。

这种中医确有专长考核制度,应是对中国人践行了三千年"令可久传后世无患,得其人乃传,非其人勿言"此黄帝令法之认祖归宗。

允许养家糊口这些"得其人乃传"者去拼命学中医、拼命干中医,中医之春天到矣。